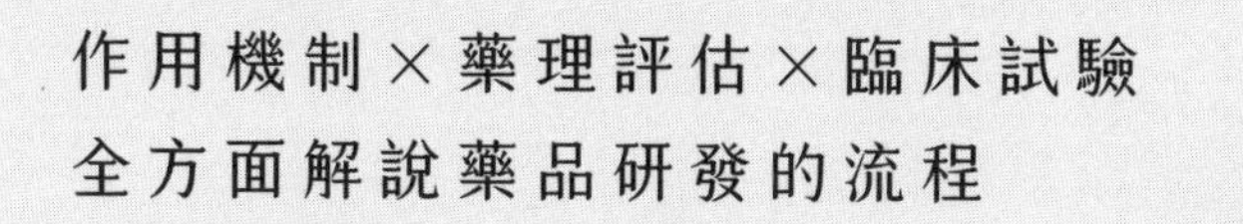

藥物的科學

—Drug Development Science—

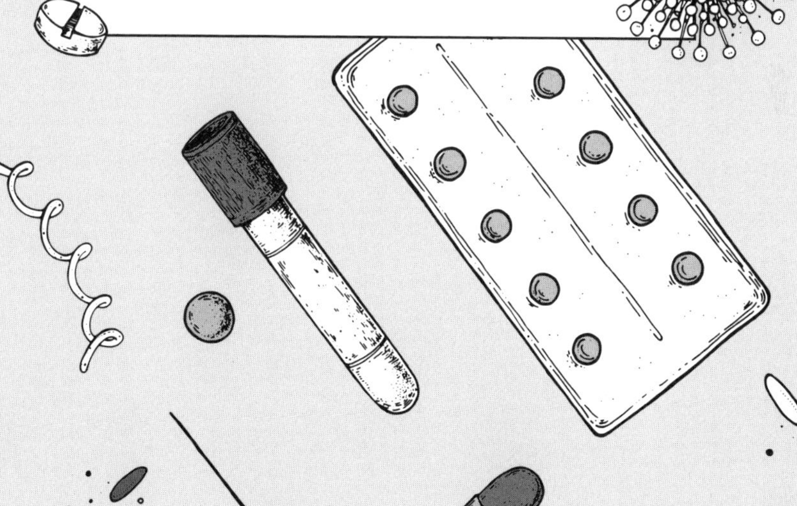

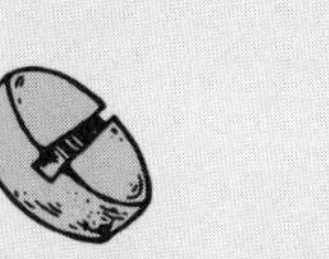

編者／京都大學大學院藥學研究科
譯／陳朕疆

藥物的科學 ❖ 目次

第5章 如何設計藥物——製作設計圖與尋找分子的方法 103

第6章 測量藥物、測量蛋白質——從質譜分析到體學 129

第7章 深究藥效發揮機制——由離子通道衍生的新型藥物 143

第11章 由生藥開發藥物的故事——從冬蟲夏草到芬戈莫德

第12章 藥物到我們手上之前——藥物製造、了解藥物差異、有效用藥

藥物的科學

0 來自藥物世界的邀請——前言

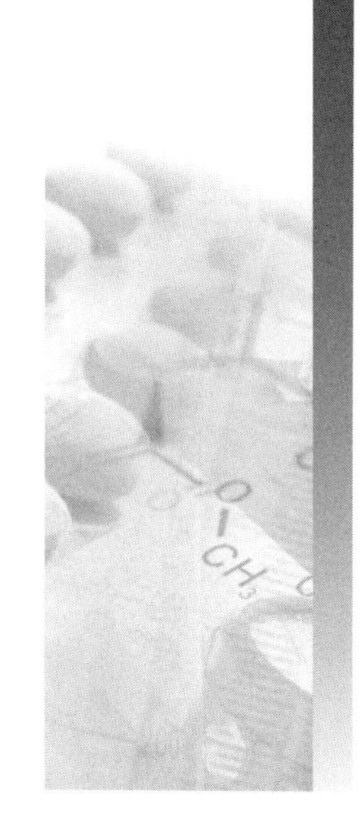

根據二〇一五年日本厚生勞動省公布的資料，二〇一四年日本男性的平均壽命為八〇．五〇歲（世界第三），女性為八六．八三歲（世界第一），因此日本被稱為長壽的國家。然而，在戰後不久的一九四七年的調查中，男性的平均壽命只有五〇．〇六歲，女性的平均壽命為五三．九六歲，正是所謂的「人生五十年」。壽命之所以能大幅延長，除了因為戰死者減少，營養狀況改善等因素之外，藥學的貢獻也很大，如抗生素誕生（一九四三年發現的鏈黴素）使得感染性疾病的死亡率大幅下降等。舉例來說，結核病曾被視為國民病、亡國病，威嚇著日本人的生命，許多知名歷史人物如沖田總司、高杉晉作、正岡子規、樋口一葉、石川啄木、滝廉太郎等，都曾受結核病所苦。

此外，某些藥物與生死並無直接關係，卻能大幅提高生活品質（Quality of Life，簡稱QOL）。在筆者小時候（一九六〇～一九七〇年代），許多胃潰瘍需接受胃部手術治療。現在的我們則可在藥房購買抑制胃酸分泌的藥物（這種藥物能與組織胺H_2受體這種蛋白質結合，抑制其功能，影響胃酸分泌，稱做H_2阻斷劑）服用，幾乎不需要進行手術。由此可以看出，優異的藥物對我們的健康有很大的貢獻。

表0－1列出了因開發藥物而獲得諾貝爾生理醫學獎的例子。日本讀者應對大村智先生的得獎還記憶猶新。開發出劃時代的藥物，不僅能貢獻社會，也能在科學領域中獲得高度評價。那麼，他們是如何開發出新藥的呢？

1　製造、使用藥物

自古以來，人們便知道某些植物、礦石等自然界中的物質可做為藥物，並實際用於治療疾病（參考第1章），漢方藥便屬於這類藥物。從這些物質中尋找有效成分，保持原樣或者稍微改變其化學結構（也叫做化學修飾），以製造出需要的藥物，這是傳統上主流的藥物開發方式。以這種方式發現的天然化合物被稱為天然物，研究這些化學物質的學問被稱為天

表0-1　因藥物開發而獲得諾貝爾生理醫學獎的科學家

年份	得獎者	成就
1939年	多馬克（德國）	發現百浪多息的抗菌效果
1945年	弗萊明（英國）等人	發現青黴素（抗生素）
1950年	亨奇（美國）等人	發現皮質酮（風濕病治療藥物）
1957年	博韋（義大利）	合成箭毒鬆弛劑
1982年	范恩（英國）等人	發現阿斯匹靈可抑制前列腺素生成
1988年	布拉克（英國）	開發普萘洛爾（狹心症治療）
	埃利恩（美國）	奠定癌症化學療法的基礎
	希青斯（美國）	開發白血病治療藥物
2015年	大村智（日本）等人	發現線蟲寄生感染症的新型治療方式

然物化學（參考第3章）。抗生素也是微生物產生的天然物。像是從歐洲紅豆杉樹皮取得的抗癌藥物紫杉醇等，許多藥物都是由天然物製成。京都大學大學院藥學研究科的研究中，有以某種蘑菇、冬蟲夏草的有效成分為基礎，開發出來的多發性硬化症的治療藥物，叫做芬戈莫德（參考第11章）。

然而，僅靠這種「尋寶」式的研究，不能有效開發藥物。我們需要更理論化、更聰明的新藥開發方法。圖0－1整理出現代新藥開發流程。首先，我們會確定疾病的致病機制（參考第1章），或者由基因組資訊、蛋白質資訊（參考第6章）確定藥物的目標蛋白質（譬如前述抑制胃酸分泌的例子中提到的組織胺H_2受體）。接著，我們會研究這個蛋白質的原子層級結構（參考第4章）。並使用電腦設計能與這個目標蛋白質結合的化合物（參考第5章）。

然後，就會實際以化學方式合成這種化合物（稱為先導化合物）（參考第2章），檢查其是否有我們期望的效果、是否具有毒性等藥理作用（參考第7章）。為獲得更有效且毒性更低的化合物，我們會

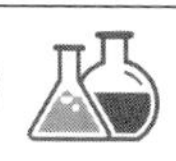

● **圖0-1　新藥開發流程**（所需時間為參考值，○中的數字代表本書的第幾章）

以化學方式反覆修飾先導化合物→進行藥理作用檢定，最佳化藥物，篩選出最終的候選化合物。

另一方面，欲將化合物商品化，成為藥物，需確保其穩定性與長期保存的可能性。此外，我們還需知道投藥後多久，血液中的藥物濃度會是多少，體內會發生什麼樣的化學變化，以及藥物排出體外的方式（稱做藥物動力學）。為評估藥物穩定性與藥物動態，我們需準確分析藥物（參考第6章）。藥物的穩定性與動態也是從各個化合物中篩選候選藥物時的重要指標，與藥效及毒性同樣重要。我們也常用放射線觀察體內的藥物活動或是診斷疾病（參見第8章）。

經過數年的一連串研究，篩選出候選化合物後，將進入三階段的臨床試驗（第一期到第三期，詳情參考第12章）。所有臨床試驗順利結束後，在日本會向厚生勞動省提出申請。若獲得批准，就可以開始生產新藥。但要注意的是，兩、三萬種化合物中，大約只有一種能達到這個階段，而且整個過程可能需要十五年左右，就像在買彩券一樣。甚至在上市後，我們仍需要持續追蹤研究，確保該藥物沒有嚴重的副作用。

在這樣的開發過程中，有時候開發出來的藥物會與一開始的目標截然不同，正是所謂的「歪打正著」。舉例來說，坦索羅辛這種藥物原本做為高血壓藥物開發出來，現在則用於改善前列腺肥大症引起的排尿障礙。同樣的，原本做為高血壓口服藥物開發出來的米諾地爾，現在則成為了外用生髮劑。

另外，改變現有藥物的投藥方式也是一種新藥開發。著名例子是用於治療前列腺癌和子宮內膜症的柳菩林。以前，這種藥物需每天注射，但現在可將藥物裝入微囊，使藥物能緩慢釋放（緩釋化），病患只需要每一到六個月注射一次即可。這種研究投藥方式的學問叫做藥劑學，我們將「在需要的時候，將需要的藥物量，送到需要的器官」的技術，稱做藥物傳遞系統（Drug Delivery System，簡稱DDS）（參考第10章）。

此外，對抗疾病不僅需要「製造藥物」，也需要「正確使用藥物」。就像有些人對酒精有耐受性，有些人則無。不管是哪種藥物，都會對某一群人特別有效，對另一群人則藥效不佳。釐清這些現象的原因，將藥效最大化、副作用最小化，提供個人化的藥物投藥方式（個人化醫療），也是藥學的使命（參考第12章）。近年來，我們發現投藥的時間，也會大幅影響藥效與副作用（參考第9章）。

2 如何成為「藥物專家」

要成為能製造並正確使用藥物的「藥物專家」，需掌握做為藥學基礎的各種自然科學（如有機化學、物理化學、生物化學等），以及藥學領域的專業學問（如藥理學、藥劑學、衛生化學等）的基礎知識與技術，還需了解與藥物相關的法規。而能夠系統化教授這些知識的地方，則只有藥學院（圖0－2）。

日本的藥學院主要有兩種課程：一種是四年制，主要培養新藥開發研究人員；另一種是六年制，培養藥劑師，有一些大學只有後者。在六年制課程中，學生在前四年習得基本知識與技能，若通過含實作的考試（稱為共用試驗），便可在藥局或醫院中實習。畢業後，便可取得參加藥劑師國家考試的資格。

然而，要成為新藥開發研究人員，四年大學教育中獲得的知識與技能並不足夠，學生還需進入研究所（兩年碩士課程＋三年博士課程）進一步培養研究能力。在全球化進行中的當下，若要成為未來的領導者，博士學位可說是必備條件。此外，若想在醫院藥劑部等醫療現場扮演指導角色的藥劑師，也需有博士學位。在完成六年制課程後，可以在研究所的博士課程中進行為期四年的研究，以取得博士學位。

製藥公司也有需要藥劑師執照的工作，六年制課程的學生也能在製藥公司中發揮所長，但如果想要以研究員的身分工作，就應在研究所中充分磨練研究能力並取得博士學位。藥劑師執照與博士學位也有利於學生未來在藥學部擔任教職，從事教育研究工作。除了新藥開發研究員、藥劑師、大學教員，藥學部的大學畢業生也活躍於製藥公司的開發職、政府機關的行政與研究職等各個領域。希望年輕的你們能夠以「建立一個不受疾病困擾的社會」為目標，成為「藥物專家」。

（文／松嵜勝巳）

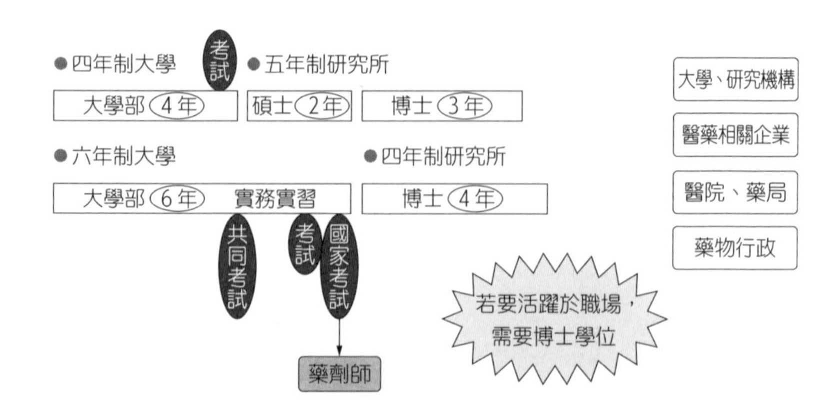

圖 0-2 欲成為藥物專家，需在藥學相關系所走過的道路

藥物的科學

1 如何製造藥物——藥物發現的歷史與開發祕事

現代有許多研究人員在努力開發新藥。但「製造藥物」到底是怎麼回事呢？讓我們一邊說明新藥開發這個研究領域的誕生過程，一邊探討這個問題。

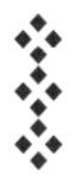

我們平常可能不太會意識到自己的健康狀態，但是當感冒發燒、頭痛難耐時，就會深深體會到健康的重要。那麼，健康和疾病之間的區別在哪裡呢？今日的新藥開發就是從了解「健康」與「疾病」的區別開始的。了解兩者的區別後，我們才能確定藥物開發的目標，進而創造出劃時代的新藥。

然而，若追溯藥物的歷史，會發現有許多藥物在我們還不明白其作用機制的情況下，就被人們長期使用，甚至有些藥物的作用機制直到近年才明瞭，還有許多藥物完全是偶然發現的。所以在這一章中，我們將藉由一些大家可能聽過或看過的藥物來介紹藥物的歷史。

1 若知道健康與疾病的差異，就能找到治療的線索

包含人類在內的生物，都能在與外部環境密切互動的同時，盡可能保持體內化學環境、物理環境在一定的範圍內，以維持生命（圖1－1），這就是所謂的「恆定性（生物體恆定性）」。二十世紀前半，美國生理學家W·B·坎農提出了這個觀點，而這個觀點則是奠基於十九世紀生理學家C·貝爾納提出的概念——「儘管生命現象有多種樣貌，但最終唯一的目的就是保持內部環境的恆定」。然而，若外部環境變化過於劇烈，我們的身體就可能出現某些健康障礙（即疾病）。同樣的，若維護我們身體恆定性的機制異常，也可能引發健康問題。

舉例來說，讓我們來思考一下每天所攝取的飲食與血糖值（血液中葡萄糖濃度）調節之間的關係。血液中的葡萄糖

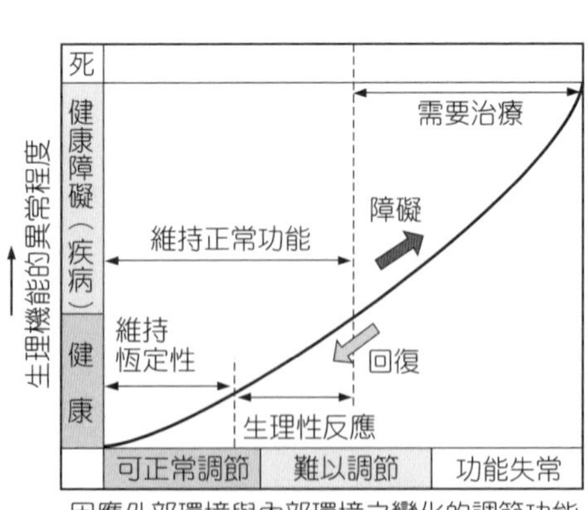

● **圖1-1　健康與疾病的關係**

當外部環境變化超過體內恆定性可承受的程度時，就會導致健康障礙（疾病）。

是身體最重要的能源來源（就像汽油一樣）。正常情況（進食前）下，血糖值會維持在每毫升血液約一毫克的範圍內。吃下米飯之後，米的主成分澱粉（由數百至數千個葡萄糖分子連接而成）會被唾液中的澱粉酶等消化酵素分解成葡萄糖，再從小腸吸收進入血液。所以血糖值會上升，而這些葡萄糖會被運送到全身各處做為能源使用。

然而，未能馬上用做能量來源的過量葡萄糖，會以各種形式儲存在我們的身體中。首先，胰臟內有名為胰島的細胞群，而胰島內的β細胞可感應到血糖值升高，並分泌名為胰島素的激素至血液中。胰島素可作用在肝臟、肌肉、脂肪組織的細胞，使細胞攝入葡萄糖。肝臟與肌肉細胞可將葡萄糖轉換成肝糖（與澱粉一樣，由葡萄糖連接而成）；脂肪細胞則可將葡萄糖轉換成三酸甘油酯並儲存起來（這表示，不僅攝入過多脂肪會使脂肪囤積在腹部，過量碳水化合物也有相同效果。請小心！）。身體會透過這種方式，維持血糖濃度在一定的範圍內。

當胰島素的調節機制異常，會使血糖濃度持續過高，這種狀態就稱為「糖尿病」（圖1－2）。糖尿病大致上可分為兩種。當胰臟的β細胞因某種原因受損，導致胰島素不足時，稱做「第一型

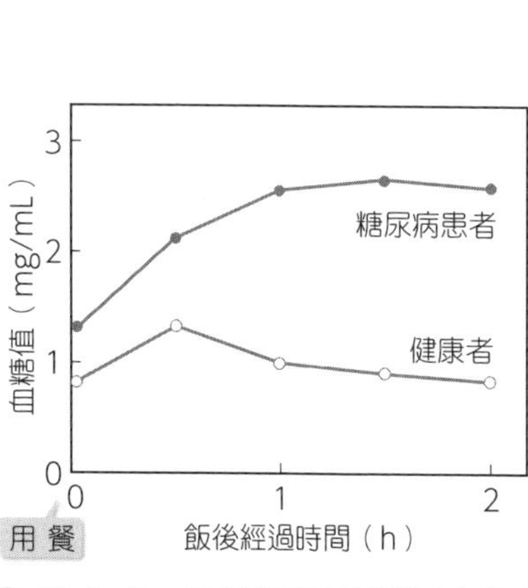

圖1-2　比較健康者與糖尿病患者用餐後的血糖值變化

糖尿病」，由於發病年齡較低，過去常被稱為青少年型糖尿病。另一方面，因為年齡增長、飲食過量、肥胖或缺乏運動等，導致胰島素作用減弱時，則稱做「第二型糖尿病」，相對於青少年型糖尿病，過去稱第二型糖尿病為成人型糖尿病。

第一型糖尿病的治療過程中，患者常需在飯前自行於皮下注射胰島素。而在第二型糖尿病的治療過程中，通常會先嘗試飲食療法或運動療法，如果這些方法無法改善病情，則可能會嘗試口服降血糖藥物，若仍無法改善，則會以其他方式進行胰島素治療。

治療糖尿病時，會補充病患缺乏的胰島素，或者去除過量物質。也就是說，我們會要求病患避免過度飲食，並透過運動等消耗因肥胖或缺乏運動而囤積的三酸甘油酯。之所以會進行這種治療，是我們明確知道糖尿病的病因。所以說，要開發針對特定疾病的新藥，必須先了解該疾病的發病機制，也就是要了解「健康」和「疾病」的差異。

2　由偶然的發現發展出來的新型藥物

偉大的發現有時可能源自偶然，但多半也是在科學家們細膩的實驗與觀察後，才有這些發現。胰島素的發現，最初可能是意料之外的偶然發現，但其後累積起來的許多實驗結果，也是證實這一發現的重要因素。

人們早在很久以前就知道糖尿病患者的尿含糖，且有甜味。在一八八九年，史特拉斯堡醫學大學的O·閔可夫斯基等人為了其他目的摘除了狗的胰臟，偶然發現這隻狗的尿中葡萄糖含量遠超過正常標準，首次顯示出糖尿病與胰臟的關係。後來另一位科學家指出，胰島是一種內分泌器官，與糖尿病有密切關聯。

閔可夫斯基等人嘗試從胰臟萃取物中分離出抗糖尿病因子，但並未成功。直到一九二一年，多倫多大學醫學系，J·麥克勞德教授的實驗室內，外科醫生F·班廷與他的助手C·貝斯特經多次嘗試，終於成功分離出了這種抗糖尿病因子，並命名為胰島素（insulin，源自拉丁語的「*insula*」，意為「島」）。次年，這種胰島素被用於治療在多倫多綜合醫院住院的重度糖尿病少年患者湯普森，成功挽救了他的生命。一九二三年，班廷與麥克勞德因此獲得了諾貝爾生理醫學獎。班廷還將獎金分給了無法一同獲獎的貝斯特。

在之後很長一段時間中，人們一直使用萃取自豬胰臟的胰島素來治療糖尿病。然而，在一九七九年，科學家解析出了人類胰島素基因，並於次年運用基因重組技術，嘗試在大腸桿菌中生產人類胰島素。如今，大部分用於治療糖尿病的胰島素都是透過基因工程技術生產的人類胰島素產品。這個「胰島素故事」包含了當今藥物製造的所有核心要素：第一，了解病因；第二，開發治療藥物；第三，開發安全藥物的大量製造方法。

3 作用機制不明的藥物

● 藥物的起源

提到「開發藥物」時，在你的想象中會是怎樣的過程呢？後面的章節將會提及，研究人員會分析疾病的致病機制，思考如何有效治療疾病（或緩解症狀），或者預防其發生。今日的藥物開發過程中，常包含了特定的設計過程與篩選過程（藥理評估）。但如果我們回顧歷史，會發現有許多藥物其實並沒有經過這些過程。

以漢方藥為例，「漢方」指的是以中國古代醫學理論為基礎，在日本發展出來的醫學，主要使用生藥與針灸治療病患。中國醫學從何時開始發展一事並無定論，但大約在二〇〇〇年前的漢朝時期，便已有人彙整出《神農本草經》的書籍，記錄了三六五種藥草的功效。「本草」是指來自動植物的藥物。「神農」則是一個人，他從許多植物中選出了可做藥用的植物，並親自將藥草含在口中，確認其藥效。

《神農本草經》將生藥分為上品、中品和下品。上品指的是「可孕育生命，長期使用能保持健康的藥物」，包括人參、甘草等。中品指的是「可治療疾病、恢復精神的藥物」，包括芍藥、麻黃等。下品指的是「可用於治療疾病，但不能長期服用的藥物」，即藥效很強的藥物，譬如附子（烏頭）與大黃等，如果用量錯誤就會產生毒性。

就這樣，神農嘗試用各種生藥來治療特定疾病，記錄其有效性與毒性，再將這些記錄傳承下來，使其能以生藥之名存續至今。正如神農的傳說所述，生藥是數千年人體實驗的禮物。然而，人們一直不曉得為何這些生藥能有效治療特定疾病。當然，今日我們已從多種生藥中萃取出了有效成分，分析其結構，製成錠劑或膠囊。我們也已經分析出了多種生藥對疾病的作用機制。

接著把焦點轉向西方醫學。西元前四〇〇年左右，被譽為「醫學之父」的古希臘醫生希波克拉底，曾試圖切斷致病原因與原始醫學的迷信、祈禱之間的關聯，改以科學方式研究疾病。在西元八〇年左右，古希臘人迪奧斯科里德斯彙集了許多草藥的資料，編寫出《藥物論》。那麼接下來，就讓我們談談從希波克拉底時代到現代之間，最受歡迎的藥物故事。

● 從柳樹中萃取的著名藥物——阿斯匹靈

當感冒並出現發燒、頭痛等症狀時，首先你會怎麼做呢？在看醫生之前，可能會先到附近的藥局購買感冒藥服用。感冒藥中，解熱鎮痛藥的代表就是阿斯匹靈。如各位所知，即使沒有醫師的處方箋，也能購買阿斯匹靈。阿斯匹靈是相當受一般人歡迎的大眾藥物之一。

令人驚訝的是，阿斯匹靈的起源居然能追溯到希波克拉底的時代。據說希波克拉底會開立柳樹樹皮的處方以緩解病患發熱與疼痛，或是用柳葉以緩解孕婦分娩時的疼痛。迪奧斯科里德斯的《藥物論》中也記載：「煎煮白柳葉有助於治療痛風」。另外，古代中國會在牙痛時用柳樹的小樹枝來刷牙，這可能是日語「楊枝」（牙籤）的起源，古時的「楊」與「柳」兩字相通。日本有句話說「不是每次都能在柳樹下抓到泥鰍」，表示不是每次都有好運；而「柳樹下的阿斯匹靈」，確實也是科學家們長時間努力下的結晶。

直到一八二〇年代，科學家們才分析出了柳樹中的有效成分，並以柳的屬名（*Salix*）命名為水楊苷（salicin）（圖1－3）。不過，水楊苷幾乎從未做為藥物使用，因為它苦到難以口服。雖然我們常說「良藥苦口」，但水楊苷的苦超出了一般可接受的範圍。

科學家們試著尋找水楊苷的代替品，並發現水楊苷的一種分解產物——水楊酸（salicylic acid），它不像水楊苷那麼苦，卻有鎮痛等作用。於是，化學合成的水楊酸開始用於治療風濕病等疾病。但水楊酸仍有個很大的缺點：除了苦味外，它對胃粘膜的刺激很強，會產生胃功能障礙等副作用。

接著再把焦點轉到十九世紀末，德國拜耳藥廠的一位年輕化學家F·霍夫曼。霍夫曼的父親患有風濕病，並因服用水楊酸藥物而深受副作用的困擾。因此，霍夫曼決定尋找一種能代替水楊酸，讓父親能安心服用的抗風濕藥。在

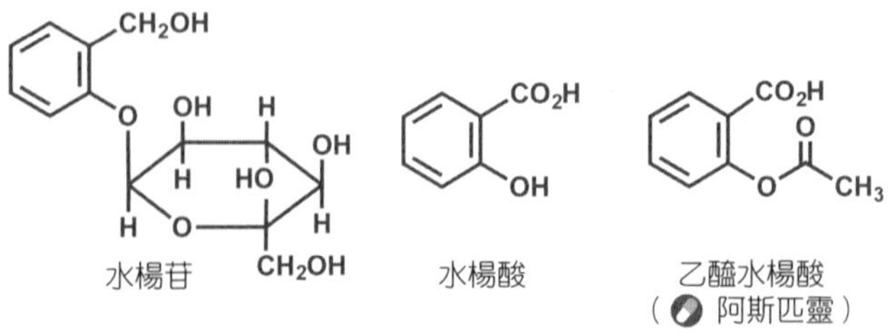

水楊苷　水楊酸　乙醯水楊酸（阿斯匹靈）

圖1-3　研發乙醯水楊酸的過程中歷經的化合物結構

他進入公司的第三年，也就是一八九七年，他終於找到了乙醯水楊酸。在這之前，雖然許多化學家嘗試合成這種化合物，卻因為在合成出乙醯水楊酸後，仍會殘留水楊酸原料，故始終無法實際使用。在驗證過去的研究並大量實驗後，霍夫曼終於成功合成出高純度的乙醯水楊酸。乙醯水楊酸能緩解關節炎，並減輕疼痛，且副作用遠比水楊酸小。

到了一八九九年，拜耳公司以「阿斯匹靈（Aspirin）」的商品名，推出乙醯水楊酸藥物，並馬上成為了當時醫學界的話題。從那時至今的約一〇〇多年內，全球每年服用了五萬噸的阿斯匹靈（以每錠藥為五〇〇毫克來換算，就是一〇〇〇億錠）。在日本，乙醯水楊酸的最早使用記錄可追溯到一九〇〇年，並於一九〇六年時收錄於《日本藥典》（規定重要藥物的品質、強度、純度標準的規格書）。然後在一九三二年修訂的《日本藥典（第五版）》中，記載的名稱改為「阿斯匹靈」，商品名變成了成分名。阿斯匹靈可能是人類歷史上服用最多的藥物。

儘管全世界都已接受了阿斯匹靈這種藥物，但事實上，科學家們一直不曉得其退燒與鎮痛效果的作用機制。讓我們把時間往後拉到一九六〇年代。此時，人們已知道體內存在一群名為前列腺素（PG）的物質，其中有一些物質會引起疼痛、發熱、發炎。瑞典卡羅林斯卡學院的S・貝格斯特隆和B・薩繆爾森等人發現，前列腺素合成自體內一種脂肪酸——花生四烯酸（圖1－4）。當時在倫敦大學的J・范恩等人發現，阿斯匹靈阻礙了由花生四烯酸合成出前列腺素的過程。這是在一九七一年，也就是霍夫曼成功合成出阿斯匹靈後七十多年的事了。由於這些成就，貝格斯特隆、薩繆爾森、范恩在一九八二年獲得了諾貝爾生理醫學獎。

在確認阿斯匹靈的目標是前列腺素H合成酵素（通稱COX）之後，研究便迅速進展。直至今日，以COX為目標的新藥開發仍然相當活躍。我們常在電視廣告中聽到的吲哚美辛、布洛芬等藥物，目標也是COX。現在我們已經明白這些藥物的作用機制，阿斯匹靈不僅可退燒、止痛、抗發炎，還因其抑制血小板凝集的作用，被用於預防心肌梗塞與腦梗塞。「柳樹下的阿斯匹靈」走過的道路雖然曲折，卻可說是藥物成功故事的典範。

接下來，讓我們談談另一種像阿斯匹靈一樣，長時間作用機制未明的著名藥物。

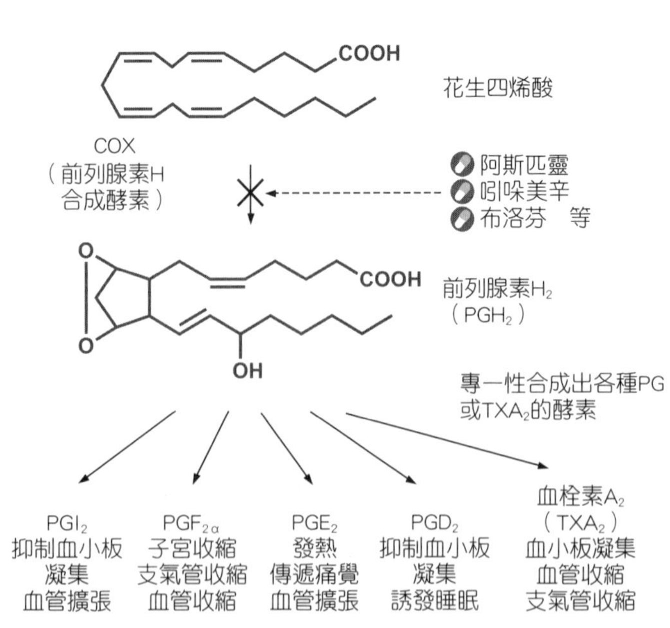

圖 1-4　前列腺素類分子的初步合成

●炸藥的副產品——硝化甘油

當你聽到「硝化甘油」時，會聯想到什麼呢？大部分人可能會想到「火藥」或「炸藥」。但對於狹心症患者來說，他們可能會立刻想到發作時含在舌下的錠劑（舌下錠）、用於口腔的噴霧劑，或是貼在胸部的貼片狀藥物。狹心症是由於心臟血管狹窄導致血流下降、心肌缺氧，使心臟或胸部產生劇烈疼痛的疾病。硝化甘油有血管擴張作用，故可緩解這些症狀。

讓我們把時間拉到諾貝爾的時代。硝化甘油是一種高爆炸性的油狀液體。創立了諾貝爾獎的A．諾貝爾將硝化甘油滲入矽藻土中，降低其爆炸性，這就是炸藥。

當時炸藥工廠流傳著一個謠言。患有狹心症的工人，在家裡休息時狹心症會發作，但在工廠工作的平日卻不會發作。聽到這種謠言的醫生們，證明了硝化甘油可有效治療狹心症。這是一八七〇年代末期的事情。

另外還有一個有趣的相關故事。諾貝爾為了安全搬運硝化甘油而開發出了炸藥，並因此累積了大量財富。炸藥被應用於隧道施工與煤礦礦坑中，卻也在戰爭中展現了巨大威力。諾貝爾不願被稱為「死亡商人」，於是留下了創立諾貝爾獎，特別是和平獎的遺願。他晚年患有狹心症，並因硝化甘油而緩解症狀。在一封寫給朋友的信中，他表達了複雜的心情。

「醫生開給我了硝化甘油的處方，這是多麼的造化弄人啊！」

儘管硝化甘油很早就被當做藥物，但其作用機制長期未明。直到約一〇〇年後的一九七〇年代後半葉，才終於找到解明的線索。維吉尼亞大學的F・慕拉德等人，研究的是硝酸藥（包括硝化甘油）的血管擴張作用，他們發現硝化甘油能在體內產生一氧化氮（NO：不是指「否」那個no）。進一步研究發現，這種NO能活化血管平滑肌細胞內的鳥苷酸環化酶，促進生成環狀GMP（cGMP），進而導致血管擴張（圖1－5）。然而，當時的研究者們從未想像過，由一個氮原子與一個氧原子組成的簡單物質，會在體內產生這樣的生理作用，所以慕拉德等人的研究成果長期被人遺忘。

另一方面，紐約州立大學的R・佛契哥特等人在一九八〇年代初發現了一種由血管內皮細胞分泌，使血管平滑肌舒張的因子（內皮細胞舒張因子），平滑肌舒張可擴張血管。然後在一九八六年，佛契哥特等人與加州大學洛杉磯分校（UCLA）的L・伊格納羅等人提出，內皮細胞舒張因子與NO可能是同一物質。而翌年，英國惠康研究所的S・孟卡達等人，以及稍後的伊格納羅等人，皆證明了內皮

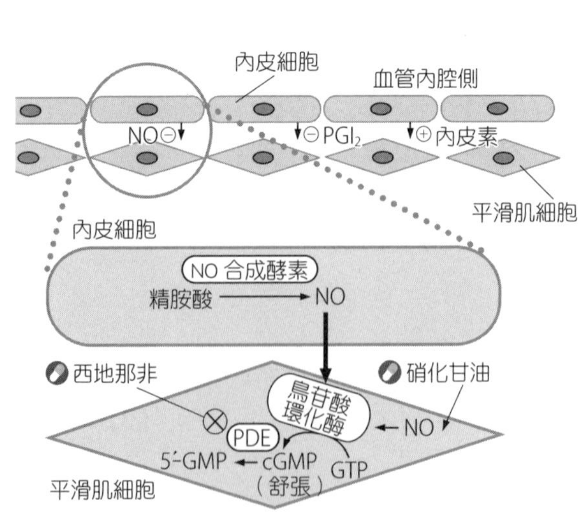

圖1-5　血管平滑肌的舒張機制

細胞舒張因子就是NO。

一九九八年，佛契哥特、伊格納羅、穆拉德三人因「發現一氧化氮（NO）為循環系統中的訊息傳遞物質」獲得了諾貝爾生理醫學獎。這是諾貝爾過世一個世紀後的事情。他們可以說是兩度蒙受了諾貝爾的恩惠。一次是獲得諾貝爾獎，另一次是獲得線索（硝化甘油）而發現NO作用機制。遺憾的是，孟卡達沒能一起獲獎，因為諾貝爾獎有「一次最多只能三人獲獎」的規定。

硝化甘油從第一次做為藥物處方至今，已經有一二〇多年，不過硝化甘油仍是狹心症治療的首選藥物。

●威而鋼與意外發現

在硝化甘油等用於狹心症治療的硝酸藥物的說明書中，一定會註明「絕對不能與西地那非（威而鋼的成分名）或伐地那非（樂威壯）等藥物合併使用」。因為硝化甘油與這些藥物的作用機制相似，合併使用可能會導致血壓過度下降，最糟的情況甚至可能導致死亡。實際上，研究人員也是因為了解到了NO的生理作用，才能開發出威而鋼。

威而鋼是用於治療男性勃起功能障礙的藥物，在各種意義上都是全世界知名度最高的藥物之一。威而鋼的每年全球銷售額約有二〇〇〇億日圓（二〇一二年度，以日幣計價。由於專利在二〇一四年到期，故現在市面上已有學名藥）。

威而鋼的開發背後有個幸運故事，可以說是「天下掉下來的禮物」。輝瑞公司（截至二〇一五年，是全球最大的製藥公司）最初打算開發西地那非作為狹心症的治療藥，其作用機制可參考圖1－5。如之前提到的，NO可活化血管平滑肌細胞內的鳥苷酸環化酶，增加cGMP的生成。這種cGMP可使平滑肌細胞舒張，擴張血管，進而改善血流。

西地那非則會抑制分解cGMP的酵素——磷酸二酯酶（PDE）。也就是說，硝化甘油可增加NO的產量，進而提升平滑肌細胞內的cGMP含量；西地那非則是透過抑制cGMP的分解，間接增加cGMP的含量。

兩者最終結果相同，都是使血管平滑肌舒張（擴張血管）。PDE有幾種類型，但西地那非對於好發於心臟的第五型PDE有專一性作用。因此，輝瑞公司理所當然地會想將其做為狹心症治療藥物。

然而，在西地那非的臨床試驗（新藥上市前的臨床試驗）期間，情況出現變化。男性受試者服用西地那非後，出現了勃起反應。因此，輝瑞決定改變策略，開發治療勃起功能障礙的藥物。勃起是因為陰莖海綿體的血管擴張並充血。西地那非增加了海綿體的cGMP量，使血管擴張。研究發現，不僅心臟含有大量第五型PDE，在海綿體中也很多。回過頭來看，西地那非會引起勃起可以說是理所當然的結果。就這樣，威而鋼一夜之間受到了廣泛的關注。

像這種威而鋼的例子或硝化甘油的藥效等意想不到的發現，在英語中被稱為「意外發現（serendipity）」。

從自然界發現的藥草也是如此。在科學研究的世界中，這種意外發現相當常見，而能否能將這種意外發現轉變成確實有用的結果，常是區分優秀研究者與一般研究者的關鍵。據說二〇〇〇年獲得諾貝爾化學獎的白川英樹先生的研究，其契機就是因為做實驗的學生不小心將一〇〇〇倍量的觸媒加入化學反應液後，生成了新物質。白川先生並沒有把失敗產物扔進垃圾桶，所以沒有錯過新物質的發現，實在令人敬佩。無論天上掉下多少次禮物，如果你沒有注意到禮物的掉落，就什麼都得不到。

4 瞄準特定目標的藥物開發——瞄準目標後開發出來的藥物

目前為止，我們討論了一種存在超過一〇〇年的藥物，其作用機制直到最近才被了解；以及一種由偶然發現而產生之藥物的故事。當然，開發新藥不能花上一〇〇年，也不能只依賴偶然發現。接下來，我們將說明一些根據各種資訊並訂定開發策略的藥物，這些藥物是日本引以為傲的世界級產品。

● 為了控制膽固醇——不屈不撓的製藥

根據大約十年前的統計，世界上銷售最好的二十種藥物中，有三種屬於「斯他汀類」，都是針對脂質代謝異常的藥物。其中，排名第一的阿托伐他汀（由輝瑞公司生產）的全球銷售額超過了每年一兆日圓（二〇〇五年度）。

年輕人可能比較沒感覺，但是到了一定年齡之後，每年體檢的血液檢查結果中，膽固醇或三酸甘油酯的數值上升或下降，可能會讓許多人時喜時憂。這也是許多健康節目常討論的話題。

脂質代謝異常、高血壓、糖尿病是典型的「生活習慣病」。這些疾病可怕的地方在於，長時間內幾乎沒有自覺症狀，病情往往在患者不知不覺中持續惡化。若只是膽固醇或三酸甘油酯過多，並不會導致死亡，卻會增加動脈硬化的風險，讓血管更容易堵塞。故會大幅提高心肌梗塞或腦梗塞的風險，並更容易出現高血壓。

那麼，膽固醇一定不好嗎？實際上也並非如此。如前面所述，膽固醇過多時，就會危害健康。但如果沒有膽固醇，我們也無法生存。譬如組成我們身體的約六十兆個細胞中，每個細胞周圍的細胞膜都不能缺少膽固醇。另外，如男性激素、女性激素、腎上腺皮質激素等不可或缺的激素，都是由膽固醇合成出來的物質（圖1－6）。所以我們體內必須有適量的膽固醇才行。

我們體內的膽固醇合成，不僅是醫學領域中的研究重點，對於筆者們這種生命科學研究者來說，也是非常有趣的研究對象。身體有種機制能保持體內膽固醇的總量在一定範圍內，也就是所謂的「恆定性」。換言之，當從食物中攝取大量膽固醇時，我們會抑制自身（主要是肝臟）的膽固醇製造。相反的，當攝取的膽固醇太少時，則會自行製造大量膽固醇。當這種調節出問題，失去「恆定性」，就會造成脂質代謝異常。

膽固醇是一種醋酸（就是一般人所熟知的醋的成分）的衍生物質——乙醯輔酶A，經過約二十個步驟的複雜酵素反應後生成。其中，由HMG-CoA還原酶催化，將HMG-CoA轉換成甲二羥戊酸的反應是調節膽固醇合成的關鍵。

膽固醇過多的時候，身體可透過幾種機制抑制HMG-CoA還原酶的反應。其中一種機制是，過量膽固醇可抑制HMG-CoA還原酶基因的表現；另一種機制則是過量膽固醇可促進HMG-CoA還原酶的分解。如此一來，膽固醇就可以限制身體合成HMG-CoA還原酶。當效果出現，體內膽固醇下降時，對HMG-CoA還原酶的限制就會再次解除，使身體再次合成膽固醇。

如前所述，膽固醇過多時，會停止合成膽固醇；膽固醇過少時，則會大量合成膽固醇，是個相當巧妙的機制。雖然在我們日常生活中，不會注意到這些，但體內某處隨時都在進行著複雜的調節工作。

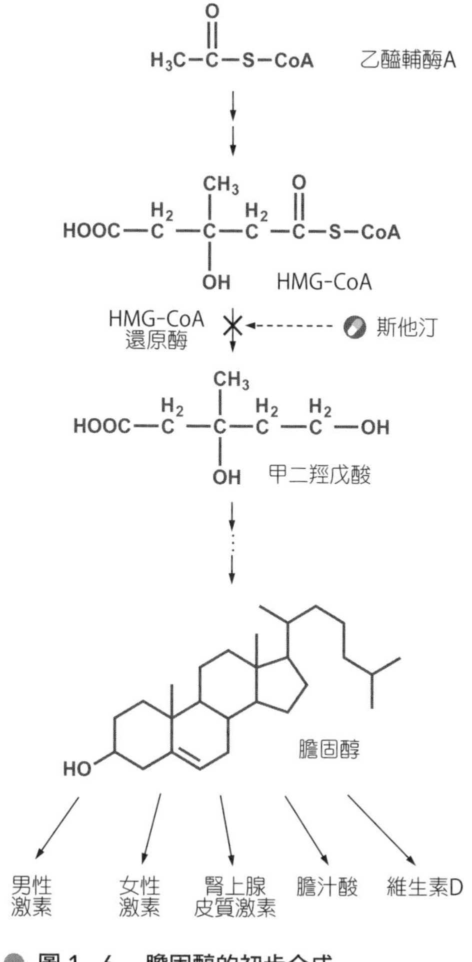

圖1-6　膽固醇的初步合成

生命真的是件神奇的事。像筆者們這種從事藥學與其他生命科學領域的研究者，多少都被這「生命的神奇之處」吸引，成為忠實的信徒。

而到了一九七〇年代初期，三共株式會社（現在的第一三共株式會社）的年輕研究員遠藤章教授（曾任東京農工大學教授，現為Biopharm研究所所長）及其團隊認為，若能抑制膽固醇的初步合成，就能降低血液中的膽固醇含量。於是，他們花了多年的時間，從世界各地收集了大約六〇〇〇種黴菌與各種微生物的培養液，並花了約兩年的時間仔細篩選。最終，他們從附著在京都產稻米上的某種青黴中，發現了一種能夠抑制膽固醇初步合成的物質，名為「美伐他汀」（圖1－7），並證明了這種化合物可專一性抑制HMG-CoA還原酶的活性。

然而，後來的脂質異常症藥物開發過程卻充滿了曲折。首先，最初以大鼠及小鼠進行的動物實驗中，不知為何並沒有出現降低膽固醇的作用。於是他們花了近三年的時間，證明美伐他汀在其他動物身上

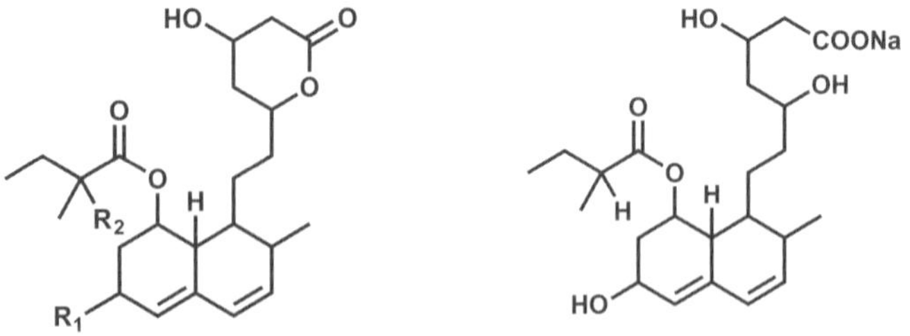

美伐他汀　$R_1 = H, R_2 = H$
瑞舒伐他汀　$R_1 = CH_3, R_2 = H$
辛伐他汀　$R_1 = CH_3, R_2 = CH_3$

普伐他汀

圖1-7　斯他汀類藥物的結構

能大幅降低膽固醇。然而之後的長期毒性試驗結果並不樂觀，因此不幸的，美伐他汀的藥物開發一度中止。

另一方面，開發期程稍晚於三共的美國大型化學公司默克，從另一種黴菌中發現了一種與美伐他汀結構幾乎相同的化合物，名為瑞舒伐他汀。美伐他汀與瑞舒伐他汀只差在某個位置的氫原子被甲基取代（圖1－7的R_1位置）。默克成功解決了美伐他汀的長期毒性問題，並於一九八七年獲得了世界上第一款斯他汀類高血脂症藥物的使用許可，以美乏脂的商品名上市。

但三共並沒有放棄。他們將美伐他汀投予至狗身上後，從狗的尿液中發現了一種代謝物質，這種物質抑制HMG-CoA還原酶的作用比美伐他汀高出十倍以上。這就是普伐他汀，其結構與美伐他汀非常相似（參見圖1－7）。

為了開發透過微生物轉換大量生產普伐他汀的方法，他們篩選了各種黴菌和放線菌。結果發現，澳洲產的放線菌可以有效將美伐他汀轉換成普伐他汀。由於添加了羥基（－OH基），不僅能增加HMG-CoA還原酶的抑制作用，也能提高安全性。於是在一九八九年，三共終於成功推出普伐他汀（商品名美百樂）。從開發開始到產品上市，整整經歷了十八年，這是許多研究人員長時間努力的成果。

二〇〇五年時，全球藥品的銷售前二十名中，就有三種斯他汀藥物上榜，分別為阿托伐他汀（輝瑞）、辛伐他汀（默克）、普伐他汀（三共），所有斯他汀藥物在全球合計有三兆日圓的銷售額（二〇〇五年統計）。到了二〇一五年，還有兩種斯他汀藥物在前五十名中。遠藤教授等人開創的新藥領域不僅成長茁壯，也真正拯救了全球許多人的生命。藥學研究者常說：「一種劃時代新藥物能治癒的患者，比一位醫生在他的一生中治癒的患者數量多出數萬倍。」遠藤教授開創的斯他汀藥物，正是藥學研究者夢想成真的例子。

稍微離題一下，大約百年前，也有一位日本人在相同的志向下做研究。

「……但身為臨床醫生，只能治療自己診斷的患者。不論多麼努力，一生中能救的人也只有五、六千人。與此相比，細菌學的研究成果遠勝於此。只要發現一種細菌並找到消滅它的方法，就能拯救數萬、數十萬甚至數百萬的人。這不僅能讓日本受益，還能為全世界帶來福祉。我對此有絕對的自信。」

這是已故的渡邊淳一先生在二〇一四年四月出版的《遠方的落日》（角川文庫）中的一段文字。這本書的主角，就是那個在二十多歲時以會津腔說出這番話的人——野口英世。閱讀這本由醫生渡邊淳一以獨特、詳盡的採訪及分析寫成的書，不僅能了解野口英世崇高的志向，還能認識到他那充滿波折且不拘一格的人生。

●器官移植時不可或缺之藥物的誕生

近年來以學術都市而著名的茨城縣筑波市，過去則是因筑波山而著名。提到筑波山就想到「蛤蟆之油」。在筑波山神社參道旁的紀念品店中，至今仍在銷售這種膏藥。自古以來，筑波山就與藥物有著深厚的緣分。

那麼，在這裡就來揭曉一項令人驚訝的事實吧。目前筑波山販售的蛤蟆之油，其實與青蛙、蛤蟆完全沒有關係。它的由來有許多說法，最常被提及的是以下解釋。

蛤蟆之油的歷史可以追溯到江戶時代初期。德川家在現今的筑波山神社位置，設立了中禪寺做為祈願之地，控制整座山。在大坂冬之陣、夏之陣中，當時的中禪寺住持光譽上人跟隨德川軍，並全心全意照料傷兵。在此期間，他帶來的筑波山膏藥對傷口相當具療效，故被譽為「來自筑波山，有著蛤蟆般臉孔的和尚帶來的油藥」。在口耳相傳下，這個稱號逐漸簡化，最終就成了筑波山的「蛤蟆之油」。

總之，蛤蟆之油其實並非真正的青蛙油脂，但它仍有許多愛用者支持。此外，人們也在這座筑波山中發現了其他在現代醫學中扮演著重要角色的物質成分。近年來，這些與「免疫」相關的成分也開始在電視節目的特別報導中出現。

大家應該都聽過「免疫」。當外界異物（例如病毒）進入身體時，身體會有一套排除機制。也就是說，這套機制能夠識別「自體」和「非自體」，並排除非自體的物質。這機制的中心就是B細胞和T細胞等淋巴球。

不過，在輸血或器官移植等情況下，這些淋巴球的免疫能力反而會成為障礙。畢竟，我們是將非自體的物質從外界強行帶入體內，會有這樣的反應也是無可厚非。

輸血時，紅血球的血型，即A型抗原與B型抗原的組合相當重要。這些抗原僅能組合成A型、B型、AB型、O型等四種血型，由於要找到能與其配對的人很多，所以在輸血時，因紅血球血型而出現排斥反應的機會非常小。

然而，在器官移植時，問題在於白血球的「血型」，或稱為主要組織相容性複合體（在人類中被稱為HLA）。HLA的種類繁多，組合也相當複雜，除了同卵雙胞胎外，要找到所有HLA型都能配對的人的機率極低。即使是親子或兄弟姐妹，HLA也可能不同。因此目前的器官移植中，即使捐贈者與接受者的HLA型有些微的差異，也會進行移植。

如果HLA型不同，則會出現不同程度的免疫反應，接受移植者的身體會試著排除移植過來的組織，也就是所謂的排斥反應。具體而言，接受移植者的T細胞會破壞帶有非自體HLA的移植組織。另外值得一提的是，目前備受矚目的iPS細胞（誘導性多能幹細胞）之所以受到關注，就是因為從自己的iPS細胞製造出的器官不會產生排斥反應，故較有可能進行器官移植。

一九八三年，位於筑波的藤澤藥品工業株式會社（現在的安斯泰來製藥）的探索研究所，開始致力於開發能抑制器官移植之排斥反應，以及由自體免疫所引發之疾病的藥物。

發生排斥反應時，輔助T細胞會釋放出一種叫做白血球介素2（IL－2）的物質。接著，這個IL－2會活化殺手T細胞（也被稱做「細胞毒性T細胞」）。如「殺手」之名所示，殺手T細胞會破壞被身體識別為「異物」的移植組織（圖1－8）。這就是排斥反應的過程。

藤澤藥品以IL－2的抑制作用做為指標，對約八〇〇〇種黴菌與一萬二〇〇〇種放線菌做篩選。於一九八四年，他們發現了一種名為筑波鏈黴菌（*Streptomyces tsukubaensis*）之放線菌的培養液，有很高的免疫抑制活性。如其學名所示，這種菌是藤澤藥品的研究人員在筑波山腳下收集到的一種放線菌。由於該山曾被德川家族統治，故或許可以稱做「德川埋藏的『菌』」。

研究人員花了半年的時間，從筑波鏈黴菌的培養液中分離出具免疫抑制活性的成分──他克莫司。在全球相關研究界中，藤澤藥品公司的化合物編號FK506，比他克莫司這個名稱更為人所知。後來，當時器官移植領域的全球權威──匹茲堡大學的T．斯塔茲爾教授團隊與藤澤藥品合作研究，證明了他克莫司用於移植模式動物時，可抑制器官移植時產生的排斥反應。

一九八九年，斯塔茲爾教授等人首次將他克莫司用於易產生排斥反應的肝臟移植患者們身上，並證實其具有顯著效果。這一消息迅速傳遍全球，隔年的一九九〇年，日

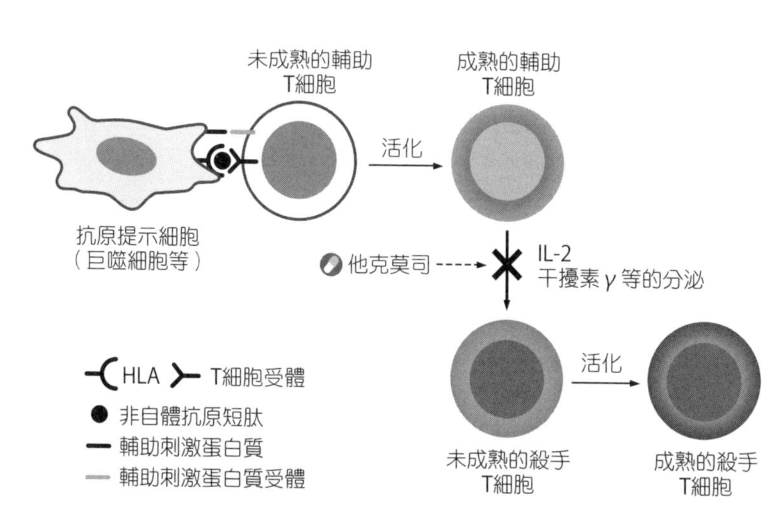

圖1-8　他克莫司的免疫抑制機制

本也開始在活體肝臟移植的臨床試驗中使用。不久後的一九九三年，他克莫司被正式批准用於治療肝臟移植的排斥反應。自此之後，他克莫司不僅用於其他器官的移植手術，還逐漸被用於治療多種自體免疫疾病、類風濕性關節炎等。他克莫司還以軟膏的形式用於治療異位性皮膚炎。他克莫司現已成為世界上不可或缺的「全球性藥物」，不僅用於器官移植，還用於治療各種免疫相關的疾病。

5 藥學研究的多元途徑

看完以上內容，不知各位是否對於開發藥物產生了興趣呢？過去的製藥常基於經驗或偶然，多數情況下，是在人們發現藥物有效後，才試著解釋其作用機制。但今後，必須明白疾病的發病機制（也就是健康與疾病的差異），確立目標，才能有效開發藥物。即便如此，開發一種新藥仍需要很長的時間與大筆開發資金。

但正如我們之前說的，「生命真的是件神奇的事！」、「一種劃時代新藥物能治癒的患者，比一位醫生在他的一生中治癒的患者數量多出數萬倍！」。若能開發出劃時代新藥，還可能獲頒諾貝爾獎。如果本書讀者中，有未來將參加大學入學考試的國中生或高中生，何不考慮與我們一同追求夢想呢？雖然這樣說可能有些誇張，但開發藥物，其實就是在守護地球上所有人的生命。這也呼應了野口英世說過的話。

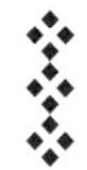

「藥學」僅有短短兩字，卻是個相當廣泛且深奧的領域。在筆者還是大學生時，由於「藥學系」需要學習的知識範疇過於廣泛，有時候會開玩笑地稱其為「雜學系」。也因此，讓本章的文字變得像是雜學的匯集。

話說回來，正如本章強調的，研究我們為何能健康生活，或者為何會患病，都是藥學的基礎。二〇〇三年，人類基因組中約三十億個鹼基密碼的解讀工作已完成。確立基因組的解讀方法被認為是二十世紀最大的「人類偉業」。然而，我們只是知道了這些鹼基與它們的組合，還未能完全理解其內容。若想藉由這些寶貴的資訊了解「健康」與「疾病」的差異，還有很長的路要走。如果不理解這種差異，藥物開發就像是「亂槍打鳥」。就像在棒球界一樣，藥物開發界中，打擊率三成的人值得尊敬，但打擊率只有一成的人很快就會被淘汰。而對藥物開發公司來說，這甚至會造成公司的存續危機。

而開發出可治療某疾病的藥物，並詳細研究為何有效，正是藥學的本質與意義。再者，如何有效製造藥物（例如化學合成、透過微生物合成、透過基因工程合成等）也屬於藥學研究領域。此外，如何有效率地將藥物運送到患病部位，也是藥學的一個研究領域。還有，研究最佳化的投藥方式、研究如何檢查病患狀況以防止副作用，都是藥學的工作。近年來，對個別患者量身打造的藥物治療，即「個人化醫療」的研究也日益活躍。

下一章開始，我們會更加詳細地介紹藥物的製造過程。

（文／中山和久）

2 合成藥物──碳元素的鍊金術師

幾乎所有藥物都是有機化合物，且多是透過化學合成製造。本章中，我們將探討有機化學在製造藥物的過程中，扮演了何種角色，未來又有什麼潛力與挑戰。同時，也會介紹有機化學研究者的工作。

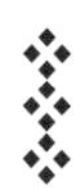

對藥學感興趣的讀者中，或許有些人會夢想製作出像萬能藥那樣能治療任何不治之症、像魔法藥水那樣能解決各種心靈困擾、或者是有返老還童功效的突破性「藥物」。在筆者還是高中生時，完全不曉得如何開發新藥，對研究的困難度也一無所知，卻也曾經微微懷抱著這樣的大膽夢想。正如本書第0章所述，開發新藥需集結多個專業領域的科學家與醫療從業者，有時甚至需要患者的協助，以及超過十幾年的時間與巨額的開發資金。

而許多藥物都是由碳原子等多種原子組成的有機化合物，因此我們需要擁有相關智慧與知識，以及能設計並合成這些化合物的有機化學家。此外，若想穩定供應高品質且低價的醫藥品給受病痛折磨的病患，也需要有機化學家的力量。本章中，我們將討論有機化學家在新藥開發現場的角色與使命，並從有機化學的角度介紹如何製造藥品。

1 有機化學與新藥開發的黎明期——從廉價的煤焦油到珍貴的藥物

首先要說明化學的起源以及化學與藥物的關係。在學術化學興起的十八世紀，人們認為生物與非生物的本質不同，並稱生物為有機體。十九世紀初，瑞典化學家貝吉里斯將從生物身上獲得的物質稱做有機化合物，將礦物等物質稱做無機化合物，並認為它們之間並無關聯。傳統上，二氧化碳（CO_2）與氫氰酸（HCN）等化合物屬於無機化合物，但幾乎所有包含碳原子的化合物都被列為有機化合物。而到了一八二八年，德國化學家維勒偶然發現生物排泄物中的尿素（H_2NCONH_2）可以合成自無機化合物的氰酸銨。與生命有關的物質可由無生物合成的這個發現表示，在分子層次上，生物與無生物的本質相同，是一項驚人的發現。

十九世紀時，藥物領域也有革命性的進展。從古至今，人們會依據經驗，使用草藥、動植物、礦物治療疾病。但在一八〇三年，人們從用於緩解疼痛的鴉片（從罌粟的未成熟果實中萃取的樹脂）中分離出了嗎啡，進而確認到鴉片的療效源自這種有機化合物。此後，人們從許多傳統藥物中分離出了各自的有效成分（圖2－1）。這些發現與發明的綜合效應，使有機化學成為了化學的主要領域，有了飛躍性的發展。

在十九世紀中期，人們發明了從煤焦油中提煉出了人工合成染料、顏料等色素化合物的方法，使有機化學在工業上的應用有很大的進展。合成藥物則可追溯到十九世紀後半，從原本用於染料原料的苯胺，合成出有解熱鎮痛作用的乙醯苯胺。此外，也有人開發出以工業化方式，由酚合成出水楊酸（阿斯匹靈的原料）的方法，使我們能以化學方式大量合成阿斯匹靈。到了一八九九年，拜耳公司便推出了阿斯匹靈商品。

以上事實意味著從煤焦油中獲得的廉價原料，譬如酚、苯胺等，可以製造出高附加價值的藥物。中世紀有許多人研究鍊金術，試圖從鐵等普通金屬中製造出金等貴金屬。或許以碳為原料製造醫藥品，可以說是現代「鍊金術」吧。後來，化學家們紛紛嘗試藥物合成，並進入了新藥開發蓬勃發展的二十世紀。關於二十世紀以後的新藥開發，將在2－3節中舉例說明。

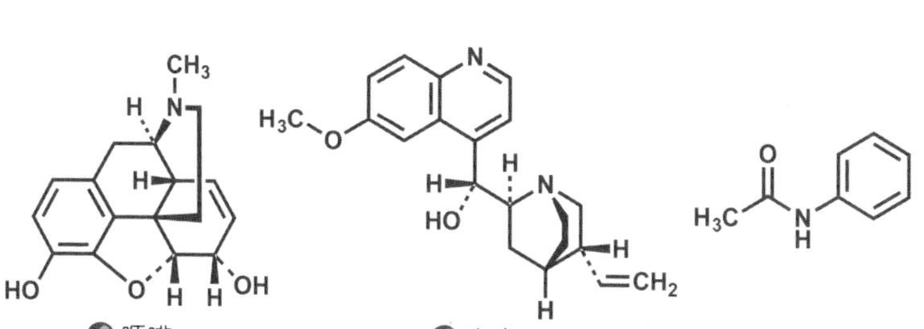

嗎啡　　奎寧　　乙醯苯胺

圖2-1　十九世紀時發現的有機化合物藥物

目前使用的藥物絕大多數都是有機化合物。有機化合物是含碳原子之分子的統稱，從只含一個碳原子的甲醇，到含有十～二十個碳原子的一般醫藥品分子，或是由數十到數百個碳原子組成的中型分子（如多肽和多醣等），再到包含千個碳原子以上的大分子（如天然橡膠、DNA、蛋白質這樣的天然高分子，或是聚苯乙烯、尼龍這樣的合成高分子），都屬於有機化合物。分子內碳原子間的連接方式也相當多樣，有些為直線，有些則有分支，有些會形成環，還有的分子會在三維空間中形成複雜的骨架。另外，碳原子上還可能帶有如羥基（OH）、胺基（NH_2）、羧基（CO_2H）等官能基，或是如甲基（CH_3）、苯基（C_6H_5）、氯原子（Cl）等取代基，一個分子可以在一個位置或多個位置上，與這些基團結合。故我們可以說，有機化合物有近乎無限種原子連接方式。

舉例來說，圖2－2中的己烷（C_6H_{14}）有六個碳原子，呈線性排列。假設有十種取代基，且每個碳原子都與其中一種取代基結合，便可組合出10^6種（一〇〇萬

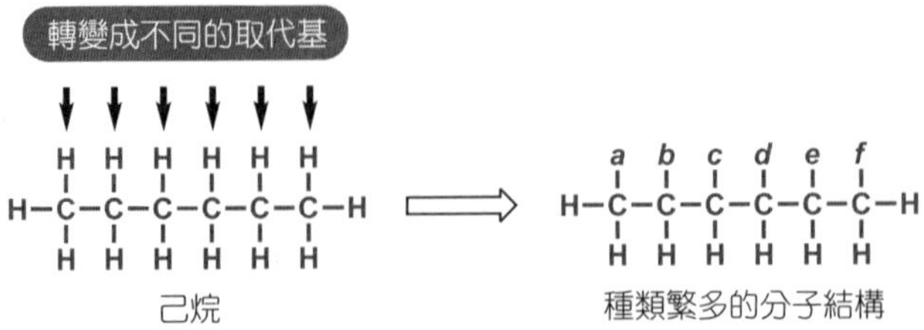

圖2-2　有機化合物的結構有無限多種可能性

種）化合物。二〇一七年，在CAS這個化合物註冊數據庫中，已有九〇〇〇萬種以上的有機化合物註冊。若包含未註冊的化合物，實際數量可能是這個數字的十倍以上。另外，有機化合物的數量還在不斷增加。那麼，要怎麼從那麼多種有機化合物中找到新的藥物呢？我們又該如何合成這些有複雜結構的有機化合物呢？

藥物化學（也叫做新藥化學）是專門尋找新藥物的有機化學，而相關研究者則被稱做藥物化學家。另一方面，研究如何以低成本、高品質方式生產這些藥物候選化合物的研究，則被稱為工藝化學，相關研究者被稱做工藝化學家。此外，工廠內依嚴格標準製造藥物的生產小組中，有機化學家也扮演著重要角色。

本章中，我們將介紹與新藥開發相關的藥物化學家與工藝化學家的任務。他們在從藥物開發初期的探索階段起，直到開發階段（非臨床試驗到臨床試驗的前半部分），都發揮了很大的作用（圖2－3）。雖然他們都屬於合成有機化合物的研究者，但目的與探討的課題略有不同。

●藥物化學家的角色

針對某種疾病開發新藥時，首先要制定策略，即確定藥物在體內應如何作用、產

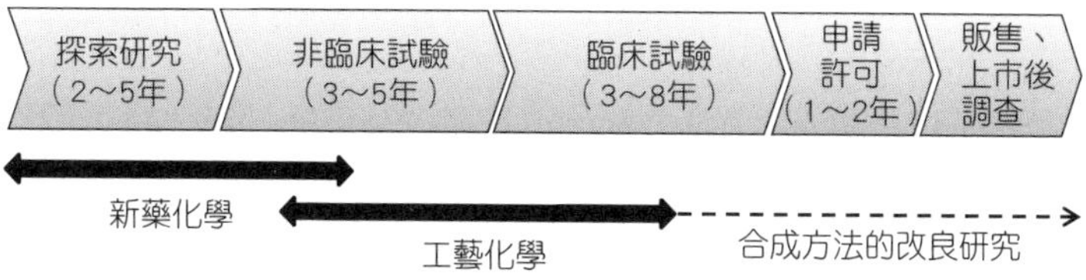

● 圖2-3　新藥開發的研究流程與有機化學

生療效。也就是決定要以哪種生物成分（例如蛋白質）為目標，並建立評估（篩選）系統以確認其藥效。一般來說，這便是藥物化學家的舞台。藥物化學家會從大量化合物的篩選結果中，選擇出可能具藥效的化合物（種子化合物）。一旦確定種子化合物，會再根據其分子結構合成大量類似化合物，然後反覆篩選，從中得到更具潛力的化合物（先導化合物）。再來，他們會以先導化合物為基礎，進行更精細的結構修飾，持續反覆篩選，以得到藥效最大化、副作用最小化的化合物（開發候選物），接著會進行人體臨床試驗。為了從種子化合物中找到開發候選物，藥物化學家往往需要合成數百甚至超過一千種新化合物。

對於藥物化學家而言，合成大量新化合物的能力當然非常重要，但同時他們還需要有識別哪種結構適合做為藥物的眼光，也就是「藥物設計」的能力。篩選過程中，可能會找到許多有類似效果的化合物，藥物化學家必須從中辨識出最可能成為藥物的種子化合物（或先導化合物）。如果在這個階段不先剔除可能會有強烈副作用的化合物、人體難以吸收的化合物、會長時間滯留體內無法排出的化合物，最終成為藥品的機率將會大幅降低。分析分子結構與生物交互作用的關係時，雖然電腦模擬是相當強大的工具，但經驗與直覺也經常有著重要作用。換句話說，藥物化學家需培養對有機化合物性質的識別能力與直覺。

過去的藥物設計常以主作用的強弱做為第一指標，並依此從種子化合物中尋找先導化合物；但近來會嘗試在藥物設計的早期，便考慮到副作用、ADME〔化合物在體內的吸收（absorption）、分布（distribution）、代謝（metabolism）和排泄（excretion）特性〕，並以此為指標，提高新藥開發的效率。

工藝化學家的角色

確定要以哪種候選藥物來進行非臨床試驗或臨床試驗，是工藝化學家的工作。雖然使用蛋白質或細胞篩選候選藥物時，只需要數毫克（約一小撮）的化合物，但以動物為對象的非臨床試驗卻需要數百克化合物。而臨床試驗則需要數百公斤左右（相當於數個浴缸）的高品質化合物。在藥物化學中，可以使用昂貴原料與大量人力尋找能成為藥物的優質化合物，但在工藝化學中便不能這麼做。舉例來說，現在全球每年約生產五萬噸的阿斯匹靈用於治療疾病。你可能會好奇如何合成這五萬噸的化合物。在大量合成藥物的同時，需確保不混入雜質，且可穩定地以相同的品質提供給患者高品質的藥物，所以合成方法非常重要。如果藥物品質有差異，藥效也會不一樣，有時還可能引起嚴重副作用。為了確保患者能安全、安心、低價獲得藥物，工藝化學家需確立一種低成本、安全，且有再現性的製造方法，合成高品質的化合物。

市面上許多合成藥物都是由價格低廉且大量可獲得的原料化合物，經數次到數十次的化學反應後合成出來的。工藝化學家會根據藥物化學家實際合成的方法、結構相似化合物的合成方法等龐大的資訊，重新建構合成方法。在此過程中，工藝化學家會面對許多挑戰，包括壓低各反應階段的成本、設計操作簡單的反應過程以獲得高純度產物、確保不會導致爆炸等安全反應過程、儘可能減少廢棄物、確保有良好的再現性、能大量合成並在短時間內完成合成等。他們會不斷地研究，建立出最理想的合成途徑。工藝化學家需要有機合成的專業知識，以及細緻的觀察力及問題解決能力。

若希望藥物獲核准上市，需按照GMP（good manufacturing practice）的嚴格法規生產藥物。在工藝化學家確定了符合GMP的合成方式後，會將這些方法轉交給藥物候選化合物的生產團隊。

3 從種子化合物進化到藥物的過程

被認為是人類設計圖的全基因組序列，已在本世紀初解碼完畢。許多與疾病相關的蛋白質結構陸續明朗，人們樂觀地預測不久後將可開發出大量新藥物。但十多年來，研究人員持續嘗試以基因組序列為基礎，開發新藥物，卻發現僅憑該序列並不能完全預測新藥的分子結構。因此，藥物化學家需從大量的有機化合物中，有效率地找到新藥原型（種子化合物）。他們以種子化合物的分子結構為基礎，合成多種化合物，並持續篩選評估藥效、進行動物試驗，以最佳化該藥物。如果最初選擇了不恰當的種子化合物，不僅永遠無法製造出期望中的新藥，還可能浪費大量的開發時間與資金。近年來，研究人員會使用最新的電腦輔助分子設計尋找種子化合物，我們將在第5章詳細介紹相關方法。本節中，我們想要比較並介紹種子化合物與先導化合物的分子結構，以及基於這些結構開發的藥物。

由自然界中的有機化合物衍生出來的新藥

有強力鎮痛作用的嗎啡，是從鴉片中分離出來的天然有機化合物。雖然嗎啡是很有用的藥物，但它也有抑制呼吸、降低體溫以及上癮等嚴重的副作用（關於嗎啡為何有效，請參考第7章）。如果能開發出不產生副作用，且鎮痛效果相同或更強的藥物，對患者來說無疑是一大福音。因此，研究人員以化學方式合成出許多與嗎啡結構相似的化合物，並進行篩選。

嗎啡是含有哌啶環（由一個氮原子和五個碳原子組成的環狀構造），由五個環狀結構相連而成的複雜分子（圖2－4）。研究發現，將嗎啡結構簡化、由三個環構造組成的化合物，也能表現出與嗎啡相同的鎮痛作用。研究人員以此化合物為先導化合物，經反覆修飾後，開發出了噴他佐辛（圖2－4）。

噴他佐辛的鎮痛作用比嗎啡弱約三分之一，但成癮性較低，故臨床上常使用噴他佐辛。令人驚訝的是，即使是結構更簡單的化合物，也有一定的鎮痛作用。噴他佐辛包含哌啶環與苯環，是極為簡單的化合物，卻有鎮痛作用（圖2－4）。另外，還有一種名為美沙酮的藥物，它甚至不含哌啶環。結構簡化後，可以讓化學合成變得更簡單、成本更低，方便大量生產。

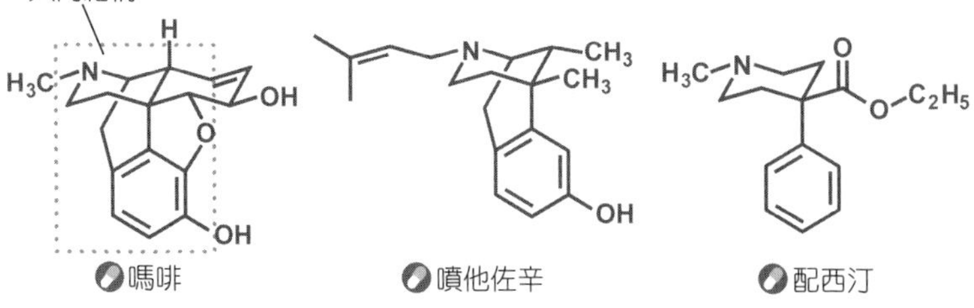

圖2-4　嗎啡與以嗎啡做為種子化合物開發的合成鎮痛藥

因此，改進傳統藥物不僅有臨床意義，從醫藥生產的經濟角度來看，也有著重要意義。另外，比較嗎啡、噴他佐辛、配西汀的化學結構時，會發現它們之間擁有共同的化學結構。在新藥研究中，常會尋找有藥效的基本共同結構，並以此為基礎制定開發策略，以開發出更好的藥物。

有些種子化合物則來自非傳統藥物的天然有機化合物。青黴素是英國的A・弗萊明從青黴中偶然發現的著名抗生素。青黴素的發現為細菌感染症的治療開闢了新的途徑，使二十世紀的人類壽命大幅延長。然而，青黴素並非萬能藥物。初期發現的青黴素問題包括：①消化道吸收差，不適合做為口服藥物；②不是對所有細菌都有效；③出現抗藥性細菌等。進一步的研究顯示，青黴素的主要活性結構是β－內醯胺，於是研究人員合成許多含有這一共通結構的類似化合物（圖2－5）。金黃色葡萄球菌對青黴素G有抗藥性，而與青黴素在苯環取代基上僅有些許不同的甲氧苯青黴素，卻對金黃色葡萄球菌有效，故甲氧苯青黴素後來被廣為使用。諷刺的是，現在具甲氧苯青黴素抗藥性的細菌（MRSA）已成為社會問題，研究人員正在研發新的抗生素取代它。某些含有β－內醯胺，環狀結構卻有些差異的化合物，也是出色的藥物，是許多製藥公司的研究對象。譬如，鹽野義製藥株式會社已將接有含氧原子之六員環，名為氧頭孢烯骨架的化合物做為種子化合物，開發了副作用較少、對多種細菌都有效的氟氧頭孢（圖2－5）。自然界中的化合物本身經常就有很強的藥效，故常被視為種子化合物用於藥物研發。然而，大多數化合物的結構複雜、毒性強，因此如何改進化學結構就成了藥物化學家發揮長才的關鍵。

源自體內有機化合物（內因性物質）的新藥

由於二十世紀後半生命科學的迅速進展，人們了解到許多疾病的病因是酵素或受體等蛋白質。這些蛋白質能與體內的有機化合物（大部分是小分子）產生交互作用，發揮與生命活動相關的功能。當這種交互作用異常時，就會引發疾病。我們稱這種體內化合物為內因性物質。投予這些內因性物質本身，或者投予結構相似的化合物，可能使蛋白質的功能恢復正常。

有個很好的例子是英國的布拉克（一九八八年諾貝爾生理醫學獎得主）等人對抗組織胺藥物希美替定的研發。與組織胺結合的受體蛋白質包括H_1～H_4等，它們外型相似，卻有著不同作用。譬如H_1受體涉及免疫反應（過敏作用），H_2受體涉及胃酸分泌（胃潰瘍的原因）。布拉克等人認為，如果能製造出只專一性抑制H_2受體作用的化合物，便可製造出副作用較少、劃時代的新型胃潰瘍藥物。因此，他們合成了與組織胺結構相似的化合物，並徹底研究其作用。在此過程中，他們發現在組織胺的咪唑環中引入甲基時，若取代位置不同，對H_1與H_2的抑制作用也會截然不同（圖2－6）。經多次合成與評估不同的化合物後，他們開發出了名為burimamide的劃時代潰瘍治療

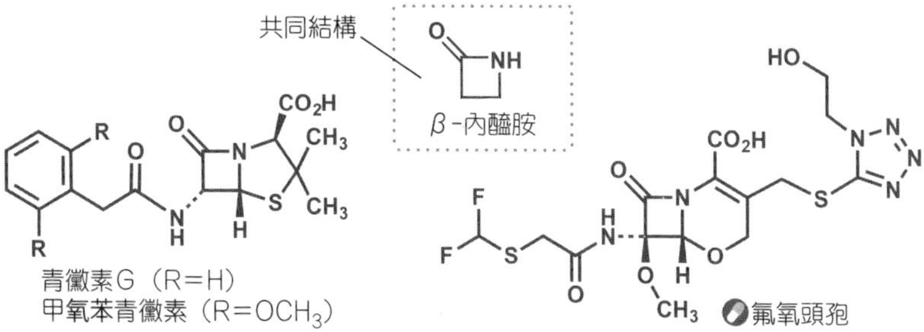

共同結構
β-內醯胺
青黴素G（R=H）
甲氧苯青黴素（R=OCH_3）
氟氧頭孢

圖2-5　青黴菌類抗生素

新藥。但它不適合做為口服藥，於是他們繼續以burimamide為先導化合物進行藥物研發，最後成功合成了希美替定。山之內製藥株式會社（現為Astellas Pharma Inc.）以希美替定為先導化合物，進一步開發出效果更好的法莫替丁（圖2－6）。法莫替丁的藥效比希美替定高出二十倍以上，故可減少患者的用藥量，進而減少工廠的生產量，是其一大優點。

從二十世紀後半開始，以內因性物質做為先導化合物的藥物研發呈爆炸性發展，進而開發出多種劃時代的新藥。在開發希美替定的時期，H_2受體蛋白的詳細結構尚未完全明瞭，故藥物的設計主要是依據化合物結構進行推測。但現在我們已了解大量蛋白質的結構，所以基於這些蛋白質結構來設計新藥的SBDD（structure-based drug design）漸受矚目。同樣的，以電腦輔助的藥物設計方法CADD（computer-associated drug design）也成為了二十一世紀的藥物研發策略而備受期待（參考第4章與第5章）。

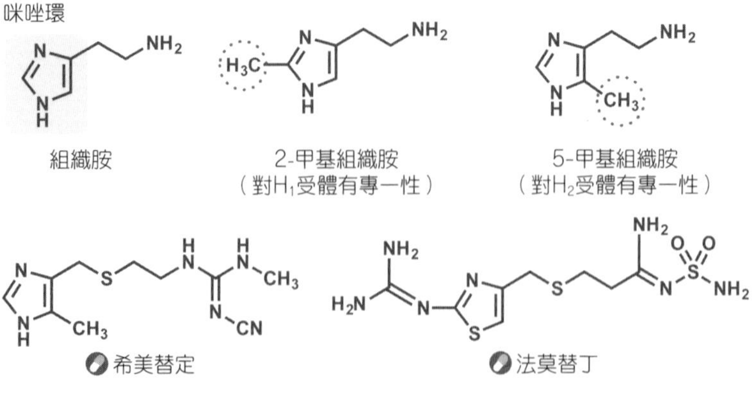

咪唑環

組織胺

2-甲基組織胺
（對H_1受體有專一性）

5-甲基組織胺
（對H_2受體有專一性）

希美替定

法莫替丁

圖2-6　組織胺與抗組織胺藥物的結構

誕生自偶然的發現與卓越觀察力的新藥

優秀的發明或發現常與偶然相關。將這些偶然發現轉化為成功的關鍵，在於研究者是否能識別該現象的重要性，並善加應用。這種能力或才能被稱為「意外發現（serendipity）」。在新藥的開發過程中也有這樣的狀況。原本研究的是某種疾病的藥物，卻因為偶然發現其他效果，使最終開發出來的藥物與最初的目標不同。這樣的偶然會產生前所未見的劃時代新藥，很有趣不是嗎？

在製造瘧疾藥物氯化奎寧的過程中，研究人員偶然發現其副產品有抗菌活性。研究發現，喹啉酮是有抗菌作用之分子的重要共通結構。經過進一步的研究後，開發出了奈定酸這個完全化學合成的抗菌藥物（圖2－7）。然而，奈定酸會轉移至大腦並可能引起副作用，因此後來又開發了多種改進後的抗菌藥物。

杏林製藥株式會社發現，將氟原子引入到喹啉酮的六號

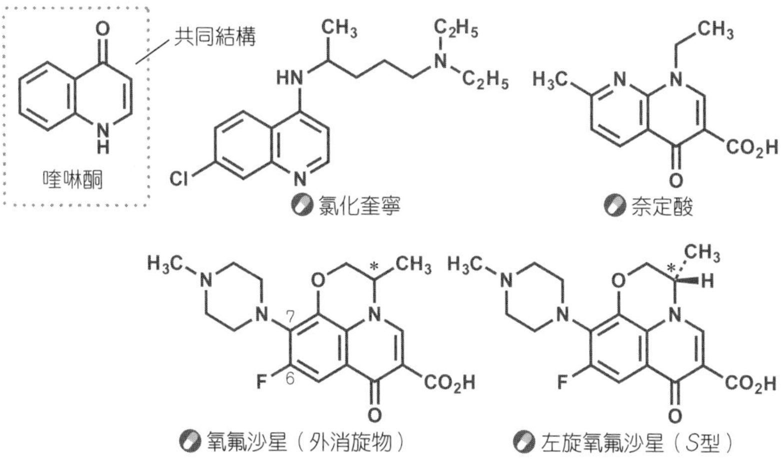

共同結構
喹啉酮
氯化奎寧
奈定酸
氧氟沙星（外消旋物）
左旋氧氟沙星（S型）

圖2-7　新型喹啉酮抗生素（＊表示不對稱碳）

碳，並在七號碳引入哌嗪環後，可以增強其抗菌力，且有很好的ADME性質。這種結構的藥物與傳統的喹啉酮抗生素不同，故被稱做新型喹啉酮抗生素。目前人們已合成了數千種衍生物，各大製藥公司間的開發競爭也相當激烈。日本已有許多製藥公司都開發出了各具特色的新型喹啉酮抗生素。

圖2－7展示了第一製藥株式會社（現為第一三共株式會社）開發的氧氟沙星結構。氧氟沙星有不對稱碳原子（參考2－4節），且有兩種鏡像異構物。其中一個鏡像異構物被稱為左旋氧氟沙星，目前仍在臨床上被廣泛使用。我們將在下一節中介紹這種鏡像異構物。

除了先前介紹的喹啉酮抗生素之外，稍早提到的青黴素也是一種因「意外發現」而開發出來的藥物。這種偶然發現的機會也許就在各位的周圍。重要的是要擁有敏銳的觀察力與智慧，才不會錯過這些機會，將其轉變成有價值的發現。

從化合物「資料庫」誕生的新藥

製藥公司在各種目的下合成出多種化合物，多年來累積了數以萬計的化合物。此外，不僅是製藥公司，包括許多化學公司與大學的有機合成研究室內，都各自保存了獨特的合成化合物。這些化合物的收藏就像「化合物的圖書館」一樣，也被稱做化合物資料庫。

在製藥企業計畫開發新藥時，往往還不曉得有哪些天然有機化合物或內因性物質可以做為種子化合物的直接線索。此時，他們會隨機篩選化合物資料庫中的化合物。過去，一名研究員一天只能篩選數個到數十個化合物；但近年來因為技術革新，現在已開發出高通量篩選（HTS）方法，可以一次篩選數百個到數千個化合物。由於HTS能夠在短時間內從大量的化合物中篩選種子化合物，故目前被視為發掘種子化合物的主要方法。

以化合物資料庫為基礎開發藥物的例子中，以下將要介紹用於改善失智症的藥物——多奈派齊。

多奈派齊是由衛采株式會社的杉本八郎博士（前京都大學大學院藥學研究科教授）主導開發的革命性

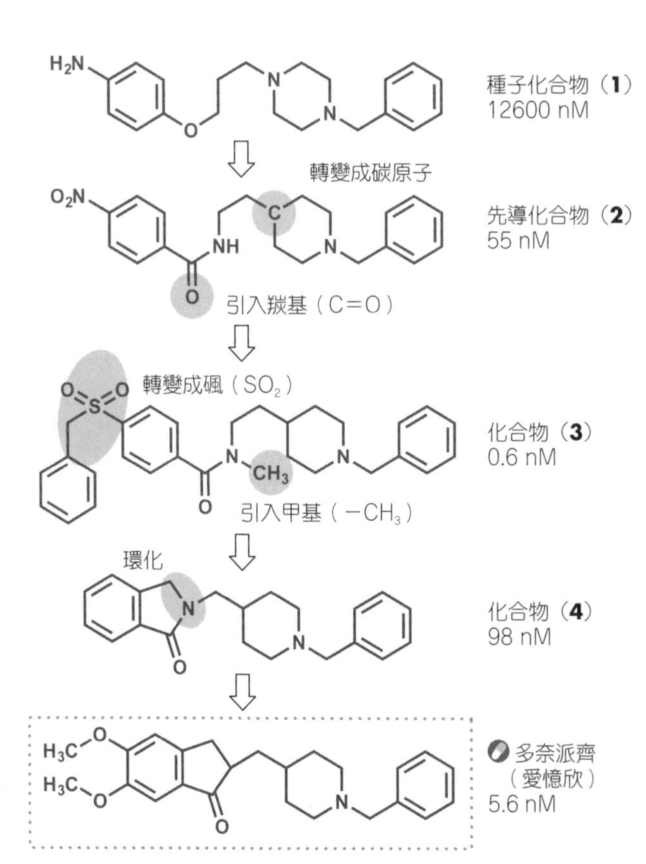

圖2-8　從種子化合物到多奈派齊

數字為乙醯膽鹼酯酶的50％抑制濃度，數值愈小藥效愈高。nM為10^{-9}mol/L之意。

新藥。杉本博士等人提出的假設認為，失智症患者的大腦中乙醯膽鹼（一種內因性物質）較少，導致記憶力下降。因此，他們認為抑制大腦中的乙醯膽鹼酯酶（一種分解乙醯膽鹼的酵素）的活性，提升乙醯膽鹼濃度，便可改善記憶。當衛采的研究團隊篩選他們的化合物資料庫時，發現了效果較弱，但可做為種子化合物的**1**（原本用於脂質異常症藥物的相關研究）（圖2－8）。

藥物化學家合成了一百多種類似的化合物，從中發現了抑制效果比**1**高出兩百倍以上的化合物**2**。他們將**2**設定為先導化合物並進一步改善，發現了具有驚人藥效的抑制劑**3**（活性是**1**的兩萬倍以上）。但在動物實驗中，研究團隊發現**3**在肝臟中分解並排出很快，所以身體幾乎不會吸收**3**，故很難成為藥物。為了避免藥物分解，他們設法將其轉變成環狀的**4**，成功解決了這個問題。

他們也用電腦輔助設計藥物，經過多次嘗試錯誤，成功製造了多奈派齊。臨床試驗中，多奈派齊的藥效良好，於一九九九年以「愛憶欣」的商品名於日本上市，成為首款用於治療阿茲海默症型失智症的藥物。據說，藥物化學家們在找到多奈派齊之前，合成了超過一千種的化合物，最終才碰上這款出色的藥物。

4 區分右手與左手產物——手性切換

我們所在的世界有上下、左右、前後等方向，是個三維空間。當然，有機化合物也存在於三維空間中。碳原子擁有四條與其他原子結合的手臂，當這些手臂接上的基團各不相同時，可生成兩種相似但空間結構不同的化合物。它們就像右手和左手，雖然不能彼此重疊，但鏡子裡的右手，看起來就和左手一模一樣，反之亦然。這兩種化合物稱做鏡像異構物（圖2－9）。構成蛋白質的胺基酸就是很好的例子。當這兩種化合物以相同比例混合時，稱做「外消旋物」。要只將其中一種鏡像異構物純化出來，是相當困難的技術，所以過去常直接使用外消旋物做為藥物。

但外消旋物藥物常引發問題。我們體內的DNA與蛋白質也存在鏡像異構物，但在進化的過程中，身體只會使用其中一種鏡像異構物。這裡我們可以將藥物作用的酵素或受體等生物體內的蛋白質比喻成左手用的棒球手套，如果候選藥物分成了右手型與左手型的鏡像異構物，那麼只有左手型藥物能裝入左手手套（蛋白質），右手型分子則不行。因此，右手型和左手型的鏡像異構物可能有完全不同的藥效，甚至某一種鏡像異構物可能會產生嚴重副作用。

例如，於一九六〇年代，沙利竇邁的藥害成為全球問題。起初，沙利竇邁做為催眠鎮靜藥被開發出來，並以外消旋物的形式銷售。出現藥害後，報告指出其中一種鏡像異構物具備藥效（鎮靜作用），而另一種鏡像異構物卻有非常強的致畸作

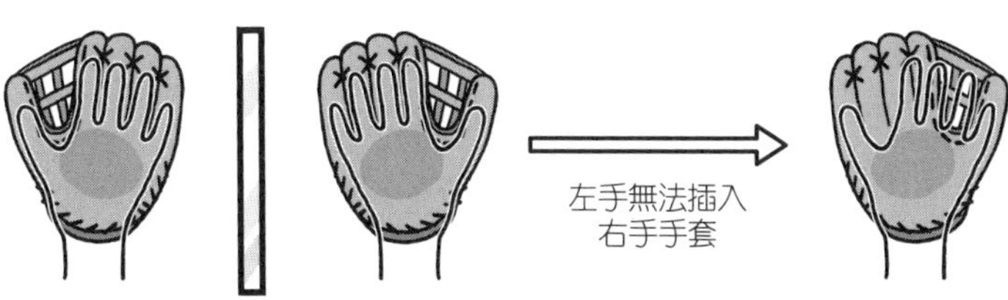

圖2-9　鏡像異構物的例子

用，易導致胎兒異常。為確保藥品安全性，對於全球醫療有巨大影響力的美國食品藥物管理局（FDA）於一九九二年發布了名為「手性切換」的指引。對於已經以外消旋物形式銷售與使用的化合物，該指引要求需純化出具藥效的鏡像異構物才能銷售，若要以外消旋物的形式銷售，則需證明另一種鏡像異構物無害。

只合成其中一種鏡像異構物的方法稱做「不對稱合成」。不對稱合成的基礎研究從一九七〇年代開始發展，但從技術與成本的角度來看，這個領域的門檻相當高。隨著時代的發展，相關研究有了飛躍性進步，且已經有許多有用的不對稱合成方法問世。日本在不對稱合成研究方面也擁有許多開創性的成果，代表性的成果是二〇〇一年，野依良治老師等人因確立觸媒性不對稱合成的技術而獲得諾貝爾化學獎。

前面介紹的「氧氟沙星」就是受到手性切換指引影響的例子（圖2－7）。含一個不對稱碳的「氧氟沙星」在剛開發出來時，為兩種鏡像異構物（*R*型和*S*型）的混合，是外消旋物；但後來上市的「左旋氧氟沙星」為其中一種鏡像異構物（*S*型）。*S*型可作用在DNA旋轉酶上，展現出抗菌藥效，*R*型則幾乎沒有藥效。另外，還發現*R*型的副作用比*S*型還要強，於是藥廠改銷售副作用較少的「左旋氧氟沙星」。如前所述，僅合成*S*型化合物比合成外消旋物困難許多，這種挑戰就是工藝化學家的工作。

●追求終極的合成方法——工藝化學的一例

西格列汀由默克公司開發，是世界上第一個第二型糖尿病治療藥物（圖2－10）。此化合物有鏡像異構物的不對稱碳，若要做為藥物銷售，需純化出*R*型化合物。工藝化學家經過多次嘗試錯誤後，確立了第一代的七步驟合成方法，其中利用了野依老師開發的觸媒性不對稱氫化法。這個方法可以一次製造超過一百公斤的藥物，總產率（從原始材料到最終產品的比例）達到五十三％，雖然產率高但會生成大量廢棄物，因此仍有改善餘地。此製造方法中包含氮原子的保護、去保護，基本上是不必要的步驟，這也是其中一個問題。對此不滿的工藝化

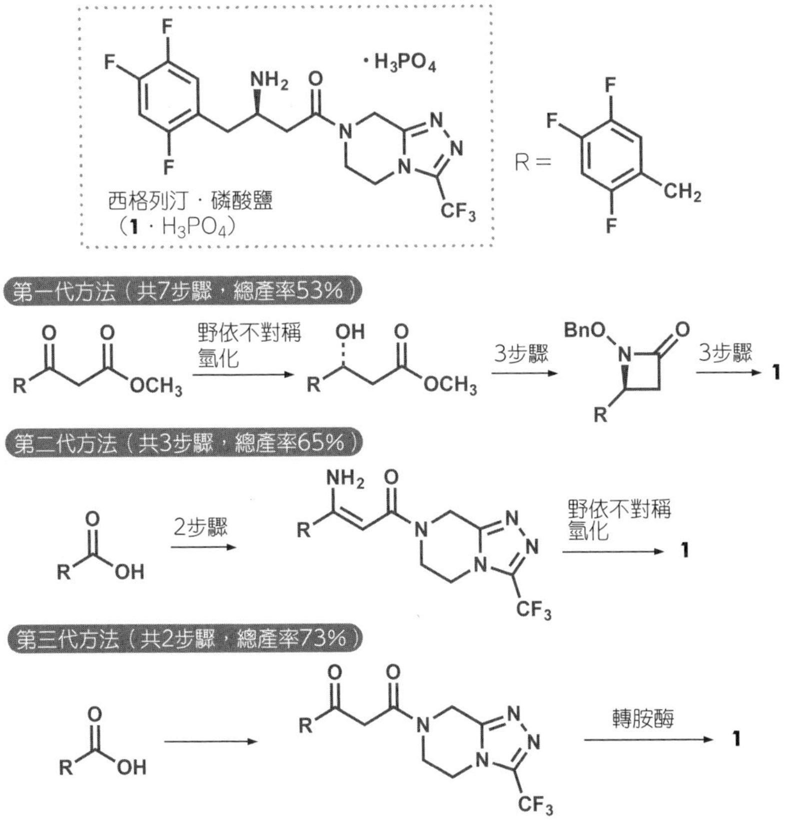

西格列汀・磷酸鹽（**1**・H_3PO_4）

R =

第一代方法（共7步驟，總產率53%）

野依不對稱氫化

3步驟

3步驟

第二代方法（共3步驟，總產率65%）

2步驟

野依不對稱氫化

第三代方法（共2步驟，總產率73%）

轉胺酶

圖2-10 默克公司的西格列汀合成過程演進

學家開始挑戰開發其他不需要保護與去保護操作的合成方法。然而，這項挑戰的目標是做到之前從未有人做過的不對稱合成。經過多次嘗試，研究人員終於確立了第二代製造方法（三個步驟，總產率六十五％）（圖2－10）。與第一代方法相比，反應步驟減少了一半，廢棄物大幅減少，總產率也有所提高，是一個出色的方法。而且，最終階段得到的西格列汀純度也超過了九十九・九％，成功大幅降低了製造成本。

但是，默克公司的工藝化學家有著永不滿足的研究者精神，不斷尋求終極的合成方法。過去的製造方法使用了昂貴的金屬觸媒做為反應劑。使用金屬觸媒時，需花費成本移除殘留金屬，以避免影響藥物安全，還需要在高壓（十七大氣壓）下進行不對稱合成，有一定的操作風險。後來他們發現可使用名為「轉胺酶」的酵素進行不對稱還原。最後，開發出可說是終極方法的第三代西格列汀合成方法（兩步驟，總產率七十三％），廢棄物總量大幅減少，無需使用對環境造成負擔的稀有金屬，這可以說是所謂的綠色化學技術。正是因為工藝化學家大膽提出前所未有的方法並持續努力使其成真，才能開發出這種終極的合成方法（圖2－10）。

5　奠定新藥開發基礎的有機化學

開發新藥，可以說是創造新的有機化合物。這些化合物在此之前並不存在於世界上，所以世界上也無人知曉這些化合物的合成方法。正如我們之前介紹的，藥物化學家與工藝化學家會透過各種有機反應的不同組合，合成目標有機化合物。部分大學研究室的目標是開發我們提及的藥物候選物，也有部分研究室的目標是開發做為其基礎的新有機合成方法。這兩條路都是新藥開發中的重要研究。

開發新的有機反應——冠有人名的有機反應（人名反應）

有機化合物的數量近乎無窮，同樣的，化學反應的種類也非常多。譬如有連接碳原子與碳原子的反應，也有連接氧原子或氮原子的反應。另外，也有斷開原子與原子間鍵結的反應，或是置換成不同原子的反應。即使同樣是連接碳原子的反應，也可分成連接苯環與苯環的反應、與連接正四面體結構之碳原子的反應等等，這些反應的方法與難度都有著很大的差異。

從維勒的時代開始，新反應的發現總會引起有機化學家的強烈興趣。在有機化學的領域中，若有研究者發現重要的新反應，其他研究者往往會以發現者的名字，命名為〇〇（名字）反應或〇〇（名字）合成法，以表示對發現者（或發明者的敬意）。不只是有機反應，有時使用的觸媒（催化劑）或反應劑也會冠上發現者的名字。較古老的例子譬如法國化學家格任亞發現的含鎂反應劑，被稱做格任亞反應劑，使用這個反應劑的反應則稱做格任亞反應。這是大學化學系學生在有機化學實驗課程中會接觸到的一般化學反應。此外，這個反應仍在藥物開發與化學工業中被廣泛使用，是相當重要的反應，而格任亞也因此於一九一二年獲得諾貝爾化學獎（圖2－11）。

冠有日本人名字的有機反應也非常多。二〇一〇年獲得諾貝爾化學獎的鈴木章教授與根岸英一教授等人開

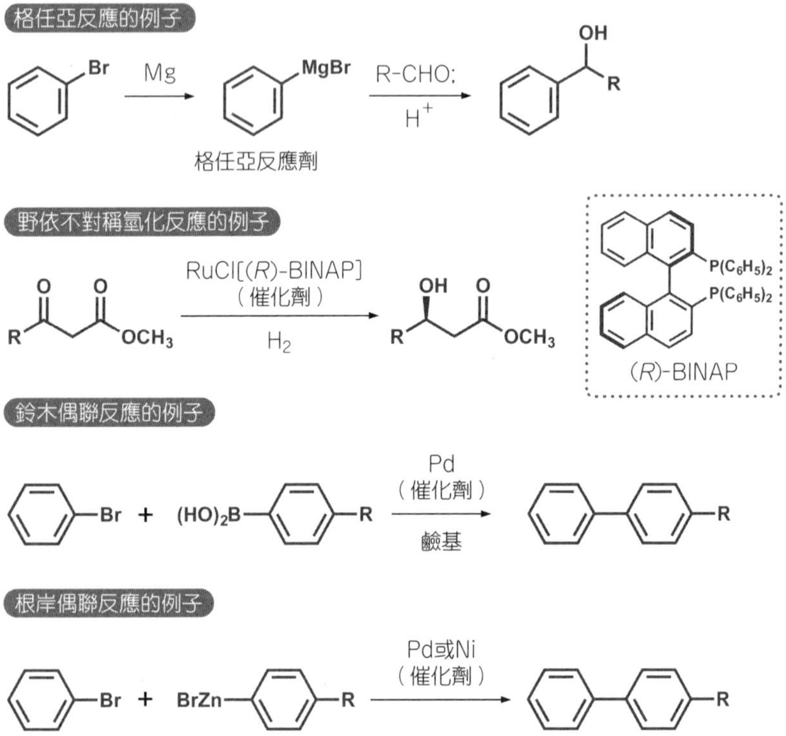

格任亞反應的例子

Mg　R-CHO; H^+

格任亞反應劑

野依不對稱氫化反應的例子

RuCl[(*R*)-BINAP]（催化劑）　H_2

(*R*)-BINAP

鈴木偶聯反應的例子

Pd（催化劑）　鹼基

根岸偶聯反應的例子

Pd或Ni（催化劑）

圖 2-11　冠以人名的劃時代化學反應例子

發了使用鈀觸媒將苯環分子結合在一起的劃時代反應。這些反應分別被稱為鈴木偶聯反應與根岸偶聯反應。前一節提到的野依教授的不對稱反應，被稱為野依不對稱氫化，使用的觸媒有時被稱做野依觸媒（圖2－11）。兩者都是非常有用的有機反應，被廣泛用於藥物與各種化合物的生產，這也是他們獲得諾貝爾獎的原因之一。

由於篇幅的限制，這裡無法介紹太多的有機反應，但以日本人的名字命名的著名反應有向山羥醛反應、光延反應、熊田－玉尾偶聯反應、薗頭耦合反應、細見－櫻井反應等。如果你有興趣，可以查詢相關有機化學書籍。由於這些有機反應的發現與改良，以前需要大量勞力與成本才能合成出來的有機化合物，現在可以用非常簡單的方式製造出來。或許各位未來也能發明新的反應，並以自己的名字命名，說不定還能幫助新藥開發。有機化學的研究中就是充滿了這樣的浪漫。

●在無設計圖的情況下製作模型——天然有機化合物的全合成

以易取得、結構簡單的有機化合物為原料，用純化學方式，合成出原本只有生物能合成出來的天然有機化合物（天然物），這個過程稱做全合成，是有機化學中的一大專業領域。全合成通常需經過多個步驟，從簡單的結構一步步組合成具複雜結構的天然物。即使單一反應階段的產率為八十％，經過二十個階段後，總產率也會劇烈下降至一．二％，所以每個階段都需要很高的合成效率。

若能做到天然物的全合成，經常能加速藥物研究，譬如以天然物做為藥物的種子化合物時，研究人員便能有效合成出類似化合物。另外，在達到全合成之前的階段，有時會得到某些特殊的中間體或副產物，但生物在製造該天然物時，不會產生這些物質。若將這些物質添加到化合物資料庫中做藥物篩選，將有助於新藥開發。此外，在全合成研究中，有時也會發現或發明新的化學反應或化學現象，這不僅有助於藥物研究，也常直接促進科技進步。

要製作結構複雜的天然物，需正確配置不對稱碳、複雜的環結構以及各種取代基。在查看目標成品的結構時，研究人員得想像需要哪些原料、透過哪些步驟製造，還需要豐富的化學反應知識才行。或者可以說，全合成就像是在無設計圖的情況下製作模型。

海洋微生物所產生的沙海葵毒素是一種結構極為複雜的毒素，它由六十四個不對稱中心與一一五個碳原子連接而成。岸義人教授等人於一九九四年成功完成該分子的全合成，並被譽為全合成的里程碑。此外，岸教授等人也成功完成了一種名為halichondrin B之複雜天然物的全合成。在與衛采株式會社的合作研究中，此一成果被大量應用於乳癌治療藥物艾日布林的研發。另外，從海鞘中發現的天然物質海鞘素743可做為抗癌藥物，並被命名為

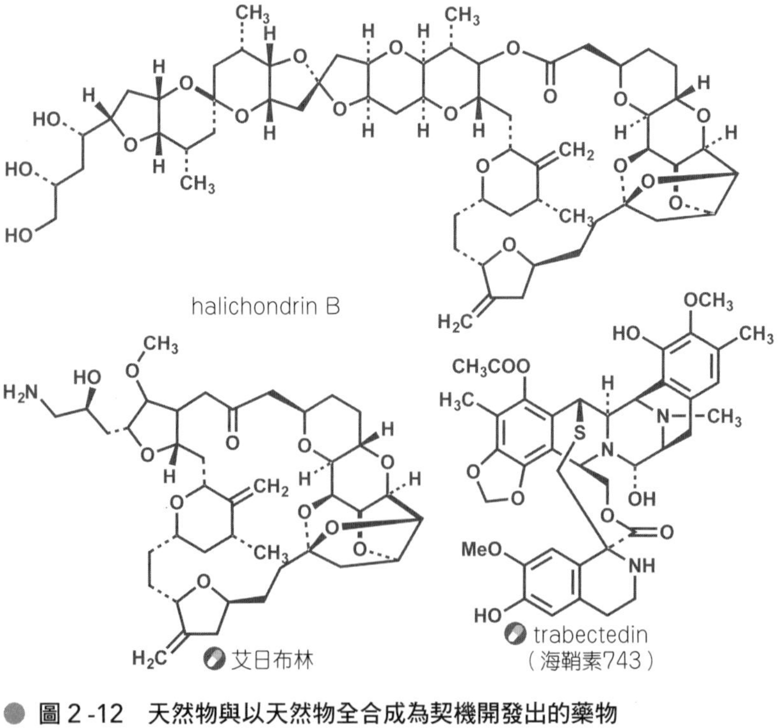

halichondrin B

艾日布林

trabectedin
（海鞘素743）

圖 2-12　天然物與以天然物全合成為契機開發出的藥物

trabectedin。但海鞘只能萃取出非常微量的海鞘素743，故需透過化學合成生產（圖2－12）。在藥物生產領域中，美國的科里教授於一九九六年的全合成成果被廣泛應用。因為對全合成化學的貢獻，科里教授在一九九〇年獲頒諾貝爾化學獎。

6　碳元素鍊金術師的道路

本章中，我們介紹了有機化學在新藥開發中所擔任的角色。為了製造新藥，不僅需要理解有機化合物的特性，還需判斷其是否有成為藥物的潛力，所以研究人員需具備豐富的有機合成知識與靈感，才能高效率地合成各種化合物。無論是藥物化學家還是工藝化學家，都在持續努力，追求更頂尖的成果。

相對於二十世紀後半，進入二十一世紀以後，每年新上市的藥物數量大幅減少。其中一個原因是開發難度較低的藥物已變得很少。副作用問題的嚴格監管也是新藥難以問世的原因之一。此外，藥物製造需將雜質降到最低，而且社會也開始要求藥廠使用對環境影響較小的方法（綠色化學技術）來製造藥物。

然而，在過去二十五年中，科技以驚人速度進步。除了人類之外，許多生物的基因組序列也陸續被解析出來。另外，在分子生物學與生物化學的發展下，使我們對致病因素有更深入的了解。第4章和第5章介紹的X射線結晶分析與質譜分析等分析技術也引起了巨大革命。電腦模擬、生物資訊學、人工智慧（AI）等資訊與統計領域發展迅速，現在甚至在不進行實際合成的情況下，就能提出恰當的種子化合物。

雖然這裡沒有介紹，不過在有機化學的領域中，已開始使用許多基於新概念的合成方法，譬如組合合成與微流道反應。因為有這些技術，才能開發出前一節提到的艾日布林、海鞘素743這些有著複雜結構的化合物。

然而在新藥開發中，有機化學家仍面臨著許多未解決的問題。譬如藥物化學家在確定藥物候選化合物之前，需合成大量化合物並從中篩選。事實上，即使是經過精心挑選出來的候選化合物，也可能無法通過之後的臨床試驗。一般認為，目前的成功機率大約是三萬個合成化合物中，才能發展出一種新藥。若可以從導致疾病的蛋白質結構或生化資訊中，精確預測出能成為藥物的分子結構，將可大幅提升成功機率。若能在非常少的合成步驟中，合成出如艾日布林這種複雜結構的化合物，將可大幅提升新藥開發的可能性。近年來，所謂的抗體藥物，即蛋白質藥物漸受矚目。這些藥物不是透過化學合成，而是通過生物技術生產，價格十分昂貴。或許我們還需要開發能大量生產蛋白質這類高分子的化學技術。

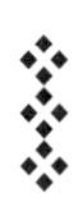

對於無數受疾病所苦的患者而言，一種新藥有著與「黃金」相當的價值。有機化學是現代的鍊金術，可以從像化石燃料這樣的廉價原料，製造出高附加價值的新藥。你會不會想試著成為碳的鍊金術師，製造出魔法之藥呢？

（文／高須清誠）

藥物的科學

3 新藥化學生物學——向大自然取經的藥物開發

新藥誕生的初期階段中，必須尋找與開發可能成為藥物種子的化合物（種子化合物），新藥化學生物學研究在這個過程中扮演了極為重要的角色。此外，包括植物、微生物、食品等在內的天然資源（自然）都是新藥科學的寶庫。

1 新藥化學生物學是什麼

當你聽到「化學生物學（chemical biology）」一詞時，會想到什麼樣的學問領域呢？「chemical」是化學的意思，「biology」則是生物學，所以這個詞可以理解成「化學性的生物學」。當然，這樣的解釋並沒有錯，但似乎還不夠貼切。化學生物學是相對較新的跨學科領域，不同人可能有不同的解釋與定義。但在這裡，我們將其定義為「以化學及化學物質為工具，理解生物及生命現象的學問」。

圖3－1為各領域的概要，化學與生物學的交集區域，正是化學生物學。化學包含有機化學領域與物理化學領域等，生物學則包含了生命科學領域與醫療領域等。從新藥開發的角度看，化學生物學的目標是製造能專一性作用於生物高分子（如蛋白質或核酸等化合物）的化合物，並探究這些生物高分子的功能。這些製造出來的化合物可直接做為藥物，或是做為藥物開發的基礎（種子化合物）。化學生物學領域的發展有望促進新藥開發，加深對藥效與副作用的理解，這就是新藥化學生物學的研究。

另一方面，自古以來，人類就會利用天然資源的植物、漢方生藥、微生物、食物、海洋無脊椎動物等的萃取物或化合物（天然物）做為藥物。因此在本章中，我們將從新藥化學生物學的角度，介紹「向自然學習藥物開發」的方法。

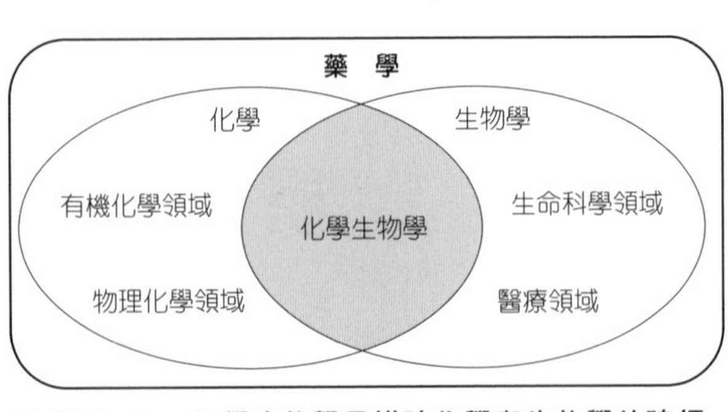

圖3-1　化學生物學是橫跨化學與生物學的跨領域學問

2 自然界是藥物的寶庫

● 藥物源於何處？

各位是否思考過，那些獲准上市、且已幫助過許多人恢復健康的藥物到底源於何處？做為參考，圖3－2中列出了迄今已獲准上市的代表性藥物（一三五五種）的來源。包括疫苗（六％）、生物製劑（十五％）、天然物（四％）、天然物衍生物（二十二％）、合成化合物（二十九％）、仿天然物合成化合物（十一％）、天然物藥效團型合成化合物（四％）、仿天然物藥效團型合成化合物（九％）。

生物製劑指的是像抗體等製劑，藥效團則是指產生藥效所必需的分子結構。天然物在這些藥物中只占四％，但如果將天然物衍生物、仿天然物合成化合物、

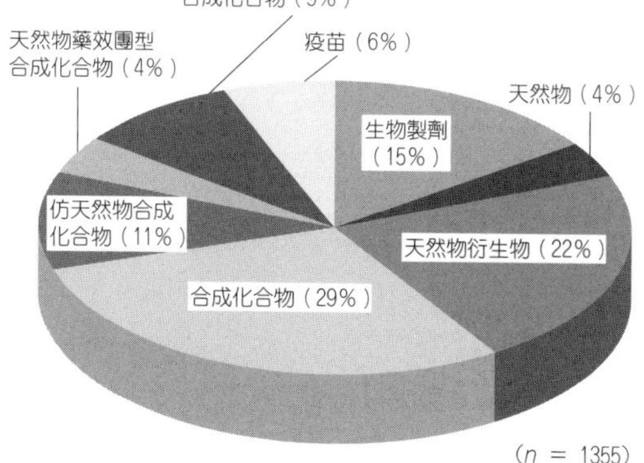

● **圖3-2　藥物來源**

調查各種代表性的藥物來源後可發現，包含天然物衍生物、天然物藥效團型合成化合物、仿天然物合成化合物、仿天然物藥效團型合成化合物在內，化學結構或藥效源於天然物的藥物，約占了總藥物的50%。

天然物藥效團型合成化合物、仿天然物藥效團型合成化合物都算進來，廣義上，化學結構或藥效源於天然物的藥物比例約為五十%。這應該比預期的還要多吧？

來自天然資源的藥物

回顧歷史，自從能夠純化、鑑定、分析化合物結構以來，就成功分離出止痛抗炎藥物阿斯匹靈或是鎮痛藥嗎啡等植物來源的活性成分，並做為藥物

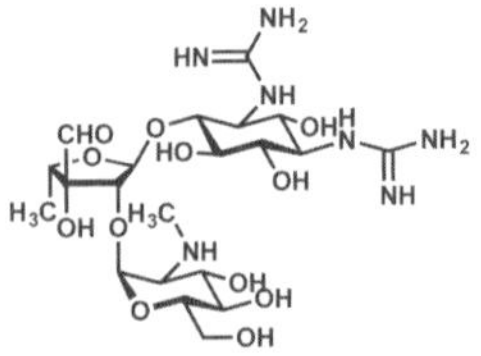

鏈黴素

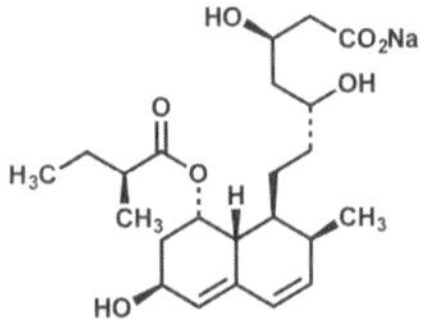

普伐他汀

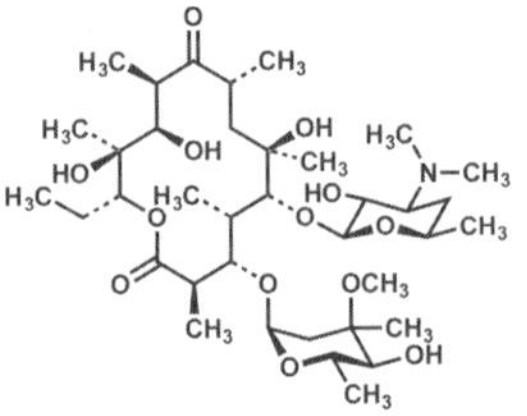

紅黴素A

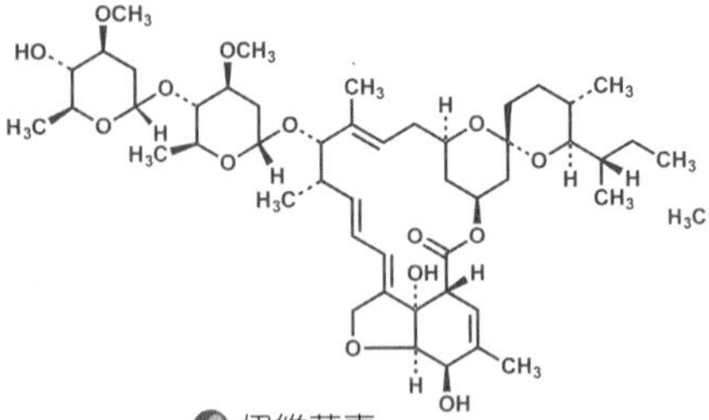

伊維菌素

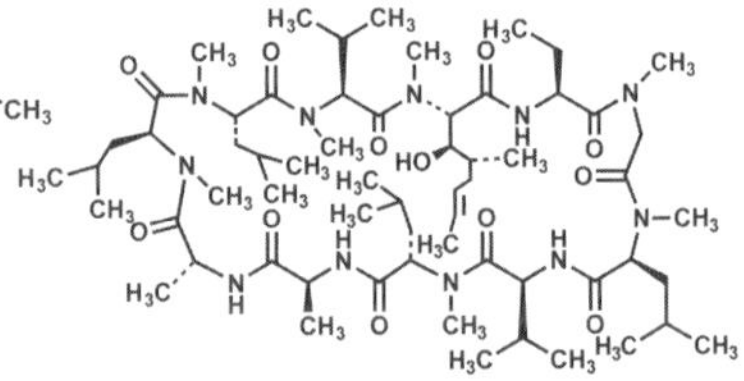

環孢素

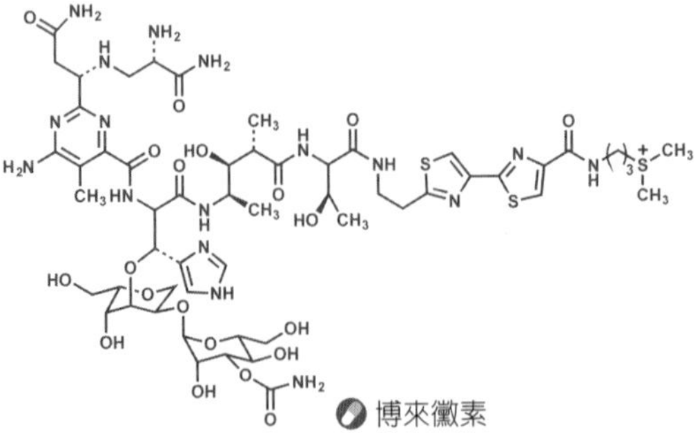

博來黴素

使用。到了一九二八年，弗萊明等人發現由青黴菌（*Penicillium notatum*）所產生的抗生素青黴素，於是人們開始熱中於從微生物的代謝產物中尋找藥物。

這個過程中開發出的藥物包括抗生素的鏈黴素、紅黴素、伊維菌素、萬古黴素等，治療高血脂症的藥物普伐他汀，抗癌藥物博來黴素，以及免疫抑制劑環孢素、雷帕黴素、他克莫司等。這些藥

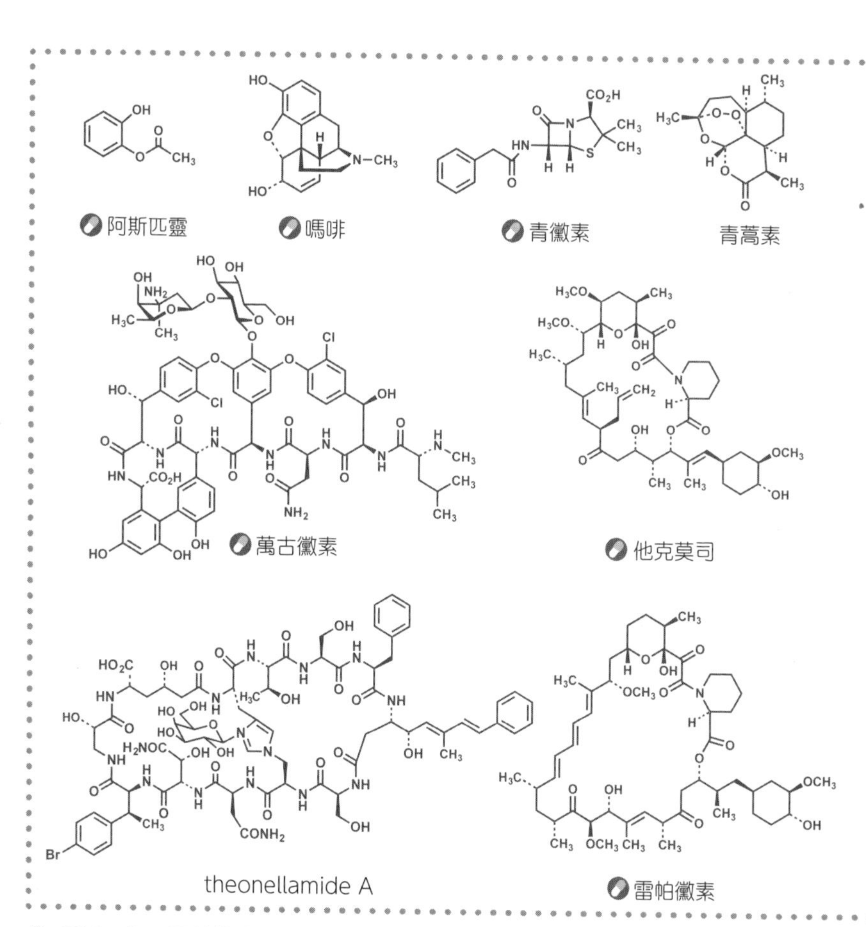

圖3-3　天然物與相關化合物的化學結構

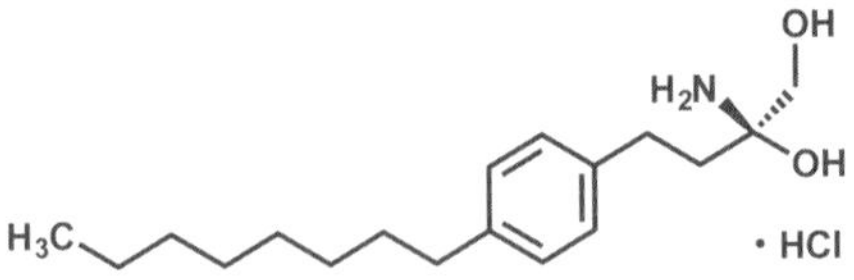

H_2N OH OH H_3C ・HCl

芬戈莫德

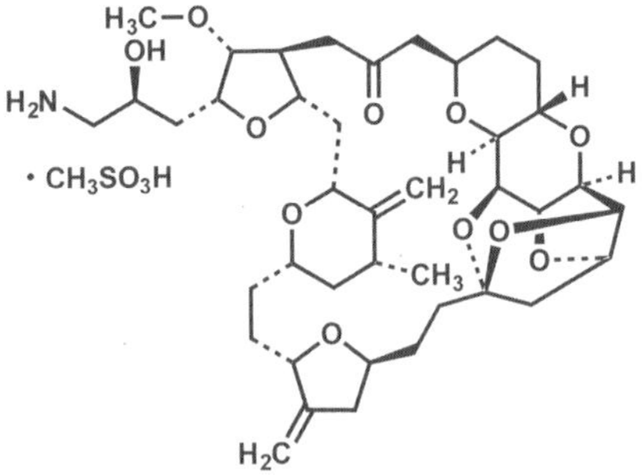

H_3C-O OH H_2N ・CH_3SO_3H CH_2 CH_3 H_2C H O

賀樂維

物現在仍被廣泛使用（圖3－3）。大村智老師（北里大學）開發的抗寄生蟲藥物伊維菌素在二〇一五年獲得諾貝爾生理醫學獎的消息還記憶猶新。同時，源自蒿屬植物的抗瘧疾藥物青蒿素研究，也是同一年的獲獎對象。另一方面，免疫抑制劑芬戈莫德的種子化合物，源自冬蟲夏草（一種真菌）製造的化合物——多球殼菌素（圖3－4，詳情請參考第11章）。

天然資源不僅包括植物、微生物等生長在陸地上的生物。地球的表面有三分之二是海洋。我們人類也會利用海洋生物（如海參和海綿等）產生的化合物，以及與之共生的微生物所產生的化合物，做為藥物來源。舉例來說，分布於日本各地海岸的黑色軟海綿，可萃取出halichondrin B，研究人員以此做為先導化合物，開發出了抗癌藥物賀樂維（圖3－4）。源自海綿，有環狀脫水胜肽結構的theonellamide A具有抗真菌活性（圖

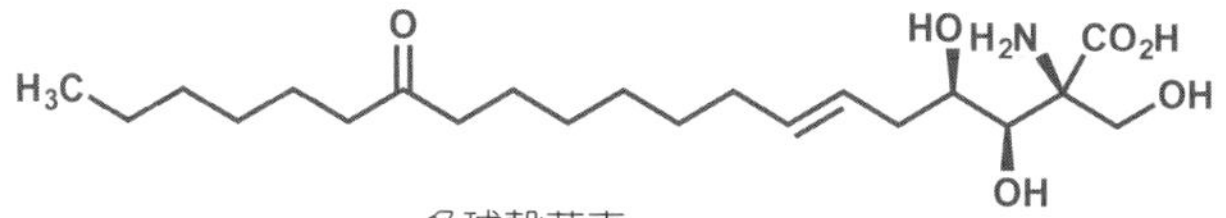

多球殼菌素

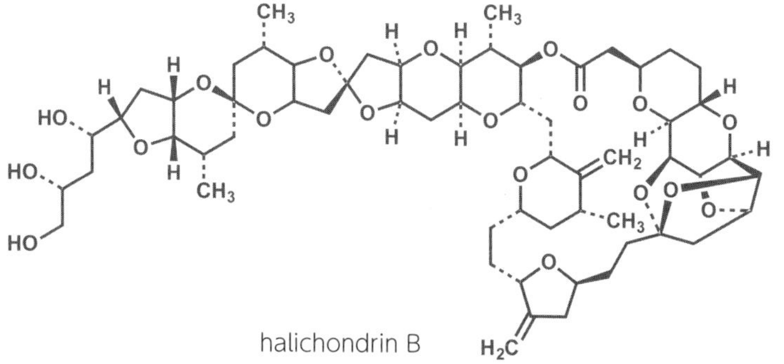

halichondrin B

圖3-4　免疫抑制劑芬戈莫德與抗癌藥物賀樂維的化學結構

芬戈莫德是由源自冬蟲夏草的種子化合物——多球殼菌素開發出來的藥物（參考第11章），賀樂維則是由源自黑色軟海綿的先導化合物——halichondrin B開發出來的藥物。

3－3）。看到圖3－3和圖3－4中的化學結構，你有什麼感想嗎？雖然這裡只列舉了幾種天然物的化學結構，卻也足以看出天然物極為多樣且豐富。

偏離里賓斯基規則的天然物

那麼一般來說，相較於合成化合物，天然物有哪些特徵呢？圖3－5中列出了幾種源自合成化合物的藥物——立普妥、基利克、愛憶欣的化學結構。這些藥物分別用於治療高血脂症、慢性骨髓性白血病、阿茲海默型失智症。與這些化合物相比，我們之前討論的天然物在化學結構上有幾個特點。

首先，許多天然物具有複雜的結構，且往往具有多個不對稱中心。再來，許多天然物主

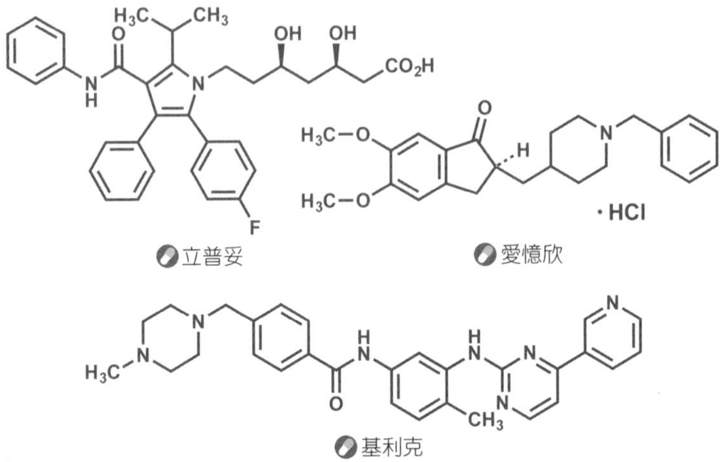

立普妥

愛憶欣

基利克

● 圖3-5　合成藥物的化學結構

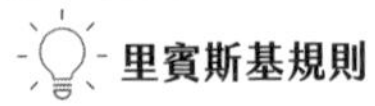
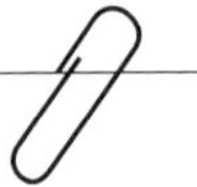

里賓斯基規則

為了評估藥物的口服生體可用率（口服藥物在體內被吸收的程度），由克里斯多夫．里賓斯基博士提出的粗略經驗法則

- 分子量在 500 以下
- 氫鍵供體（即 OH 和 NH）在 5 個以下
- 氫鍵受體（即 N 和 O 等）在 10 個以下
- 分配係數以 log*P* 表示時，數值在 5 以下

● 圖3-6　里賓斯基規則

要由碳、氫、氧組成，但與合成化合物相比，含氮的天然物較少，其他元素也有相同的傾向。第三，許多天然物的分子量相對較大，且傾向擁有高極性。

這些天然物的特徵，與口服藥物應具備的物性標準——里賓斯基規則不完全相符（圖3－6）。里賓斯基規則是「使口服化合物展現出理想中之藥物動力學的必要條件」，

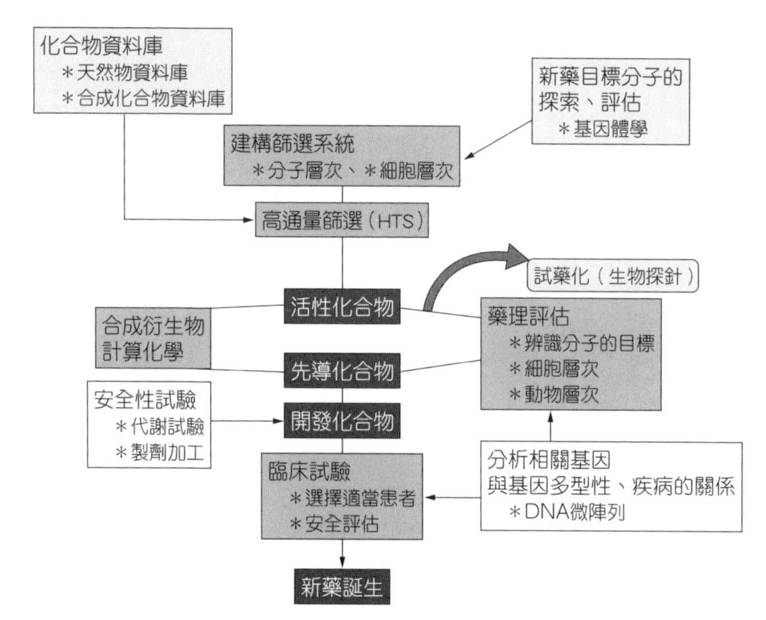

圖3-7　從探索（篩選）研究到新藥誕生

通常在發現活性化合物之後，從確定開發化合物，經過臨床試驗，到新藥誕生，約需花費十年左右的時間。

譬如化合物的分子量需在五〇〇以下，氫鍵供體需在五個以下，氫鍵受體需在十個以下，以及在n－辛醇／水中的分配係數應在五以下（與膜穿透性有關）。雖然這些規則在篩選具藥物潛力的化合物（類藥性）時十分有用，但因為許多違反此規則的天然物仍被開發成藥物，過度堅持這條規則可能會限制化合物的潛力，等於錯失了寶藏。

從探索研究到新藥的誕生

那麼，我們應該如何探索（篩選）這些化合物呢？圖3－7展示了新藥誕生的大致過程，篩選研究占據了相當重要的位置，近年來甚至還出現了「篩選學」這門學問。在確定了藥物的目標分子後，我們會建立一個

化合物資料庫
・天然物
・合成化合物
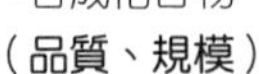
（品質、規模）

探索系統（篩選系統）
・使用蛋白質、酵素系統的 *in vitro* 評估系統
・使用活體細胞的 *in vivo* 評估系統
（高敏感度自動化系統）

圖 3-8　從化合物資料庫與活性化合物中找出目標化合物的篩選系統

篩選系統。是否能成功篩選出想要的化合物，大多取決於高通量篩選（HTS）的方法，以及化合物資料庫的品質與規模。

舉例來說，要在短時間內高效評估數千到數萬種的化合物，就需要有效整合各種特殊自動化系統進行檢測。主要的檢測方法包括吸光、螢光等，其中螢光偏光、時間解析螢光、螢光共振能量轉移（FRET）等方法也被廣泛使用。

篩選時使用的評估系統主要包括使用蛋白質或酵素的體外（*in vitro*）評估系統，以及直接使用活細胞的體內（*in vivo*，也叫做 *in cells*）評估系統等（圖3－8）。前者需要驗證被篩選出的活性化合物是否也會在活細胞系統中展現預期的效果；後者則需要驗證篩選出的化合物是否真的能作用於目標分子，兩者各有其優缺點。

另一方面，化合物資料庫的品質與規模，一般會設計成讓其中的活性化合物盡可能對多種目標分子作用。因此，許多製藥公司和研究機構會確保他們的化合物具有多樣的分子結構與化學空間（由元素的數量與組合所形成之化合物所占據的三維空間）。依照化合物的來源，主要可分為由天然物組成的天然物資料庫，以及由合成化合物組成的合成化合物資料庫。至於找到活性化合物後，如何修飾成先導化合物、進行藥理評估，以及新藥的誕生過程等，請參考其他章節內容。

3 解明藥物的目標分子與目標途徑

● 鑑定細胞死亡誘導劑ETB的目標分子——化學遺傳學

筆者的團隊在尋找、製造抗癌藥物的先導化合物時，從海底土壤中分離出了絲狀真菌*Fusarium*屬，並發現它能生產新型化合物「epolactaene」。研究過各種衍生物與相似化合物的結構活性後，我們成功開發出了ETB（epolactaene tertiary-butyl ester）。我們發現，ETB誘導細胞死亡（凋亡）的作用，與目標細胞的表型有關。我們需探索、確定細胞內的哪些蛋白質或生物分子，是ETB的目標分子。此時化學遺傳學的方法便派上了用場（圖3－9）。

我們以ETB結構活性關係之相關研究為基礎，設計並製造了用於尋找ETB目標分子的分子探針工具（生物素化ETB），並進行功能性蛋白質體學研究，以鑑定ETB的目標分子。最後確定，ETB在細胞內會與分子伴護蛋白Hsp60結合。

Hsp60蛋白屬於熱休克蛋白家族，主要位於粒線體，幫助各種蛋白質形成高級結構（摺疊）以發揮其正常功能（這種作用稱為伴護）。ETB可與Hsp60序列第四四二個胺基酸的半胱胺酸側鏈結合，抑制Hsp60的伴護活性。這表示ETB抑制各種癌細胞增殖的作用，可能源自於它抑制了Hsp60的功能。

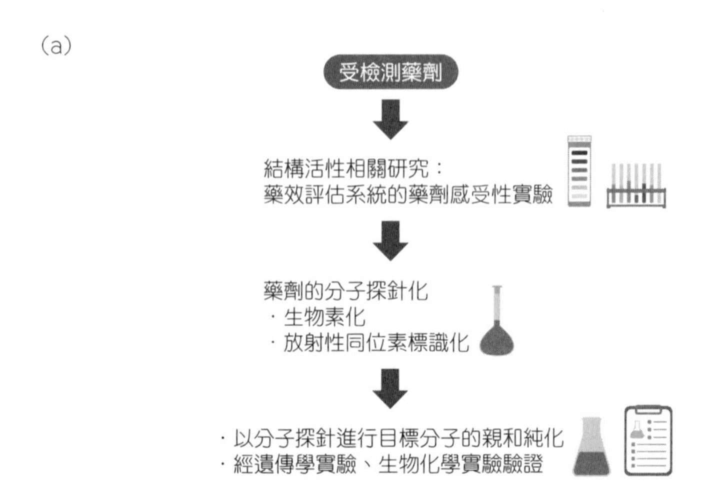

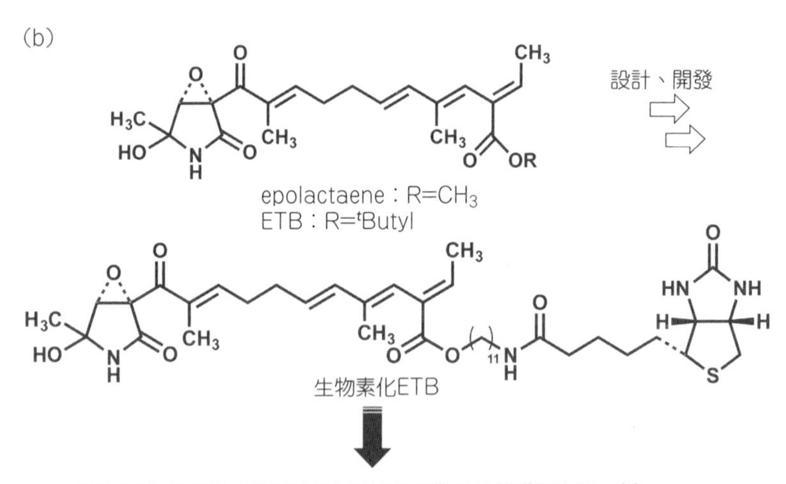

· 以生物素化ETB，確認ETB的目標分子為分子伴護蛋白Hsp60
· ETB可抑制Hsp60的功能，引導癌細胞走上死亡命運（細胞凋亡）

● 圖 3-9 利用化學遺傳學分析藥物作用機制的概要（a）與細胞死亡（凋亡）誘導劑ETB的目標分子分析（b）

（a）以藥效評價系統檢測藥劑，研究其結構與活性，並設計、製造藥物的分子探針。接著利用分子探針，進行目標分子的親和純化。最後，透過遺傳學與生物化學實驗，檢驗藥物的目標分子與目標路徑。
（b）細胞死亡（凋亡）誘導劑ETB的開發，並鑑定ETB的目標分子為Hsp60。

目前，ETB已做為研究用試劑（生物探針）在市場上銷售，用於研究Hsp60的作用。而在不久的將來，或許能以ETB的化學結構與藥理活性為線索，開發出新藥。

找出抗真菌藥物「theonellamide」的目標分子——化學基因體學

在先前提到的ETB中，為了研究其目標分子的結構活性，我們製作了帶有生物素基團的分子探針，並根據該生物素標識體與目標分子之間的物理交互作用，鑑定出目標分子。生物素與抗生物素蛋白有高親和性，由兩者構成的「生物素－抗生物素系統」可有效搜尋或鑑定活性化合物的目標分子與目標途徑。但如果目標分子的表現量少、形成的複合體不穩定，或者目標分子不是蛋白質時，鑑定工作將變得非常困難。此時，可考慮化學基因體學方法，譬如對突變酵母株進行全基因組的化學遺傳學篩選（圖3－10）。

海綿中含有環狀肽結構的theonellamide有強大的抗真菌活性。在發現這個分子的約二十年後，研究人員終於透過出芽酵母與分裂酵母的全基因組化學遺傳學篩選，鑑定出theonellamide會以細胞膜固醇為目標分子（圖3－10）。這是以親和性樹脂純化目標分子等傳統方法無法達到的研究成果，展現出了全基因組篩選的強大威力。

另外，從遺傳學實驗與生化實驗中可以得知，theonellamide可專一性識別細胞膜的固醇，並促進Rho1蛋白和Bgs1蛋白引起的1,3－β－葡聚糖的異常合成，使膜破損，發揮其抗真菌作用。

開發探索與鑑定藥物目標分子的系統

如前文所述，為了理解化合物的作用機制，鑑定與化合物直接互動的目標分子是相當重要的一環。但若化合物與目標分子的親和性較弱，或者生物體內的表現量極少時，鑑定過程會變得非常困難。為了克服這些缺陷，全球都在進行開發新的方法，設法以人工方式結合化合物與目標分子，以檢測出作用未知化合物的目

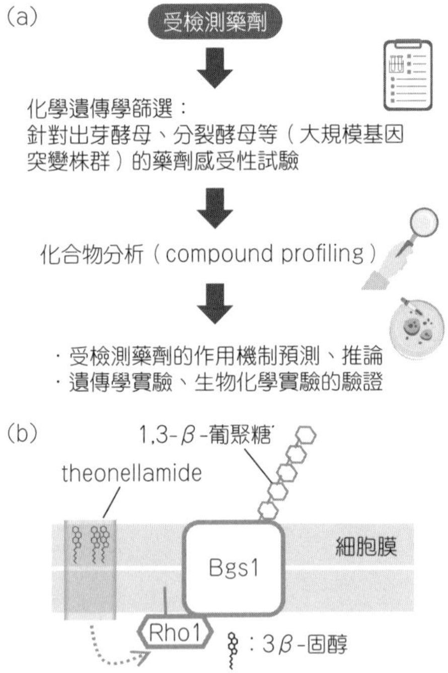

圖 3-10　透過化學基因體學分析藥物作用機制的概要（a），以及 theonellamide在分裂酵母中的作用機制（b）

（a）取受檢測藥物，對大規模基因突變株群進行全面性的藥物敏感性試驗，並由得到的大規模數據為化合物分類，預測目標分子與目標途徑，然後透過遺傳學實驗與生化實驗驗證。（b）theonellamide可與細胞膜固醇結合，並促進由Rho 1 蛋白和Bgs 1 蛋白引起的1,3-β-葡聚糖異常合成，進而發揮其抗真菌作用。

標分子。

在此背景下，筆者團隊試著研究5－磺醯基四唑（5-sulfonyl tetrazole）的化學反應性，成功建立了一個能迅速確定作用未知化合物的目標分子的系統（平台）。舉例來說，假設我們使用環孢素做為模型化合物，製作並使用分子探針，便可從人類白血病T細胞的細胞萃取液中，檢測到免疫抑制劑環孢素的目標分子——親環蛋白（圖3－11）。我們以關鍵官能基5－磺醯基四唑的名字，將此方法命名為5－SOxT探針法。期待未來能將其應用在搜尋各種化合物的目標分子。

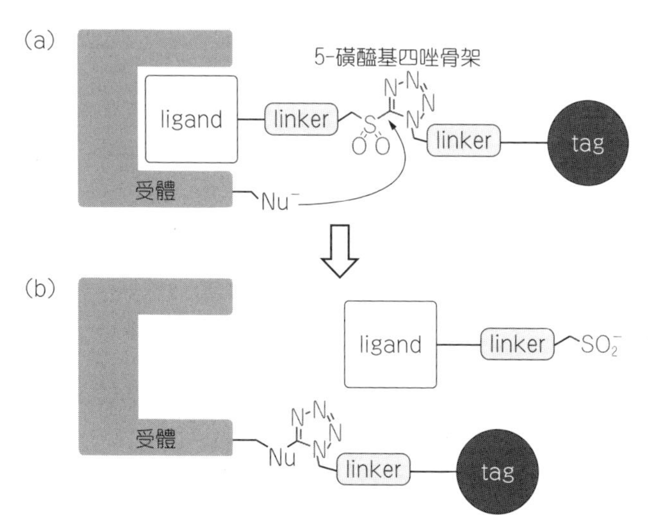

● 圖3-11　以5-SOxT探針探索與鑑定藥物目標分子

將作用未明的藥物（ligand），以linker接上含5-磺醯基四唑基與tag分子的分子探針，再使之與細胞萃取液反應，藥物的目標分子上的親核性反應基與5-磺醯基四唑基會發生反應，如此便可檢測與鑑定藥物的目標分子。

ligand：藥物，linker：連接部分，tag：檢測用的標識分子，受體：目標分子（蛋白質），Nu：目標分子（蛋白質）中的親核性反應基。

4 從「接受現狀」到「依想像進行」

迄今為止，我們介紹了用自然界中的天然物做為新藥先導化合物的魅力。不過近年來，分析生產新藥先導化合物之微生物體內的生物合成基因簇（生物合成酵素群），以進行化合物合成研究等研究方式也逐漸熱門了起來。此外，使用與基因表現調控有關之酵素（例如組蛋白去乙醯化酵素（HDAC）與DNA甲基化酵素等）的抑制劑，人為修改表觀遺傳（不改變DNA序列下的基因表現調控）以引導休眠基因的表現，以及透過共同培養不同的微生物來活化休眠基因，合成所需之化合物的相關研究，都在全速發展中。

這些方法論或許暗示著，未來我們人類或許可以利用酵素之類的自然力量，依照自己的需求，製造出擁有特定形態的化合物。

●利用生物合成基因簇製造新的化合物

圖3－12中說明了放線菌 *Saccharopolyspora erythraea* 生產紅黴素A的生物合成基因簇概要。每個模組內都有控制對應化學反應之蛋白質的基因，這些基因的讀取單位稱做卡匣。在確認到這些生物合成基因簇之後，就能透過基因工程技術，人為地靈活改造各模組中的基因，自由製造出目標化合物。

生產伊維菌素前體——阿維菌素的是放線菌 *Streptomyces avermitilis*。研究人員已經解明了阿維菌素的生物合成基因簇，非天然型相關化合物的製造研究也正活躍著。近年來，利用次世代定序技術的微生物群DNA分析技術已有很大的進步，為了開發新的有用化合物，研究人員正逐漸廣泛利用微生物與其他天然資源的DNA。

休眠基因的活化與新化合物的生產——化學表觀遺傳學

絲狀菌是真核生物，所以基因組有染色質結構，可透過表觀遺傳學的機制，如乙醯化、甲基化等方式調控基因。因此，研究人員可於培養基添加與這些基因表現調控相關之酵素

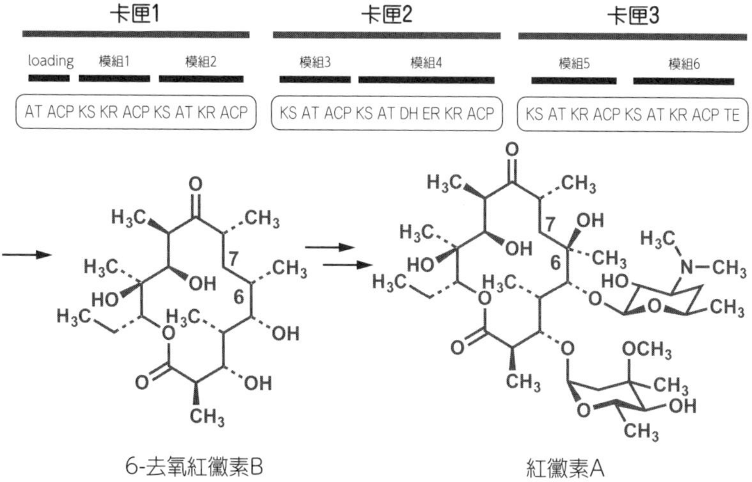

卡匣1　卡匣2　卡匣3
loading　模組1　模組2　模組3　模組4　模組5　模組6
AT ACP KS KR ACP KS AT KR ACP　KS AT ACP KS AT DH ER KR ACP　KS AT KR ACP KS AT KR ACP TE

6-去氧紅黴素B　紅黴素A

圖 3-12　紅黴素生合成遺傳基因群的概要

以丙醯輔酶A為起始物，從模組 1 到模組 6 ，逐步進行各個酵素反應，經中間體 6 -去氧紅黴素B後，可合成出紅黴素A。舉例來說，若破壞卡匣 2 中模組 4 的ER，便會使位置 6 、 7 的雙鍵不被還原而保留下來，得到不同的分子，這就是運用生物合成基因簇進行人工合成的例子。KS：β-酮醯-ACP合成酶，AT：醯轉移酶，DH：β-羥醯-ACP脫水酶，ER：烯醯-ACP還原酶，KR：β-酮醯-ACP還原酶，ACP：醯載體蛋白，TE：硫酯酶。

（如組蛋白去乙醯化酵素或DNA甲基化酵素）的抑制劑（表觀遺傳學調控劑），活化休眠基因，並嘗試製造各種新的化合物。

譬如組蛋白去乙醯化酵素抑制劑SAHA，與DNA甲基化抑制劑5－阿扎胞苷等，就是常用的表觀遺傳學調控劑（圖3－13）。

●休眠基因的活化與新化合物的生產——共同培養法與複合培養法

在自然界，例如於土壤中，各種微生物會共同生存於同一空間。生產天然物時，不一定要堅持純粹培養單一物種的微生物。將不同的微生物混合培養，嘗試製造新的天然物也是一個熱門的研究方向，實際上已有許多實例證明，共同培養可以生產出新的化合物。共同培養法因為是一對一的菌株組合，需花費大量的時間找出最佳條件，但複合培養法可彌補這個缺點。複合培養是在共同培養時固定一個菌株的培養方式，選擇該菌株的能力與特性，是成功的關鍵。

舉例來說，將含有黴菌酸的細菌與放線菌共同培養時，可活化放線菌的二次代謝，產生新的化合物如alchivemycin A與5aTHQs（筆者團隊的研

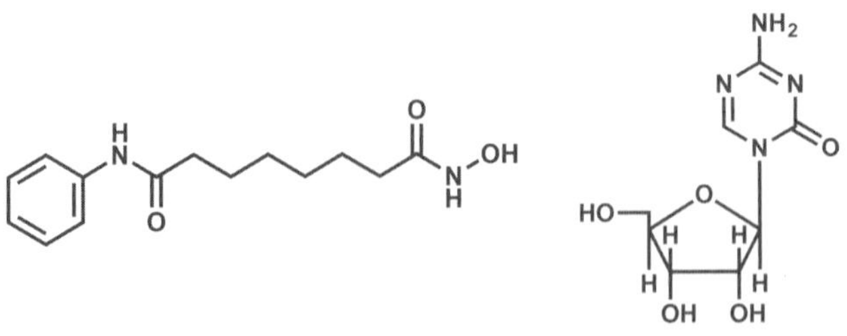

● 圖3-13　表觀遺傳學調控劑的化學結構

究）等（圖3－14）。此外，不論是共同培養還是複合培養，其中涉及的問題包括，各菌株之間是否需直接接觸、是否需透過某些化學物質交換訊息（化學交流）、休眠基因的活化機制等，都是科學上有趣的研究課題。

以上，我們介紹了新藥研發的初期階段，即先導化合物的尋找與研究、藥物目標分子與目標途徑的探索及鑑定的化學生物學研究，以及天然物資源在藥物研發中的重要性。你是否能夠體會到，獲得這些研究成果並非單純的偶然，只有充分準備的研究者，才能掌握這些「意外發現」呢？被世界遺產（古都京都的文化財）包圍的京都大學藥學研究所，研究的是各種天然物的化學生物學，不僅鞏固了藥物科學的基礎，也有望為人類的健康與福祉作出貢獻。

（文／掛谷秀昭）

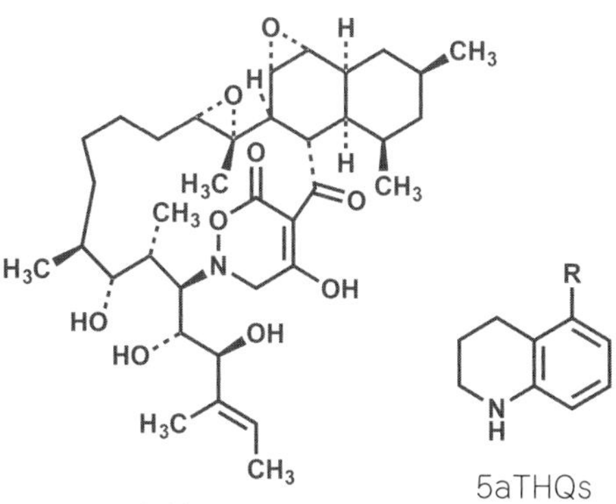

alchivemycin A

5aTHQs
（R為烴基）

圖3-14 透過複合培養發現之新化合物的化學結構

藥物的科學

4 觀測藥物目標蛋白質的結構——由形狀推斷功能

在第1章與第2章中，我們介紹了阿斯匹靈與抗組織胺藥物，它們作用的目標皆為酵素或受體等蛋白質。在藥物研發的研究中，了解蛋白質的性質與形狀是非常重要的事。

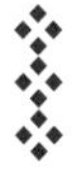

儘管都稱為蛋白質，每種蛋白質之間卻有著很大的差異。就像由相同金屬製成的剪刀與鎚子有著不同的立體結構（形狀），也有著完全不同的功能，蛋白質分子也會因其立體結構的差異，而有不同的作用。

藥物主要是對這些蛋白質產生作用，進而發揮藥效。因此，在確定欲開發藥物的目標蛋白質後，若想知道藥物可能的作用機制，以及哪些化合物可能成為候選藥物，確認目標蛋白質的立體結構就成了相當重要的事。

本章將解釋蛋白質如何形成立體結構，以及如何確認其立體結構。

1 蛋白質的立體結構

在了解疾病的機制，以及做為病因的蛋白質後，只要再找到該目標分子所對應的藥物分子即可。因此，藥物開發團隊為了製作出藥物，必須要詳細研究這些目標蛋白質，確定哪些分子可能成為候選藥物。

在此過程中，最重要的是了解目標蛋白質與該蛋白質和藥物候選化合物所形成之複合體的「結構」，特別是「立體結構」。立體結構或三維結構的概念聽起來可能有些難懂，但其實就是指「在可識別每個原子的解析度下，呈現出來的分子形狀」。有句諺語說「百聞不如一見」，研究目標蛋白質也是如此。

做研究時，若不知道蛋白質的立體結構，就如同閉著眼睛摸索目標。就像是在捕捉到某種動物後，只得到「皮膚粗糙、身體很大、頭上有個像長尾巴般的東西（？）、頭上還生有毛髮」的資訊。這並沒有描述到動物真正的本質，只會讓人覺得搔不到癢處。

然而，如果睜開眼睛看這個動物的形狀，就會馬上知道是「大象」。即使你不知道大象是什麼，也可以立刻看出大象的長鼻子（不是尾巴）結構、頭的位置與皮膚的特徵等外貌特徵。如果能看到立體結構，就可以預測目標蛋白質的哪個部分是什麼形狀、能與什麼大小何種性質的分子結合。同樣的，透過觀察實際化合物的結合狀態，也可以知道化合物之間是透過什麼樣的物理化學力量結合而成的。甚至我們可以說，得到分子的立體結構，勝過做一〇〇次實驗得到的結果。在研發藥物的研究過程中，知道分子形狀是件非常重要的事。

現在，我們已能相當精準地確認分子的立體結構，解析度甚至高到可以識別原子的形狀。氫原子的大小大約是一公分的一億分之一（1Å或〇．一奈米），由此可以理解立體結構的解析度有多高。

那麼，我們該如何觀察〇．一奈米的世界呢？若要精準確定這種分子或原子在微觀世界下的三維結構，最好的方法是X射線結晶結構分析。本章將解釋如何使用X射線結晶結構分析，確定目標蛋白質的結構。但在解釋「為什麼X射線結晶結構分析能觀察到蛋白質的立體結構」之前，我們會先簡單說明蛋白質這種分子是什麼，以及蛋白質如何形成立體結構。

2 蛋白質分子有什麼樣的結構

蛋白質不僅是構成身體的材料（結構蛋白質），還能加速體內的化學反應（有催化劑效果的酵素）、傳遞訊息（受體），包攬各式各樣的功能。這些功能由蛋白質的結構（立體形狀，以及形成該形狀的各個零件）決定。

蛋白質結構是由多個胺基酸透過肽鍵連結而成的鏈狀結構。如圖4－1所示，肽鍵是一種相對不易斷裂、性質穩定的化學鍵。胺基酸藉由肽鍵連結而成

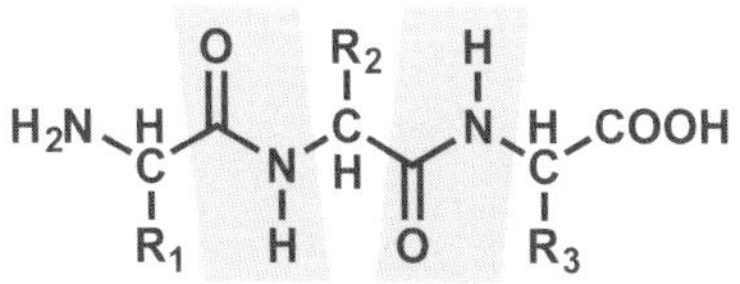

圖4-1　多肽的基本結構

由三個胺基酸構成的多肽。R_1、R_2、R_3為側鏈（不同種類的胺基酸，側鏈也不一樣）。陰影部分為肽鍵。

的鏈狀化合物叫做多肽，當多肽的分子量在幾萬以上時，便稱做蛋白質。蛋白質多由一〇〇個以上的胺基酸連接而成。

多肽鏈為蛋白質的主鏈，從主鏈突出的部分則稱做側鏈。各個胺基酸在主鏈的原子種類、排列皆相同；側鏈的結構則會隨著胺基酸的種類而有所差異，有的側鏈為酸性、有的為鹼性、有的是親水性（易溶於水）、有的是疏水性（與水互斥）、有的大、有的小等等。這些特性為蛋白質提供了豐富的物理和化學性質。

構成蛋白質的胺基酸有二十種（圖4－2），因而排列組合的種類數相當龐大。鏈狀（繩狀）的多肽經折疊後可形成多種立體形狀（三維結構），展現出各種不同的功能。

蛋白質的三維結構可分為一級結構到四級結構等多個層次（圖4－3）。一級結構指的是胺基酸的排列順序，即胺基酸序列。每個蛋白質都有其獨特的胺基酸序列。由於一維是直線，所以胺基酸的序列就是蛋白質的一級結構。這個胺基酸序列就記錄在DNA上。

往上一個層次為二級結構。在蛋白質分子內部，含肽鍵之主鏈的原子間會產生交互作用，這些交互作用（尤其是氫鍵）形塑出了蛋白質的特定形狀，這就是二級結構。氫鍵是指與氫原子相連之氮、氧等高極性原子，與其他氫原子之間的交互作用。氫鍵並非直接的化學鍵結（共價鍵）。水的沸點比酒精等物質高得多，這是因為水分子之間靠氫鍵聚集在一起。氫鍵是蛋白質形成二級結構，以及DNA形成雙螺旋結構時，不可或缺的交互作用。

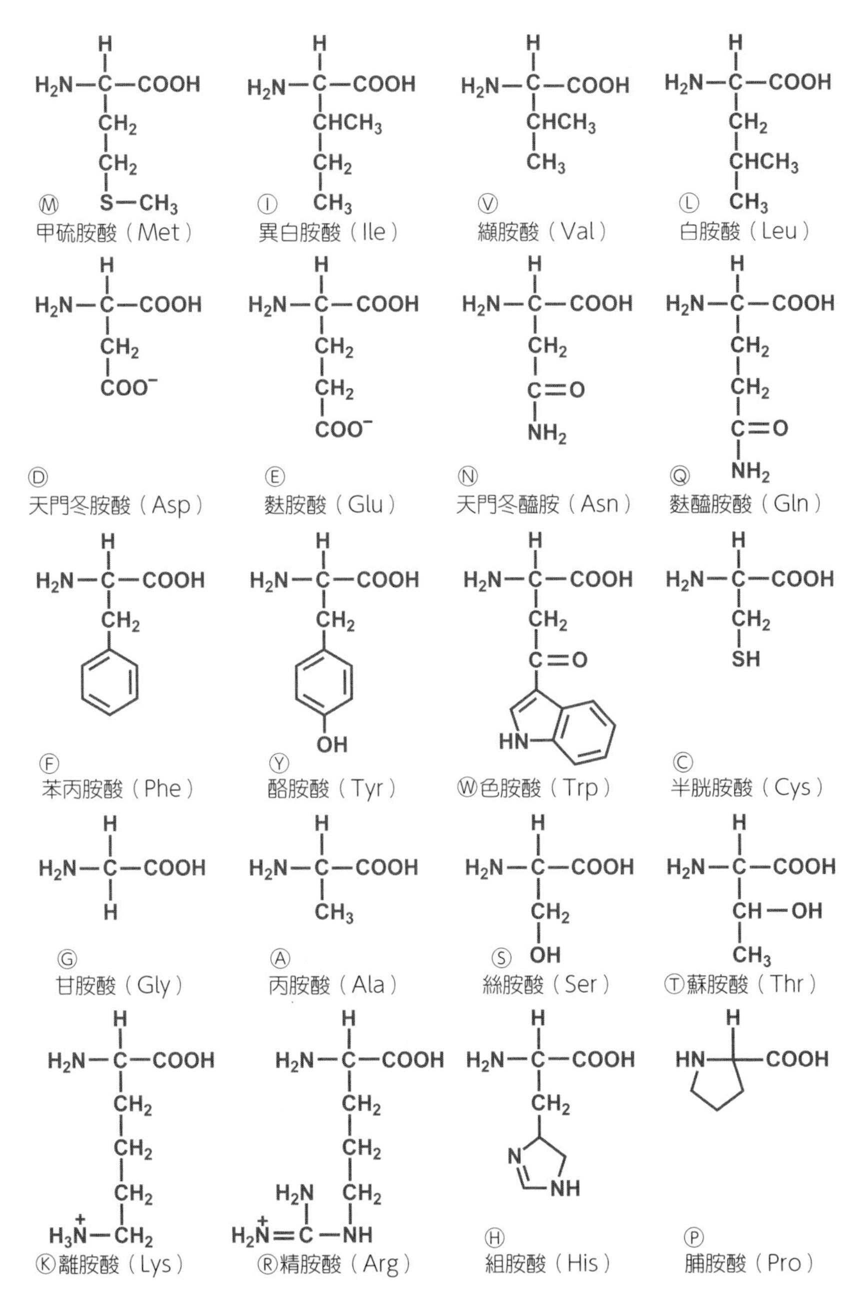

圖 4-2　胺基酸結構一覽（○內為單字母縮寫）

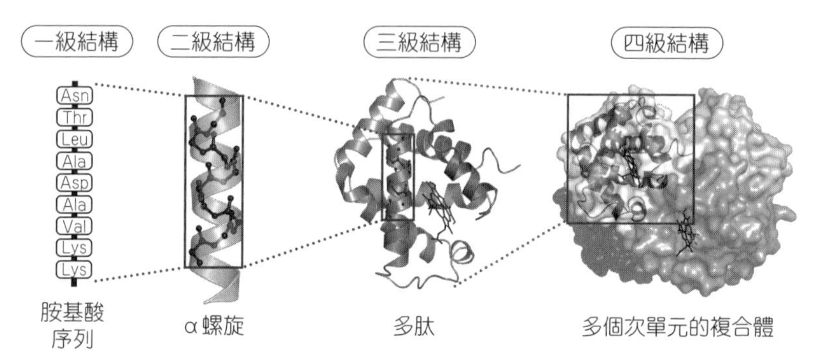

圖 4 - 3　蛋白質結構的層次分類

圖中以運輸氧氣的蛋白質——血紅素為例，列出了血紅素各級的立體結構。

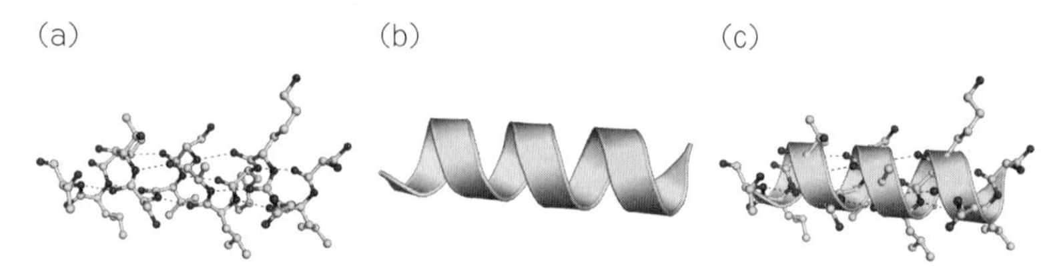

圖 4 - 4　α螺旋示意圖

（a）用圓球表示原子，用長棒表示共價鍵的示意圖，以虛線表示胺基與羰基的氫鍵。（b）以緞帶表示肽鏈主鏈。（c）這是將（a）與（b）重疊顯示的圖。

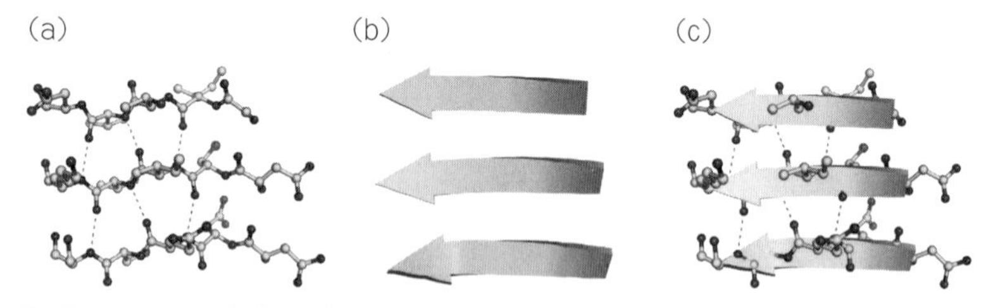

圖 4 - 5　β摺板示意圖

（a）用圓球表示原子，用長棒表示共價鍵的示意圖，以虛線表示胺基與羰基的氫鍵。（b）以箭頭表示肽鏈主鏈。（c）這是將（a）與（b）重疊顯示的圖。

二級結構可分為α螺旋與β摺板。某個（x號）胺基酸肽鍵的羰基（－C＝O），與後四個（x＋4號）胺基酸肽鍵的醯胺基（－N－H）可形成氫鍵，這些氫鍵會使肽鏈形成α螺旋結構（圖4－4）。

另一方面，一條長直肽鏈上的醯胺基，會與相鄰長直肽鏈的羰基形成氫鍵，進而形成一片平板狀結構，這就是β摺板（圖4－5）。

若把蛋白質比做住宅，那麼α螺旋就像柱子，β摺板就像牆壁。也就是說，二級結構是形成三維結構（立體結構）時的重要架構。其他的二級結構還包括一種不固定的形狀，稱為環；以及由多肽主鏈反摺形成的部分，稱為迴轉。

再往上一個層次是三級結構。三級結構是將二級結構當做零件組合而成的結構。二級結構的形成涉及多肽主鏈內部的交互作用，三級結構則主要受到側鏈間交互作用的影響。

接著，再往上則是多條多肽鏈組合成的複合體，也就是四級結構。在三級結構以前，談的都是一條多肽鏈的情況。但蛋白質可能是由多條肽鏈（每一條多肽鏈為一個次單元）組合形成一個複合體分子。舉例來說，紅血球中負責運送氧氣的蛋白質——血紅素由四個次單元組成（參考圖4－3）。換言之，一個血紅素分子由四條多肽鏈組合而成，可高效率地與氧結合或者釋放氧氣。這種複合體就叫做四級結構。與三級結構類似，形成四級結構時，胺基酸側鏈之間的交互作用也非常重要。

接著要介紹的是蛋白質的立體結構表示方法，如圖4－6所示。這裡同樣以圖4－3提到的「血紅素」為

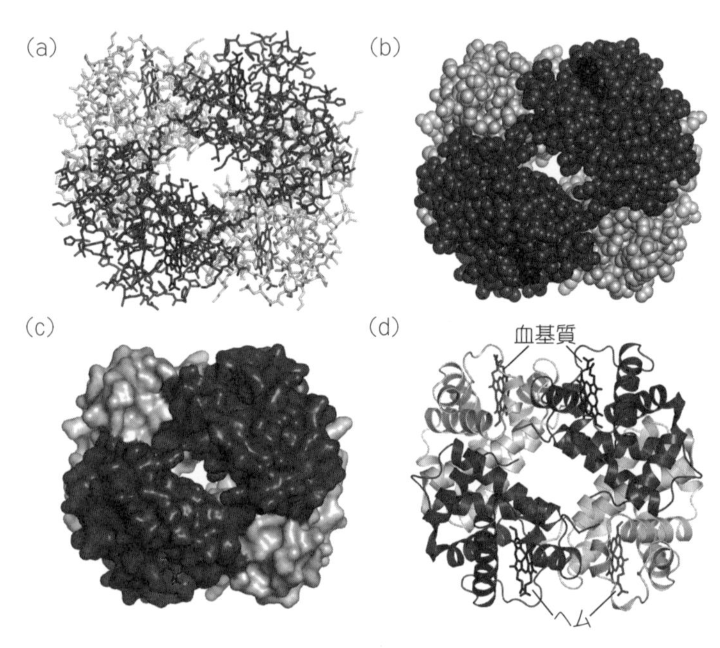

圖 4-6　蛋白質立體結構的表示方法

各圖中，α 次單元以深灰色表示，β 次單元以淺灰色表示。

例。血紅素是血液紅血球中的蛋白質，負責運輸氧氣。血液之所以是紅色，就是因為血紅素中有含鐵色素「血基質」。

(a)為血紅素分子的「線狀模型」，模型中用線連接每個原子。血紅素由四個次單元組成（兩個 α 次單元與兩個 β 次單元），α 次單元以深灰色表示，β 次單元以淺灰色表示。這種模型很適合用於解釋每個原子之間如何連接。

(b)為「CPK模型」，每個原子依其原子半徑，表示成大小不同的球。這種模型方便人們理解由許多原子構成之蛋白質分子的實際形狀。不過，無法清楚了解原子之間的連接情況。

(c)為「分子表面圖」，這種模型方便人

們理解分子的表面凹凸情況。與(b)相比，更容易感受到分子立體感。(d)是之前提到二級結構時描述的「絲帶模型」。血紅素是只由α螺旋構成的蛋白質，不含β摺板，所以圖中不會看到箭頭。

每種表示方法都有其優缺點，選擇哪一種表示方法，取決於想要展示的內容。

3 蛋白質的立體結構決定了其功能

前面我們提到，蛋白質的功能取決於其立體結構。也就是說，如果立體結構相似，那麼這些蛋白質（酵素或受體）很可能就有著相同功能。因為DNA記錄的資訊僅包含胺基酸序列（蛋白質的一級結構），所以一旦胺基酸序列確定，立體結構也會同時會確定下來。事實上，如果兩個蛋白質的胺基酸序列有三十％以上相同，這兩個蛋白質就有相似的立體結構。

不過，即使胺基酸序列大不相同，有時也會有著相似的立體結構。這是為什麼呢？若考慮到蛋白質分子演化時，就不難理解這點了。

假設有一種原始蛋白質具有某種酵素功能，即某種化學反應的催化劑。而記錄該蛋白質基因資訊的DNA中，核苷酸序列可能會在演化過程中隨機突變。如果這種突變破壞了立體結構，那麼這些基因資訊就不會傳遞給下一代。因為，如果立體結構遭破壞，這種蛋白質就不能發揮酵素功能，使得該序列失去意義。

但如果蛋白質的立體結構沒有被破壞，相關基因資訊就會被傳遞給下一代。因此，即使胺基酸的序列略有不同，仍可能產生有相同立體結構的蛋白質。另外，經過突變之後，即使該蛋白質仍保有催化劑的功能，對反應基質（化合物）的選擇性卻可能出現變化。這些變化逐漸累積之後，經演化選擇，只有效率較高的立體結構會被留下，這就是為什麼酵素會演化，為的是更有效率地進行類似反應。

舉例來說，澱粉的水解酵素有很多種，用於切割澱粉中不同的特定結構。這些酵素的胺基酸序列可能有不小的差異，立體結構卻很相似，且都有共同的立體結構框架。要了解蛋白質的功能，最好的方法是觀察其立體結構。

現在要檢查DNA核酸鹼基序列的相似性，已是相當簡單的事。因此，檢查該基因的DNA序列，可以輕鬆得知蛋白質的胺基酸序列。當我們想推測某種未知蛋白質的功能時，只需檢查該蛋白質的胺基酸序列，再比對數據庫中大量已被研究過之蛋白質就可以了。換言之，如果我們發現未知蛋白質與某種已知功能之蛋白質的胺基酸序列相似，就可以推測出該未知蛋白質的功能。當然，如果找到的相似序列蛋白質功能未知，我們就束手無策了。即使序列相似，如果雙方功能都是未知，便無從下手。

但正如前文所述，如果我們知道未知蛋白質的立體結構，只要比較它與已知功能蛋白質的立體結構是否相似，就有可能推測出未知蛋白質的功能。日本曾進行一個國家級計畫，全面分析蛋白質的立體結構（蛋白質三〇〇〇計畫，二〇〇二～二〇〇六年），便是以此為目的。

想必大家已經理解到，蛋白質不僅是一種營養素，更是身體的重要組成部分。那麼，接下來要討論的是觀察原子世界的方法——X射線結晶結構分析。

4 由X射線分析結晶結構，以觀測原子的位置

X射線結晶結構分析的原理與光學顯微鏡的觀察方法非常相似（圖4－7）。在光學顯微鏡中，我們以可見光照射觀察對象，再用物鏡收集、放大可見光，接著透過目鏡進一步放大，我們才能看到微小物體。而在X射線結晶結構分析中，則是以X射線照向欲觀察的對象結晶。然後結晶會散射X射線，接著就像光學顯微鏡一樣，只需用透鏡收集散射的X射線即可，但可惜的是，我們做不出能收集X射線的透鏡。

因此，我們會直接使用偵測器捕捉散射的X射線，也就是分子的X射線繞射影像。然後用電腦計算，就像透鏡的放大功能一樣，將其轉換成分子的放大圖像。

但這不代表我們能直接看到分子。放大輸出後得到的是構成分子的各原子之電子機率性分布情況，即電子密度。簡單來說，你會看到像是等高線圖的東西，標示出電子聚集很多的地方，以及幾乎沒有電子聚集的地方（圖4－8左）。電子密度高的地方可以視為有原子存在的位置。因此，我們可以根據電子密度，將各個原子

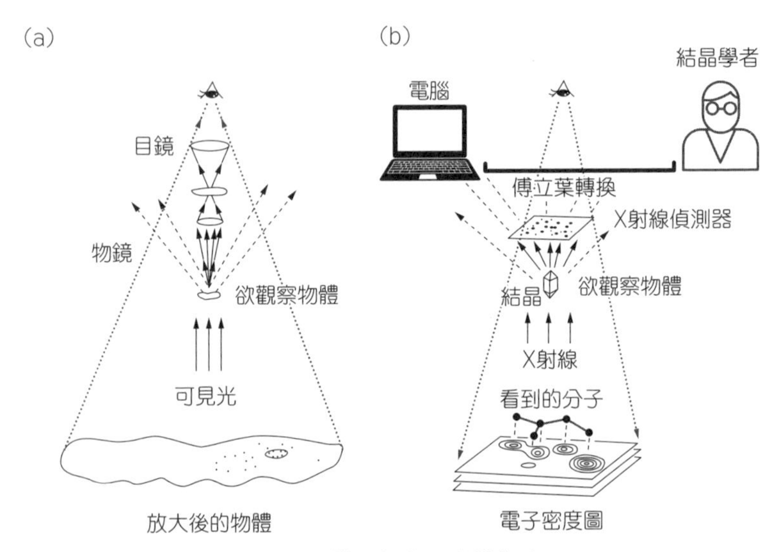

● 圖 4 - 7　比較X射線結晶結構分析與顯微鏡觀察

修改自J. P. Glusker, M. Lewis, M. Rossi “Crystal Structure Analysis for Chemists and Biologists,” VCH Publishers（1994）。

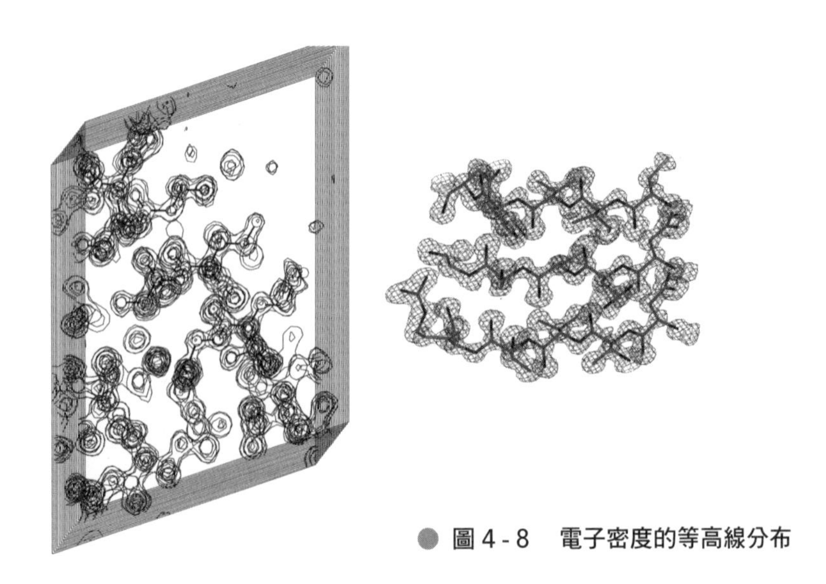

● 圖 4 - 8　電子密度的等高線分布

放置在適當位置，就能看到分子形狀（圖4－8右）。電子密度圖與天氣圖非常相似。在天氣圖中，以等壓線圖表示氣壓高低。原子的位置，就相當於天氣圖的高氣壓中心。

這個「相當於透鏡的計算過程」稱為傅立葉轉換，常見於物理學。那麼，為什麼要使用X射線呢？X射線與可見光在物理學上都屬於電磁波，但X射線的波長遠比可見光短。波長的長度會影響到呈現圖像的精細度（解析度）。

一般的光學顯微鏡解析度最高也只有〇．二微米（一萬分之二毫米），故看不到比這個長度更短的細微結構。解析度由使用的電磁波波長決定，如果使用波長更短的電磁波，就可以將物體放大得更大。

所以，我們可以用X射線取代可見光。可見光的波長大約是五〇〇奈米（〇．五微米），而X射線的波長則是〇．一五奈米（一．五Å），正好是氫原子的大小。因為波長相當於原子大小，故可用來測量原子的狀態。提到X射線，很多人可能會想到X光片的物質穿透性。事實上，X射線之所以有這種高穿透性，就是因為它的波長很短。

X射線結晶分析還有另一個特點，那就是會用到結晶。結晶是分子在三維空間中整齊排列出來的樣子。即使只對一個分子照射X射線，也會產生X射線的散射，但這樣的訊號很弱，很難進行精確觀測。但如果對結晶照射X射線，規律排列的分子便會產生很大的散射訊號，使偵測器能準確捕捉到這些訊號並呈現出清晰的結果。分子排列的規律性愈高，就能得到愈精細的訊號，換言之，可以得到解析度愈高的三維結構。

分析蛋白質結晶時，如果有約三Å的解析度，就可以掌握蛋白質分子的主鏈位置（圖4－9）。若有二Å的解析度，就可以看到蛋白質詳細的側鏈形狀。如果達到超過一Å的解析度，甚至有可能直接看到最小的原子，也就是氫原子。在筆者的研究室裡，我們正在努力進一步提高解析度，挑戰能看到的極限。

5 職人絕技！製作分析用的結晶

X射線結晶結構分析的步驟如圖4－10所示。首先，直接從生物體中取出目標蛋白質，或者利用大腸桿菌等細菌表現其基因資訊（依據基因的指示製造蛋白質），製造大量結晶所需的蛋白質，並去除所有非目標蛋白質，徹底純化。結晶時需要大量（數毫克至數百毫克）的純粹蛋白質。

舉例來說，假設目標蛋白質占所有細胞蛋白質的〇．五％。那麼要獲得十毫克目標蛋白質，就需要兩克的細胞蛋白質。然而，純化的產率最高也只有約十％，所以你可能需要十倍的分量——二十克的細胞蛋白質才行。而要獲得二十克的細胞蛋白質，將需要質量為其十倍，即二〇〇克的細胞。為了萃取這些細胞，則需要數

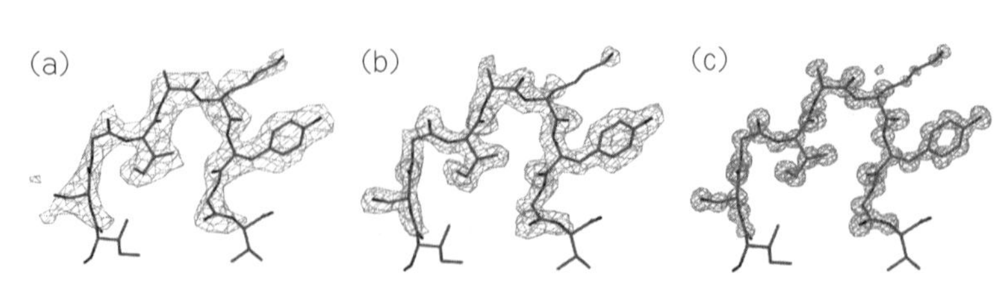

圖4-9　比較X射線結晶解析的解析度與得到的電子密度圖

（a）3.0Å解析度、（b）2.0Å解析度、（c）1.0Å解析度。

倍以上的材料。由此可以看出，這是一項艱鉅的任務。如今，我們以能用大腸桿菌來表現基因，即使細胞內僅有微量的目標蛋白質，也可以透過大腸桿菌大量製造。

純化完蛋白質後，接著要將得到的蛋白質結晶化。結晶化過程中，需製造高濃度（約十毫克／毫升）的蛋白質溶液，並緩緩加入「沉澱劑」。沉澱劑比蛋白質更易溶於水（緩衝液），因此當沉澱劑溶於水時，會讓蛋白質的溶解度下降。

於是，無法繼續溶解於水中的蛋白質逐漸析出成結晶。如果蛋白質能於此時形成所謂的「結晶核」，即在三維空間中的規則排列的分子，那麼蛋白質就能夠成長為結晶。但如果結晶核形成失敗，則會得到不規則塊狀物的凝集體。

① 製備用於結晶的蛋白質
② 結晶化
③ X射線繞射測定
④ 以傅立葉轉換製作電子密度圖
⑤ 將分子模型配置到電子密度圖
⑥ 分析所得的分子模型

圖4-10　目標蛋白質的X射線結晶分析步驟

不同的蛋白質結晶，需要的沉澱劑也不一樣。也就是說，製造蛋白質結晶的工作，其實可以說是尋找結晶化溶液的組成條件。有時可能需要嘗試數萬種條件，包括緩衝液組成、pH值、溫度、沉澱劑的類型的組合等等，故需要高效率地篩選條件。

實驗中使用的結晶大小約為〇．一到一．〇毫米，這樣的大小最方便操作（圖4－11）。與食鹽等物質不同，蛋白質的結晶中約有一半的體積是溶劑，所以它有著如豆腐或果凍般柔軟而脆弱的特性。另一方面，由於含有大量溶劑，即使在結晶狀態，蛋白質的結構也與溶液狀態相似，可以說其立體結構與生物體內的狀態相

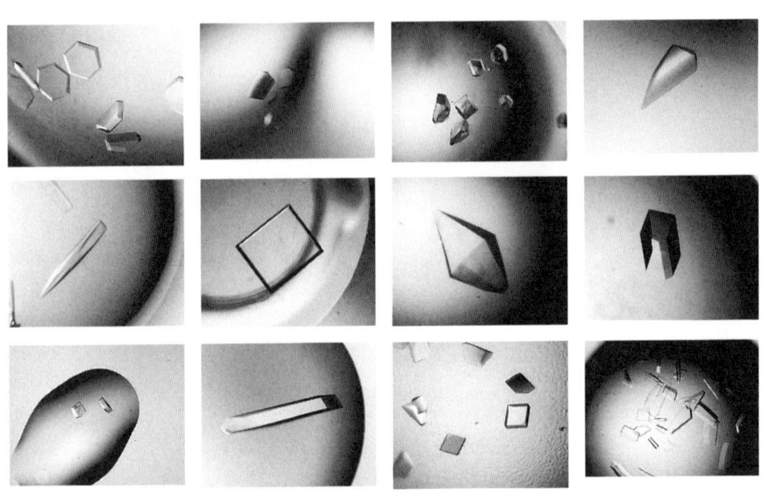

圖 4-11　蛋白質結晶的照片

同。相對的，低分子化合物的溶液狀態與結晶狀態的立體結構可能差異頗大。

實際上，製作結晶的過程是X射線結晶結構分析的最大障礙。一旦形成結晶，之後就沒有太大問題了，因為之後的X射線分析只要用既有的設備，照著既定的方法操作即可。因此，在確認易結晶物質的立體結構時，大學生或研究生這種初學者，效率可能完全比不上有博士後研究員經驗的人。因為初學者在學習解析方法的同時，也在嘗試錯誤，即使已經形成結晶，從開始到分析結束，可能需要超過一年的時間。但對於經驗豐富的研究者來說，只需對不同結晶進行相同的操作即可。如果是技術嫻熟的研究者，可能不到一個月就可以完成分析。

相對的，在處理難以結晶的蛋白質時，初學者和熟練者之間的差距就沒那麼明顯了。當熟練者正苦惱於如何製作結晶時，初學者可以靜下心來深入學習結晶學。而且初學者可能會靈機一動，突然製作出驚人的結晶。這表示，只要勇於挑戰前人未涉足的難題，即使是初學者也有發現重要事物的機會。

成功製造出結晶後，需確認結晶是否製作成功，並以X射線照射，拍攝X射線繞射圖像。如果結晶品質很好，就會以X射線從各個方向照射結晶，測量所有X射線繞射出來的點的光強度。

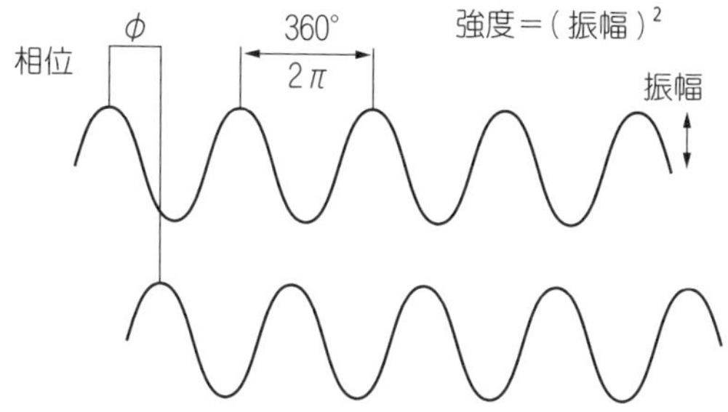

相位 ϕ　360°　2π　強度＝（振幅）^{2}　振幅

$$W = A\cos[(2\pi x/\lambda) + \phi]$$

圖 4-12　以數學表示波

振幅A：波的高度，波長λ：從一個波峰到下一個波峰的距離，相位ϕ：與基礎波的偏移量。

再來我們會利用傅立葉轉換進行「相當於透鏡的計算工作」，但這裡會產生一個問題，那就是X射線繞射結果可以顯示出X射線這種光波的振幅，卻無法得知光波何時抵達。

考慮一個如圖4－12中的波。描述波的特徵時需要兩項資訊，即波的高度（振幅），以及波頂在哪裡（稱為相位）。我們可以用三角函數來描述波。其中A是振幅，ϕ是相位。X射線偵測器可以知道一定時間內偵測器偵測到的X射線量。這是X射線繞射的強度，其絕對值的平方根就是振幅。但在測量時，只能測到波的強度，波頂的位置——相位的資訊則會遺失。這被稱為「相位問題」，是X射線結晶分析中，分析結構時的最大問題。

到了一九五〇年代末期，劍橋大學的佩魯茨（Max Ferdinand

Perutz）解決了在蛋白質結晶分析工作中遇到的這個問題，他開發出了重金屬多種同型取代（Multiple Isomorphous Replacement，MIR）法。佩魯茨成功用這種方法分析出血紅素的立體結構，並因此獲得諾貝爾化學獎。只要知道相位，再進行傅立葉轉換，就可以得到蛋白質結構。隨著電腦技術的發展，即使是巨大的蛋白質，也能夠用現在的個人電腦計算出結構。

透過傅立葉轉換得到電子密度圖後，就能根據胺基酸序列配置分子模型。得到分子模型後，可進一步分析其結構的形成方式，並考慮其他實驗結果，探討結構與功能間的關聯。

6 位於深山中的最前線基地SPring-8

傳統上，人們都承認X射線在分析結晶結構時，有很強大的能力，但執行上卻被認為是非常耗時而麻煩的方法。不過，隨著基因工程與電腦技術的進步，以及同步輻射的使用，X射線結晶結構分析的適用範圍與分析速度正在驚人發展中。尤其是到了一九九〇年代，第三代同步輻射設施的落成，使研究人員可以使用能量更高的X射線。

在日本兵庫縣和岡山縣的交界附近（西播磨地區），有個名為SPring-8的大型同步輻射設施（圖4－13）。這是全世界共三處的第三代放射線設施之一，能夠產生世界最高能量的同步輻射光。當你在山陽新幹線

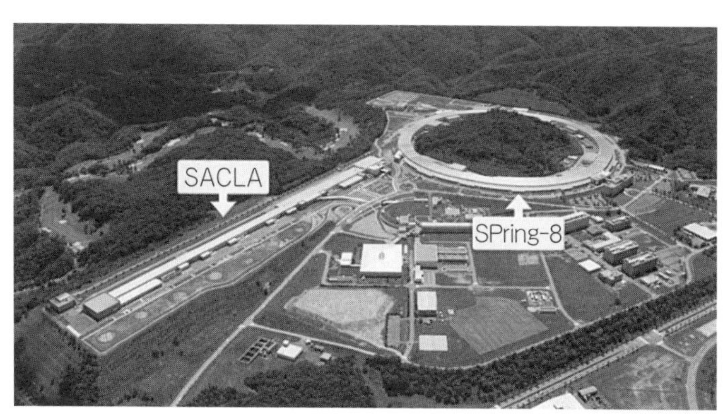

圖4-13　日本的大型同步輻射設施SPring-8，以及X射線自由電子雷射設施SACLA　©RIKEN

上的相生站下車，轉乘前往SPring-8的巴士後，該巴士將會沿著少有車輛經過的鄉村道路前往山區。當巴士進入一段黑暗的隧道時，你可能會懷疑「這麼偏遠的山區真的有先進的研究所嗎？」正當這種不安達到最高點時，巴士突然駛出隧道，視野變得遼闊，兵庫縣立大學校區出現在眼前。不知不覺間，原先的鄉村道路已變成了像高速公路般的道路。再往前一段距離，你會看到一大片經過整理的廣大工業區。而在高速公路的一個大彎道，可以看到一座近未來感的建築屹立其中，就像怪獸電影中出現的防衛隊基地一樣。

如其外觀所示，SPring-8確實是為了保護人類免於疾病威脅的研究開發最前線。在SPring-8，來自日本乃至全世界的研究員齊聚一堂，以捕捉藥物目標蛋白的形狀為目標，日以繼夜地做研究。

所謂的同步輻射，指的是在被加速到接近光速的電子（或正電子）沿著名為儲存環的真空圓周前進時，從圓周切線方向釋放

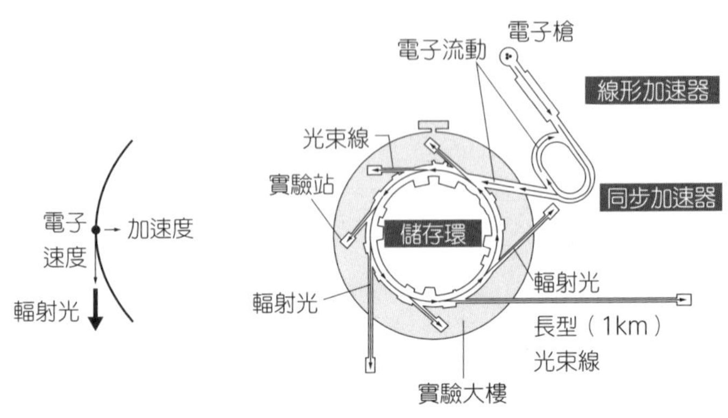

圖 4-14　同步輻射光的生成原理與示意圖

參考http://www.spring8.or.jp/ja/about_us/whats_sr/generation_sr/繪製。

出來的電磁波（圖4－14）。以SPring-8為例，其儲存環的周長約為一．四公里，外觀看來就像為山頭戴上了一頂皇冠一樣。

若以該大型儲存環得到的高亮度同步輻射做為X射線來源，可大大縮短需要的測量時間。在實驗室裡，原本每拍攝1張照片需要數十分鐘才能完成，現在只要幾秒。因此，收集數據的時間從過去的數天或一週，縮短到數十分鐘就可以完成。

不僅如此，同步輻射的波長可改變，故可往蛋白質結晶照射各種波長的X射線。也因此，產生了多波長非尋常散射（multi-wavelength anomalous diffraction，簡稱MAD）的新方法。這種革命性的技術，只需一個結晶就能分析其立體結構。因此，一旦找到新的目標蛋白質並成功結晶化，就能馬上分析出其立體結構。在藥物設計方面，立體結構的分析可以說是愈來愈方便了。

世界各地的研究員都會到這裡使用同步輻射設施，往返旅程相當耗時。因此相關單位近年來也在推動實驗自動化。只要是不需特殊操作的標準實驗，研究員就可以透過宅急便發送結晶，並透過網路遠端操作來進行X射線繞射實驗。實驗完成後，便可馬上用網路發送結果。

7 捕捉原子或分子的瞬間運動——X射線自由電子雷射

目前，能量比SPring-8的同步輻射強十億倍的X射線自由電子雷射設施SACLA，已於SPring-8旁落成（圖4－13）。SACLA不僅亮度非常高，還能發出照射時長為十飛秒（一〇〇兆分之一秒）的X射線脈衝。因此，使用SACLA可以測量到微米大小的結晶。

當SACLA的超強力X射線撞擊到微小結晶時，會破壞結晶。但X射線的繞射速度與脈衝時長相同，都是飛秒級，結晶的破壞速度卻是遲至奈秒級。這表示，在結晶被破壞之前，就能蒐集到數據（圖4－15），雖然聽起來有些不可思議。另外，若能在結晶中引起化學反應，因為脈衝時長為飛秒級，故可進行飛秒級的高速測量，譬如時間分段測量。如此一來，繪製化學反應動畫將變得十分簡單。

在歐美，研究人員正嘗試製造比SACLA亮度更高的X射線自由電子雷射。因為他們希望在測量時可以只用單一分子，不需要製造結晶，這在理論上不是問題。或許在二十一世紀結束之前，就能在不使用結晶，僅用單一分子的情況下，分析出蛋白質的結構。

8 未被開拓的新領域——膜蛋白的結構研究

細胞以生物膜區隔內外，真核生物也會在細胞內部以膜區隔出許多胞器。胞器包括粒線體、高基氏體、過氧化體等。另外，植物細胞內還有葉綠體。這些胞器肩負著生產能量的呼吸、蛋白質的運輸與修飾、脂肪酸的代謝、光合作用等重要功能。

生物膜不只是層脂質構成的膜。除了隔開液態物質外，生物膜還有一些特殊功能，譬如允許特定物質通過、感知外部資訊等，嵌入膜中的膜蛋白便與這些功能有關。有些膜蛋白也與藥物作用有關，譬如參與藥物吸收及排泄的ABC（ATP binding cassette）轉運蛋白，以及藥物作用受體代表G蛋白偶聯受體（GPCR）。圖4－16列出了GPCR的代表——

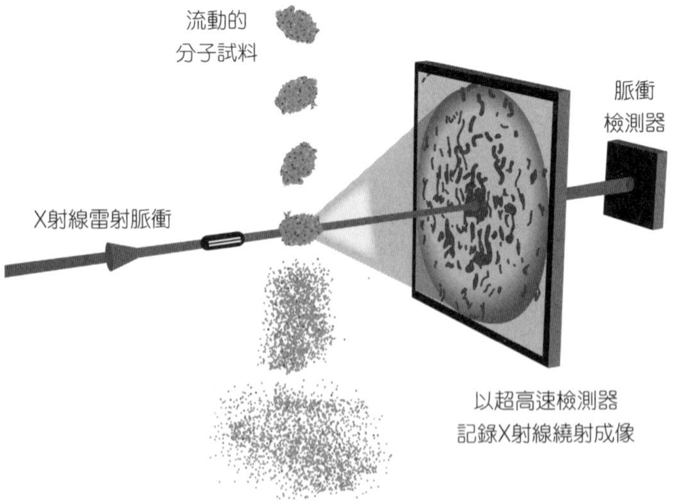

圖4-15　以X射線自由電子雷射進行破壞前繞射測定的示意圖

參考K. J. Gaffney, H. N. Chapman, *Science*, **316**, 1444（2007）繪製。

腎上腺素受體與G蛋白複合體的立體結構。在確認了此立體結構後，GPCR的研究便成了重要貢獻，並於二〇一二年獲得諾貝爾化學獎。另一方面，筆者主要研究的是從立體結構中說明ABC轉運蛋白的機制。圖4－17列出了由筆者首次解出，能將多種化合物排出至細胞外之ABC多劑排出轉運蛋白的晶體結構。

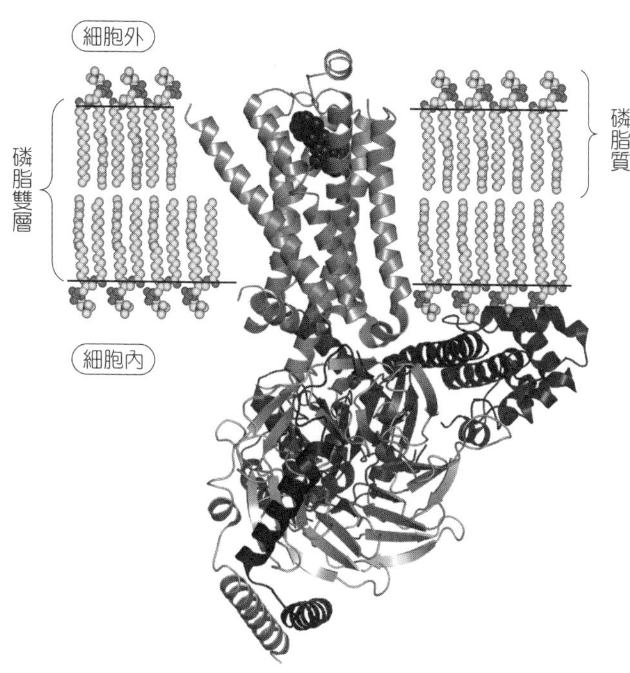

圖4-16 膜蛋白質的例子

Kobilka等人解出的腎上腺素受體與G蛋白之複合體的立體結構示意圖。參考*Nature*, **477**, 549（2011）。Kobilka因這項成果，與Lefkowitz共同獲得了2012年度的諾貝爾化學獎。

在最近的三十年內，膜蛋白的立體結構分析共獲得了四次諾貝爾獎（包括光合作用活性中心、ATP合成酶、離子通道、GPCR，均為化學獎）。從此可以看出這項研究的重要性與高難度。

蛋白質的立體結構資訊已上傳到全世界的人都能造訪的蛋白質資料庫（Protein Data Bank，簡稱PDB）。截至二〇一七年二月二〇日，網站已蒐集了一二六八〇九個蛋白質立體結構。其中，膜蛋白只有二一六三個，這還包括了相同蛋白質的重複結構，若扣除重複結構，則只剩下六七七種。所有蛋白質中，約有三分之一為膜蛋白。這表示，我們目前只知道極少數的膜蛋白質立體結構。

那麼，為什麼膜蛋白結構的研究如此困難呢？因為膜蛋白質的分離與純化非常困難，難以獲得進行結晶所需的樣本，所以幾乎沒有人進行相關研究。此外，分離出來的膜蛋白相當不穩定，立體結構可能在結晶化前就被破壞，成了一大問題。再來，由於研究案例極少，研究人員可能會因為擔心風險而避免深入。但反過來說，只要採用適當策略，任何人都有機會突然發現新事物或新方法，這確實值得被稱為是研究的前線。

（文／加藤博章）

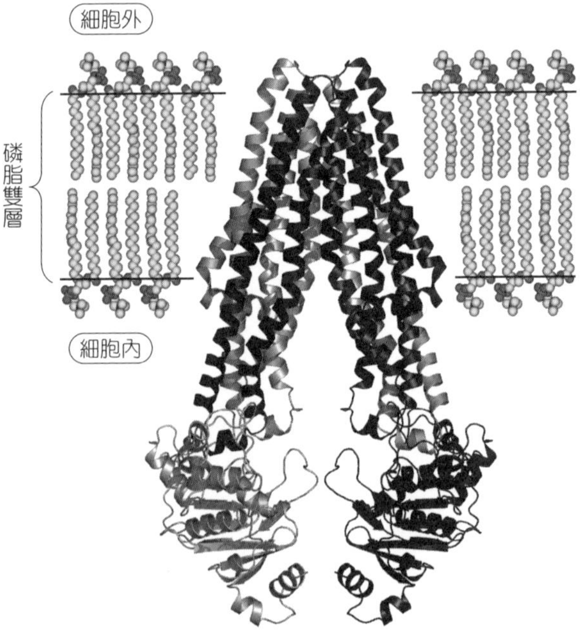

細胞外
磷脂雙層
細胞內

圖 4-17　膜蛋白的一個例子

由筆者等人解出，以ATP驅動之ABC多劑排出轉運蛋白的結構示意圖。參考*Proc. Natl. Acad. Sci. USA,* **111**, 4049（2014）。

5 如何設計藥物——製作設計圖與尋找分子的方法

隨著逐漸了解各種蛋白質的形狀與功能，現在我們已可預測「哪種化合物可以有效發揮藥物作用」。於是就產生了「設計」化合物，這種創造新事物的想法。

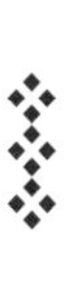

我們可以「設計」出藥物嗎？看到這一章的標題，你可能會有這樣的疑問。或許有很多人認為，藥物不是被「設計」出來的，而是透過搖晃試管之類的動作，被「製作」出來的。但就像房子或汽車是基於設計圖組裝起來的一樣，製作藥物也需要設計圖。在這個設計圖的最後，會描繪出藥物的「姿態」（化學結構）。而描繪這個「姿態」的過程，就是藥物的「設計」。

那麼該如何設計藥物呢？設計藥物的過程大致可以分為兩個階段。第一階段，我們會尋找能成為藥物基礎的「種子」化合物。這就像建造房屋或汽車時畫的初步草圖，這是未來設計的基礎。在過去，此一步驟大多出自偶然，很多藥物皆起源於有藥用價值的植物或動物等天然物。到了現代，主流方法則是從現有的合成化合物中，尋找「種子」化合物。而在最近，我們已建立了一套系統，可以快速評估多種合成化合物是否有藥效。除此之外，名為計算化學的理論方法也備受期待。

第二階段，我們會試著改良「種子」化合物。這些「種子」化合物本身並不具備能夠成為藥物之足夠的藥效或安全性（毒性）。為了使其成為更好的藥物，我們會試著修飾這些藥物（改變其化學結構）。在過去，這個過程多依賴研究者的直覺與經驗，且需要大量時間與資源（人力和資金）。但最近，如第4章所述，我們已解出了許多疾病相關蛋白質的立體結構，這讓藥物設計變得更有效率。

本章中，將介紹每個階段的代表性設計方法。我們是如何探索、如何想像與建構看不見的分子的呢？讓我們一窺那看似簡單卻又深奧無比的藥物設計世界吧。

1　如何設計藥物

大家是否曾經想過，在感冒發燒或胃痛時服用的藥物，或者當被蚊子叮咬、肌肉疼痛時所塗抹的藥物是如何設計出來的呢？歸根究柢，所謂的藥物設計究竟是什麼呢？想必大部分的人對此應該沒什麼概念吧。

汽車、洋裝、建築物等都是我們實際可以看到的物件，因此設計它們的過程相對容易想像。相對的，藥物分子無法以肉眼看見，自然會覺得很難想像如何設計一個看不見的東西。

那麼，我們該如何設計這些看不見的分子呢？在醫院或藥局可以買到的大部分藥物，都是由碳、氫、氧、氮等原子組合而成。我相信很多人都還記得在高中化學課上會看到包含了許多六邊形，形狀如同「龜殼」的分子結構圖。

藥物就是由這些「龜殼」組合而成的分子，組合方式有時複雜、有時簡單。也就是說，「龜殼」的連接方式（分子形狀），以及哪些原子位於「龜殼」的何處（分子性質），都是決定藥效的重要因素。而決定分子形狀與分子性質的過程，就是藥物設計。

我們幾乎不可能在沒有任何資訊的情況下，僅依靠「龜殼」與原子的組合來設計有效的治療藥物。通常，會先透過某種方法尋找能成為藥物基礎的「種子」化合物。而找到的「種子」化合物在多數情況下，並不滿足藥物需要的藥效或安全性。因此，我們會些微或大膽地改變這些「種子」中，「龜殼」的連接方式與原子組合，使其達到藥物的標準，而這就是設計藥物的過程。

下一節會先以「鑰匙與鎖孔」的概念，解釋藥物如何發揮藥效，然後介紹將「種子」化合物改進成藥物的設計過程，以及如何結合新舊方法。在本章後半段，我們將著重於介紹如何找到「種子」化合物，包括仰賴偶然的傳統方法，以及利用疾病目標蛋白的立體結構與電腦技術分析化合物的新穎方法。

2 鑰匙與鎖孔的關係

在解釋「鑰匙與鎖孔」之前，先讓我們說明一些基本術語。蛋白質種類繁多，「酵素」能做為催化劑，促進化學反應；「受體」則能在生物體內做為訊息傳遞媒介，兩者常是藥物的目標。名為「配體」的化學物質，能與這些目標蛋白質專一性結合。而在配體中，具有生理作用或藥理作用的物質，稱做「生物活性物質」。另外，酵素分解的物質，或是接受化學反應的物質，稱為「受質」。

藥物進入生物體內之後可做為受質或生物活性物質的替代品，以配體的形式與酵素或受體結合，調節其功

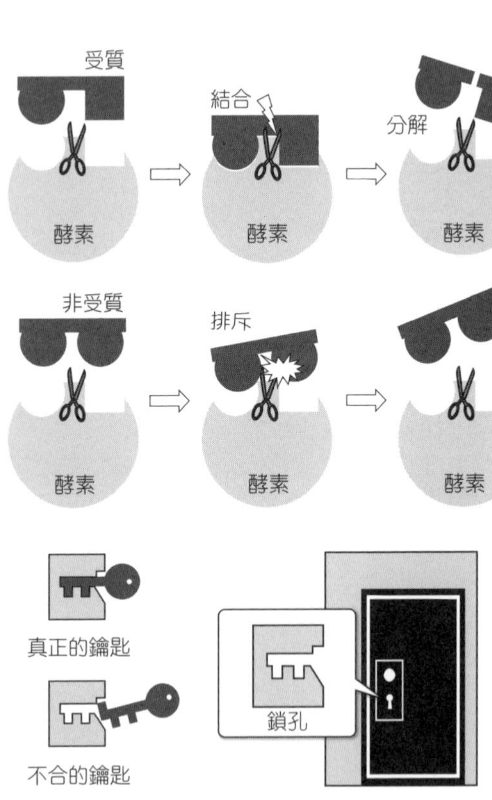

● 圖 5 - 1 鑰匙與鎖孔的概念

能。讓我們使用「鑰匙與鎖孔」的概念，進一步解釋這點。

「鑰匙與鎖孔」的概念最初用於描述酵素的受質專一性（圖5－1）。酵素上有一個能與受質結合的凹槽，只有當受質完美嵌入這個凹槽時，才會發生反應，形狀不合的其他分子則不會被酵素識別（圖5－1上中）。酵素的這種特性稱做受質專一性，就像一把鑰匙只能打開特定的鎖孔一樣（圖5－1下），所以受質與酵素的關係常被比喻成「鑰匙與鎖孔」。

現在不只是酵素與受質，受體與生物活性物質之間的關係也會用這個概念來解釋。那麼，藥物在這個概念的定位為何呢？

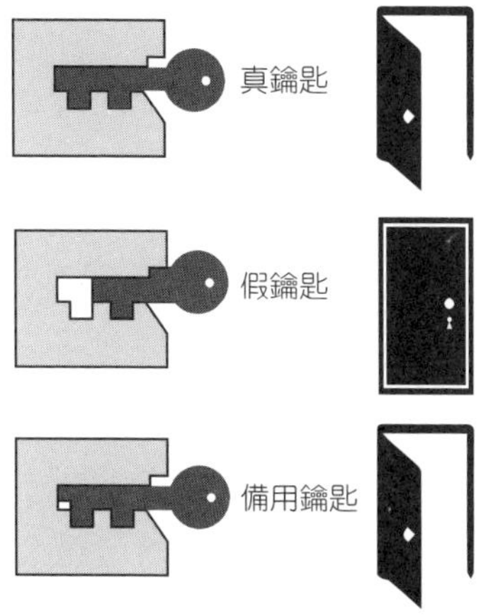

真鑰匙

假鑰匙

備用鑰匙

圖5-2　三種鑰匙

真鑰匙（相當於生物活性物質），假鑰匙：能插入鎖孔，但因為與鎖孔不合而無法旋轉（相當於抑制生物活性物質功能的藥物），備用鑰匙：與鎖孔相符，可以旋轉（相當於補充生物活性物質的藥物）。

其實答案很單純。當你想抑制蛋白質的功能時，只要用「假鑰匙」塞住鎖孔，阻止真鑰匙插入鎖孔即可。而當你想增強蛋白質的功能時，只要製造一個「備用鑰匙」就可以打開鎖孔了（圖5－2）。

舉例來說，花粉症患者在春天時，常有眼睛發癢或者鼻水流不停的情況。這是因為一種名為組織胺的生物活性物質，與其受體結合，才會引起這些症狀。也就是說，鑰匙（即組織胺）與鎖孔（即組織胺受體）結合後，會打開名為花粉症的門。而所謂的抗組織胺藥物，就是一種能塞住受體鎖孔、防止組織胺與之結合的假鑰匙。

製作實際門鎖的鑰匙時，只需關心鎖孔的形狀即可。但在生物反應中，我們必須考慮鎖孔的物理與化學性質。譬如，當鎖孔底部帶有靜電的正電荷時，如果鑰匙的末端也帶有正電荷，則兩者會互相排斥，使鑰匙無法插入（圖5－3）。

藥物的設計，就是延續這種「鑰匙與鎖孔」的概念，根據目標蛋白質的藥物結合部位（即鎖孔）來設計藥物分子的形狀與性質。換言之，這項工作是在改變藥物分子的形狀與性質，使藥物與目標蛋白質更容易結合。請在閱讀接下來的內容時，記住這個概念，這樣會更容易理解藥物的設計工作。

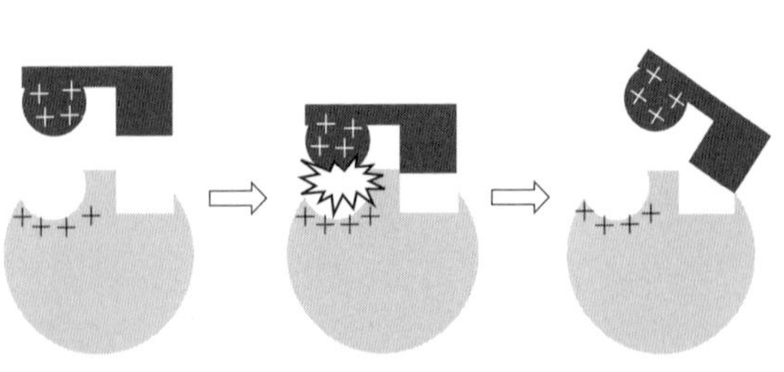

● **圖5-3　形狀一致、性質不一致的例子**

即使形狀一致，如果會產生電荷排斥，那麼分子的結合部位就無法結合。

3 設計藥物分子

●依蛋白質立體結構設計藥物

在第4章中，我們解釋了如何解出疾病相關蛋白質在原子層次的三維結構。進行藥物設計時，知道藥物作用對象之蛋白質的結構，與不知道其結構時，兩者難度有天壤之別。

打個比方，不知道目標蛋白質結構時，設計藥物就像是要拼完一萬片沒有圖樣的全白拼圖。若已知目標蛋白質的結構，設計藥物則像是拼有圖案的拼圖，難度會簡單許多。

依目標蛋白質立體結構來設計藥物分子的方法，一般稱做structure-based drug design，下面將會以其首字母縮寫SBDD表示。以SBDD方式設計分子時，首先會從了解目標蛋白質與藥物結合之部位的形狀與性質開始。我們會先透過X射線結晶結構分析（參考第4章）得到蛋白質的原子空間位置資訊，再使用電腦圖學技術，於電腦屏幕上呈現出蛋白質的形狀與靜電性質等。

一般來說，蛋白質比藥物分子大得多，但與藥物結合的部分，僅是蛋白質內一個小區域。圖5－4即為一個例子，多數情況下，這種相當於鎖孔的結合位置會是蛋白質表面的一個凹陷。而這個凹陷就是生物活性物質或藥物分子結合的地方。

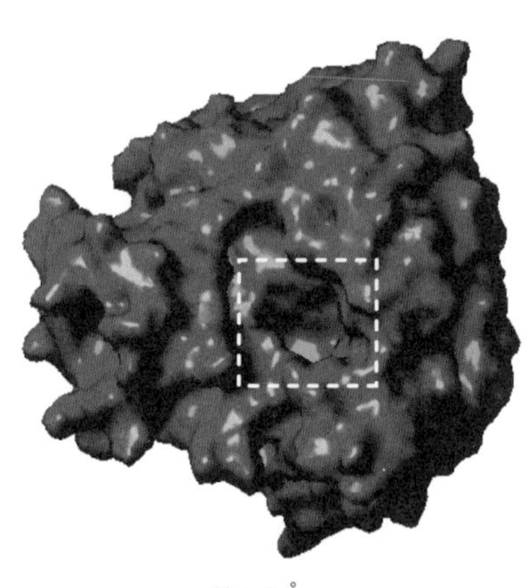

圖5-4　唾液酸酶（酵素）的分子表面

1 Å為10^{-10}m（100億分之1公尺）。

我們通常在蛋白質表面塗上不同顏色，直觀表現出這些凹陷的性質。譬如將蛋白質表面帶有正電荷的區域塗成藍色，帶有負電荷的區域塗成紅色。

就像前面在說明鑰匙和鎖孔的概念時解釋的那樣，目標蛋白質和藥物之間的形狀與性質的互補相當重要，所以我們必須充分觀察藥物結合的部位。現在，讓我們正式開始設計藥物吧。

具體的藥物設計實例

如5－2節所述，設計藥物意味著改變分子的形狀與性質，提升其與目標蛋白質的結合力。換句話說，目的是在藥物與目標蛋白質之間，增加有利於交互作用的因素，減少不利於交互作用的因素，進而增強兩者間的交互作用。以下讓我們介紹實際使用SBDD設計的抗流感藥物例子。

當流感病毒感染人體並在體內繁殖時，會用到一種名為唾液酸酶的酵素。因此，使用藥物抑制這種酵素的活性，理論上便可預防流感或減輕其症狀。那麼，唾液酸酶的結構長什麼樣子呢？

唾液酸酶由大約三九〇個胺基酸組成，形狀如圖5－4所示。儘管它是相對較大的蛋白質（但實際上約只有一毫米的二十萬分之一），能夠與藥物結合的區域僅由約十五個胺基酸組成，於蛋白質表面形成了一個深度凹陷（圖5－4中白線圈出的區域）。

唾液酸酶是一種能切開多醣鏈中的唾液酸（Neu5Ac，圖5－5a）的酵素。已知結構與唾液酸相似的化合物Neu5Ac2en（圖5－5b）可以稍微抑制唾液酸酶的活性。然而，它的抑制效果不足以做為抗流感藥物，故需要一種抑制能力更強的化合物。於是研究團隊以唾液酸酶與Neu5Ac2en的複合結構為基礎，希望能設計出更為強效的抑制劑。

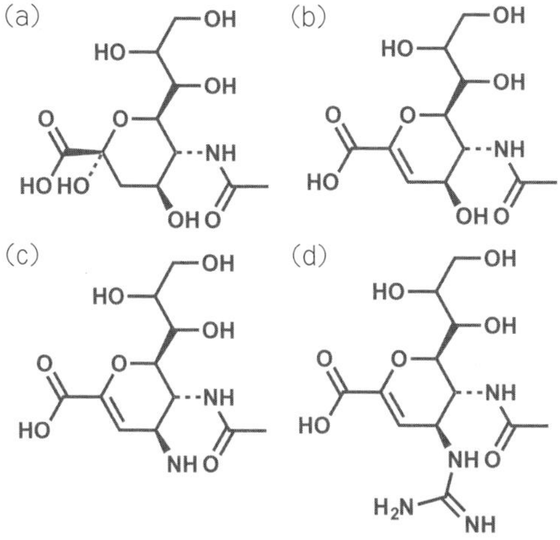

圖5-5　唾液酸的類似化合物

（a）Neu5Ac、（b）Neu5Ac2en、（c）amino-Neu5Ac2en、（d）guanidino-Neu5Ac2en。

首先，分析唾液酸酶結合區域（凹陷處）表面的靜電特性，結果如圖5－6所示。在圖中箭頭所指的Neu5Ac2en羥基（－OH）周圍，有相當強烈的負電荷。這主要是因為該區域的麩胺酸在離子化後會形成羧基側鏈（$-COO^-$），而羧基側鏈帶有負電荷（胺基酸的中央碳原子除了連接胺基與羧基之外，第三隻手會接上一個氫原子，第四隻手則會接上所謂的「側鏈」。胺基酸的性質主要由側鏈的性質決定）。

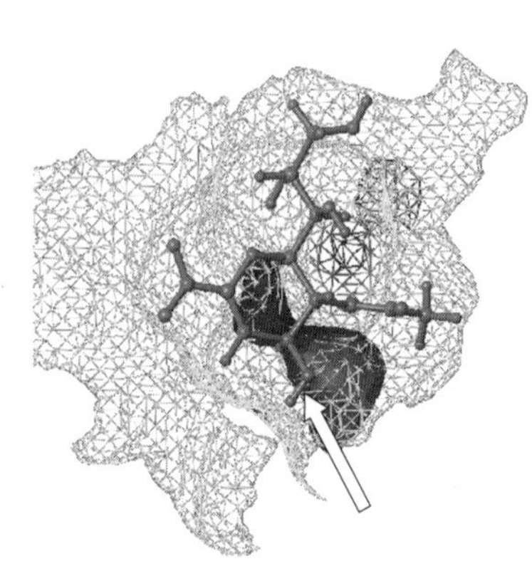

圖5-6　唾液酸酶的藥物結合區域與Neu5Ac2en分子結合時的樣子

網格為唾液酸酶的分子表面，填充的黑色部分為帶有負電荷的區域。

Neu5Ac2en的羥基幾乎不帶靜電，若要製造出與唾液酸酶的負電荷區域親和性更高的分子，則需將Neu5Ac2en的羥基修飾成帶正電荷的結構。

於是，研究人員將Neu5Ac2en的羥基修改成易帶有正電荷的胺基（$-NH_2$），得到amino-Neu5Ac2en；或者是正電荷更強的胍基（$-NHC(NH_2)(=NH)$），得到guanidino-Neu5Ac2en。這兩種皆已成功合成出來（圖5－5c、5d）。研究人員測量後發現，兩者對唾液酸酶的抑制效果分別增強了二十倍與五〇〇〇倍。

另外，研究人員也試著分析這些化合物與唾液酸酶之複合體的結晶結構。結果證明amino-Neu5Ac2en的胺基以及guanidino-Neu5Ac2en的胍基，皆與唾液酸酶的麩胺酸羧基側鏈產生了我們需要的靜電交互作用。

綜上所述，我們透過提升藥物與目標蛋白質之間的靜電吸引力，成功提升了藥物對唾液酸酶的抑制活性。依此原理設計出來的guanidino-Neu5Ac2en可對抗流感病毒的感染，並可做為流感治療藥物之一，用於日本國內的臨床案例，治療了許多病患。

除此之外，ＳＢＤＤ在新藥開發上還有許多成功案例，像是愛滋病藥物「ＨＩＶ－１蛋白酶抑制劑」，或是癌症藥物「酪胺酸激酶抑制劑」等。從基因體分析得到目標蛋白質的結晶結構，再依據此結構進行合理、高效率的藥物設計，這個流程已成為開發藥物的主要方法之一。

立體結構未知時的藥物設計

前面介紹了如何透過X射線結晶結構分析，得到目標蛋白質的精確三維結構，再依此結構，有效率地設計藥物分子，即SBDD方法。但在現實中，許多疾病的目標蛋白質是難以結晶的膜蛋白，除了少部分膜蛋白之外，絕大多數膜蛋白的三維結構尚未被解出。某些統計資料顯示，約有一半的疾病目標蛋白質是膜蛋白。因此在大多數情況下，我們必須在不曉得目標蛋白質的結構資訊下設計藥物，這是個非常具挑戰性的問題。但對於過去的研究者來說，在可以使用SBDD之前，這種情況相當普遍，所以從某種意義上說，這與傳統的藥物設計方法十分相似。

在這種情況下，取得藥物分子結構與其活性之間的相關數據就變得相當重要。譬如藥物分子的大小、與蛋白質的哪個位置結合、附加何種性質的原子團（「龜殼」）會增加或減少其活性等等，這些資訊被稱做結構活性關係數據。蒐集這類數據後，我們便可嘗試建構那些無法直接觀察到的藥物受體之「鎖孔」形象。

舉例來說，當我們在分子的特定位置（如R_1或R_2）附加不同性質的原子團時，可以得到圖5－7般的結構活性關係數據。由這些數據可以知道，分子左側（R_1）的結合區域並沒有太大凹陷，或者分子右側（R_2）的結合區域容易吸引正電荷等特性。

另外，當我們不知道受體結構時，還可以使用化合物重疊方法得知配體結構。若已知某個配體分子會與目標蛋白質強烈結合，便可用此方法確認自己設計的化合物是否與該配體分子有相同結構。

這種方法之所以成立，是因為即使兩個配體的骨架結構不同，仍需要相同的化學結構群（稱做藥效團），分別於對應位置與蛋白質結合，才會表現出一樣強烈的結合能力。圖5－8說明了這點。數個胺基酸分子形成的多肽鏈通常會有生理上的作用，且在生物體內容易分解。因此，我們會設計一種保留其必要生理作用的化合物，並消除多肽易分解的特性。

RGD多肽（圖5－8：左上）包含了帶正電荷的胺基酸——精胺酸（以R表示），以及帶負電荷的胺基

R1—(biphenyl)—R2

R_1 的結構活性關係

R_1	（體積）	活性強度
$-H$	（小）	中
$-CH_3$	（中）	強
$-CH_2CH_3$	（大）	弱
$-C(CH_3)_3$	（特大）	無

R_2 的結構活性關係

R_2	（體積）	活性強度
$-H$	（中性）	中
$-CH_3$	（中性）	中
$-COOH$	（負電荷）	弱
$-C(NH_2)_2$	（正電荷）	強

由結構活性關係資料推論與配體分子結合之蛋白質區域的形狀、性質

結合區域示意圖

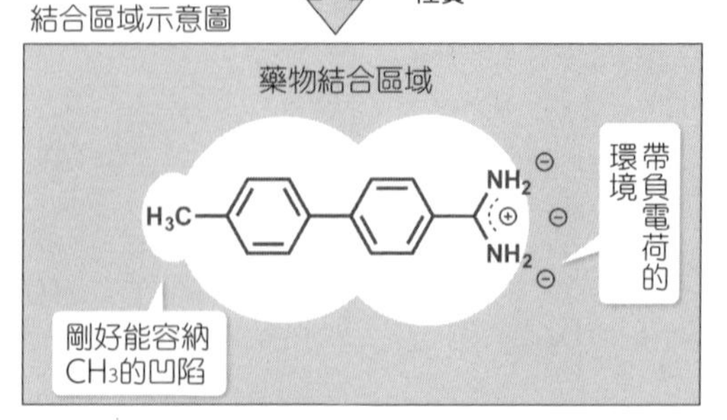

圖 5 - 7　由結構活性關係資料建構蛋白質藥物結合區域的環境示意圖

酸——天門冬醯胺（以D表示）；兩者分別位於稱為甘胺酸（以G表示）的胺基酸的兩側，已知RGD多肽與血液凝結有關。

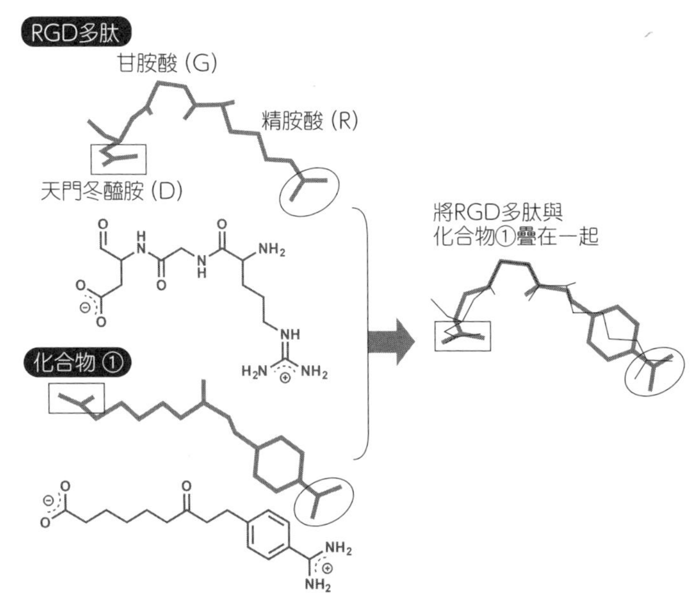

● **圖5-8　將RGD多肽與化合物疊在一起**

分子模型中已省略氫原子。

正電荷與負電荷區域為識別受體時必需的部分（藥效團），是不可或缺的結構。而連接兩者的甘胺酸則沒有扮演重要角色，所以我們會希望能改變這個部分，使其在生物體內不易分解。

假設設計了一種與RGD多肽相似的非多肽分子，稱做化合物①（圖5－8：左下）。那麼就需要驗證我們腦中想到的這個分子，是否真的能在三維空間中與RGD分子重疊。

過去我們會用簡單的塑膠分子模型來做這項工作。但是當分子變得更複雜，或者對象分子在三個以上時，就很難用塑膠分子模型來驗證。因此有人開發出可以在電腦上重疊分子的建模軟體，於是在螢幕上就能夠輕鬆進行操作。

由這次例子可以觀察到，原始RGD多肽（細線）的正電荷部分（圖5－8圓圈部分）及負電荷部分（圖5－8方形部分）與化合物①（粗線）的對應區域完美重合（圖5－8右方）。另外，也可以確認到連接這些區域的部分，在兩種化合物中所占據的空間也幾乎相同。這次介紹的化合物①只是為了清楚呈現出重疊狀態而設計的虛擬化合物。事實上除了RGD多肽之外，還有許多活性化合物的例子，是透過化合物重疊法進行設計、驗證、開發工作，在許多新藥研究主題中，都可以看到這種方法。

至此，我們已經解釋了在不知道藥物受體立體結構的情況下，會如何設計藥物。另外還提出了許多已在實際研究中使用的新技術，譬如三維結構活性關係分析等。然而，目前仍然不存在可以處理所有狀況的方法。另外，電腦建模只是提供了一種可能性，並不代表結果一定是正確的，故需小心以對。

前面提到的方法中，不論是SBDD或在不知道立體結構的情況下，都需要一個可做為設計基礎的化合物，前面我們都假定已存在這樣的化合物。下一節，將討論如何找到這種可做為設計基礎的「種子」化合物。

4　如何尋找可做為藥物「種子」的化合物

做為藥物設計基礎「種子」的化合物稱為種子化合物（或是先導化合物）。找到獨特且優質的種子化合物，會大幅影響後續的設計研究與新藥開發，因此種子化合物被認為是研究開發過程中最重要的階段之一。那麼，我們該如何找到種子化合物呢？本節中，將介紹依賴偶然的傳統方法，以及使用電腦的最新方法。

●模仿天然物進行設計

即使是在科技不如今日的古代，仍然存在藥物。譬如植物的種子與葉子、動物的肝臟與角，都是生藥的代表。與由單一成分構成的現代藥物不同，這些生藥皆由多種成分組成，藥效來自於其中的有效成分。因此，它們在多種成分所產生的綜合藥效方面，可能優於現代藥物，但在即時性與針對症狀的專一性方面則可能較差。

因此，現代開發藥物時，會從生藥的多種成分中，萃取出對特定疾病有效的成分，並針對這些成分進行化學修飾（透過化學合成改變其結構），以增強藥效或減少毒性。譬如柳樹中可萃取出水楊苷，水楊苷可以衍生出阿斯匹靈（參見第1章）、還有像是古柯鹼可衍生出合成局部麻醉劑等。綜上所述，從天然物中獲得的成分，可以成為新藥的優質「種子」化合物。

多數人應該都知道，青黴素發現自青黴菌的產物，這也是一種天然物。研究人員常會發酵培養各種微生物，得到大量微生物產物，再從中萃取有效成分。由於微生物會因生存環境的不同，產生不同成分的產物，因此研究人員會從各種土壤與環境中採集微生物，再從中提取有效成分。

最近受到關注的藥物中，也包括了第1章中詳細介紹的免疫抑制劑——他克莫司。他克莫司是從筑波山土壤中採集到的放射菌所產生的物質。雖然研究人員以此物質做為種子化合物，進行了大量化學修飾，試圖增強其藥效，但最終仍沒有得到比這種天然物更好的成果。這也反映出，有些天然物可能有一些複雜化學結構，限制了設計藥物時的可更動範圍。然而，天然物擁有人類難以想像的獨特結構，可以說是充滿無窮可能性的藥物「種子」寶庫。

●從過去的合成化學物中學習——隨機篩選

雖然天然物在結構上有卓越的獨特性，卻常面臨化學修飾方面的困難，考慮到這方面，天然物可能不是優質的種子化合物。另一種方法則是從過去合成的大量化合物中尋找種子化合物，這種過程稱做隨機篩選。如第2章介紹的，隨機篩選在尋找有新結構的活性化合物時，是很有效的方法。

就單一目標蛋白質而言，並不是只有特定骨架的化合物能與之結合，各種骨架的化合物都有可能與之結合。因此，過去為其他目標蛋白質而設計的化合物中，也可能存在能與新目標蛋白質產生交互作用的化合物。

製藥公司過去累積的研究成果中，可能有高達十萬至一〇〇萬個以上的獨家化合物。從這些化合物中尋找能與新的目標蛋白質接合的物質，也是一種方法。因為這些都是過去已合成過的化合物，合成方法已確立，因此在找到種子化合物後，設計彈性會比從天然物衍生來的種子化合物高。

然而，以人工一個個測試超過十萬個化合物活性的效率極差。因此，研究人員會透過由電腦控制的機器，建立快速篩選活性化合物的系統。過去每天只能篩選約一〇〇個化合物的人工方式，在使用這種系統後，可每天自動篩選超過十萬個化合物。

這就是我們在第3章介紹的高通量篩選（HTS）。在大型製藥公司中，有些公司會使用HTS系統每天篩選超過一〇〇萬個化合物。若能快速找到公司獨有的種子化合物，就無需擔心其他公司的專利，在新藥的開發競賽中可以搶得先機。因此，為了提高供篩選的化合物群（化合物資料庫）的質與量，製藥公司會大筆投資相關研究。

●利用電腦降低成本——虛擬篩選

含有大量化合物的化合物資料庫，無疑是找到活性化合物的最佳來源。但在現實中，問題在於得要耗費龐大的成本。舉例來說，若以HTS系統篩選化合物，每個化合物的成本是一〇〇日圓，那麼篩選十萬個化合物時，成本就是一〇〇〇萬日圓。若是一〇〇萬個化合物，成本則會達到驚人的一億日圓。

由於研究的預算有限，對單一蛋白質而言，這樣的成本過高，所以研究團隊可能需要縮小目標蛋白質的範圍，或者限制篩選的化合物數量。

另一方面，從化合物資料庫的篩選過程中找到活性化合物的比例，一般認為在〇．一％以下（篩選一〇〇萬個化合物後，僅能找到數百個），效率相當差。那麼，是否有更經濟、效率更高的方法來尋找這些活性化合物呢？

在這樣的需求下，近年來人們開始期待能用電腦篩選化合物。這種方法不使用真實的化合物，而是在電腦中建構虛擬化合物再做篩選，因此被稱為虛擬篩選（VS）。由於所有的篩選都在電腦上進行，故也被稱為 *in silico* 篩選（*silico* 指的是電腦）。

接著來介紹VS的流程（圖5－9）。首先，我們會準備藥物和目標蛋白質各自的三維結構。像藥物分子那樣的小分子，可輕易由計算得到其立體結構。而蛋白質的三維結構，通常需透過X射線結晶結構分析才能得到立體結構。

接著於目標蛋白質的結構中，指定藥物分子可能會與之結合的區域，並將藥物分子一一結合到該部位。這些操作都在電腦內完成，過程中需考慮到結合區域與藥物分子的形狀與性質，模擬各種結合情

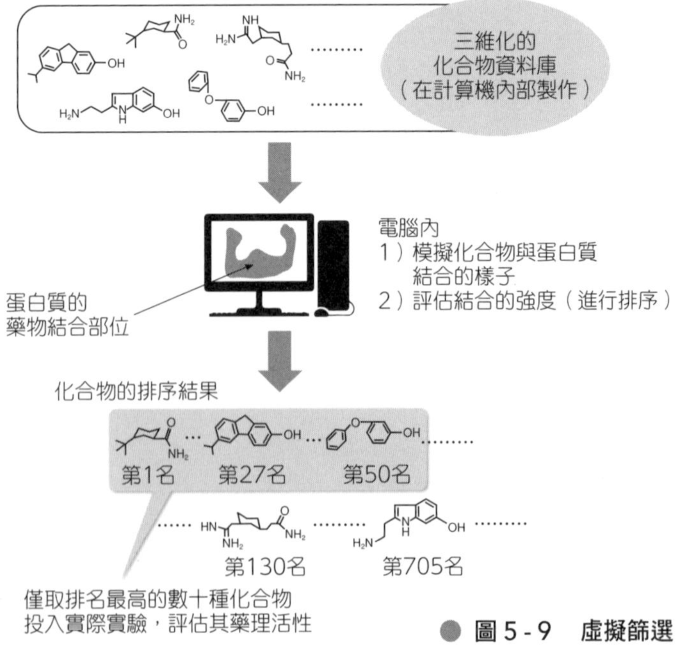

三維化的
化合物資料庫
（在計算機內部製作）

電腦內
1）模擬化合物與蛋白質
結合的樣子
2）評估結合的強度（進行排序）

蛋白質的
藥物結合部位

化合物的排序結果

第1名　第27名　第50名

第130名　第705名

僅取排名最高的數十種化合物
投入實際實驗，評估其藥理活性

圖5-9　虛擬篩選

況，使兩者盡可能互補。

確定結合狀態後，會評估該藥物與目標蛋白質結合的強度，即親和性強度。由於化合物親和性順序基本上可以對應到藥物活性的強度順序，所以一般只會選擇親和性最強的數十種化合物（例如五十到一〇〇種化合物）進行實際實驗，確認其藥效。

綜上所述，只要給予藥物與目標蛋白質的三維結構，專業軟體就能自動分析。VS的最大優點在於，篩選名單中的化合物不需要是真實的化合物。也就是說，即使是不存在的化合物也可以放入篩選名單中。如果VS判定某物質有活性，再實際合成這種物質即可。

第二個優點是篩選成本低廉。事實上，VS的篩選成本僅僅只有電腦的電費。過去，VS計算必須使用大型電腦，但隨著近年來IT技術進步迅速，現在家中個人電腦（PC）就可以完成篩選工作。

就一般家用桌上型個人電腦而言，即使使用一整天，電費大約也只要一〇〇日圓。假設一台PC每小時可以篩選十種化合物，那麼一天便可以處理二四〇種化合物。因此每種化合物的篩選成本（電費），甚至不到〇・五日圓。與HTS相比，VS有相當明顯的成本優勢。若增加使用的PC數量，還可以進行大規模篩選。

但VS並非只有好處，也有其問題點。最大的問題在於計算的精確性與可靠性。即使預測結合狀態或活性的技術已有相當大的進步，但有時仍會出現與實測值相差十倍到一〇〇倍的誤差。這表示實際上有活性的物質，可能被VS判定為無活性；無活性的物質卻可能被VS誤判為有活性。

然而，正如前面說明HTS時提到的，在實際的化合物當中，具活性的化合物比例往往只有〇・一%或更低。即使錯失了一些活性化合物，若能過濾掉大部分非活性化合物，增加實際篩選時活性化合物的密度，從提升效率的層面來說，這算不上是什麼太大的問題。事實上有報告指出，若能有效運用VS，那麼在實際的藥理評估階段中，命中率可達十%到數十%。隨著計算可靠性的提升，這種技術有一天可能會取代HTS。

剛剛提到的例子是已知目標蛋白質三維結構的情況。那麼，如果不知道蛋白質的結構，是否就不能進行VS呢？並不一定。我們可以從結構活性關係的資訊中，推論活性需要的化學結構群體——藥效團，並從虛擬化合物資料庫中，搜尋有相同藥效團

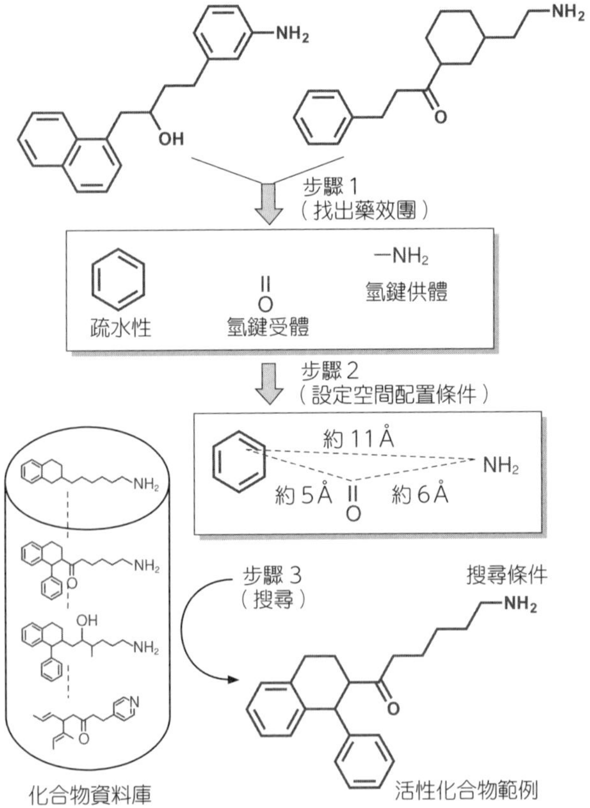
NH2
OH
NH2
O
步驟 1
（找出藥效團）
—NH2
氫鍵供體
O
疏水性
氫鍵受體
步驟 2
（設定空間配置條件）
約 11Å
NH2
約 5Å
約 6Å
O
NH2
NH2
OH
NH2
N
O
步驟 3
（搜尋）
搜尋條件
NH2
O
化合物資料庫
活性化合物範例

● 圖 5-10　透過藥效團進行虛擬篩選

的化合物（圖5－10）。

當我們知道每個藥效團之間的相對位置資訊（譬如藥效團間的距離等）時，找到具活性之化合物的可能性就會增加。這並不是模擬藥物與蛋白質的結合，而是根據藥物分子的化學結構進行評估，所以計算時間較短，是種相當方便的方法。但與前面的例子相比，由於資訊量較少，獲得活性化合物的可能性也較低。

●從偶然到必然——從頭設計

不論是隨機篩選還是VS，篩選的成功與否，很大程度上取決於被篩選的化合物群的品質與數量。簡單來說，如果一個化合物資料庫中沒有活性化合物，那麼無論你多仔細篩選，都絕對不會獲得活性化合物。或者可以說，找到活性化合物就像是在期待偶然或幸運降臨。

於是，研究人員試著不依賴運氣，而是自行設計活性化合物。其中一種方法稱做從頭設計（*de novo*）。因為這要從頭開始設計一個或許能與受體之藥物結合部位強力結合的分子，所以賦予它「*de novo*」這個名字，在拉丁語中意為「從頭開始（from new）」。

*de novo*設計可依其過程分為兩種方法。一種是將原子逐個連接成分子的方法，另一種則是將結合部位分成幾個有不同特性的區域，再找出每個區域中能夠穩定存在的原子團，最後將它們連接起來的方法。因為有用到目標蛋白質的立體結構，故這些方法可以說是結構基礎藥物設計（SBDD）的應用技巧。

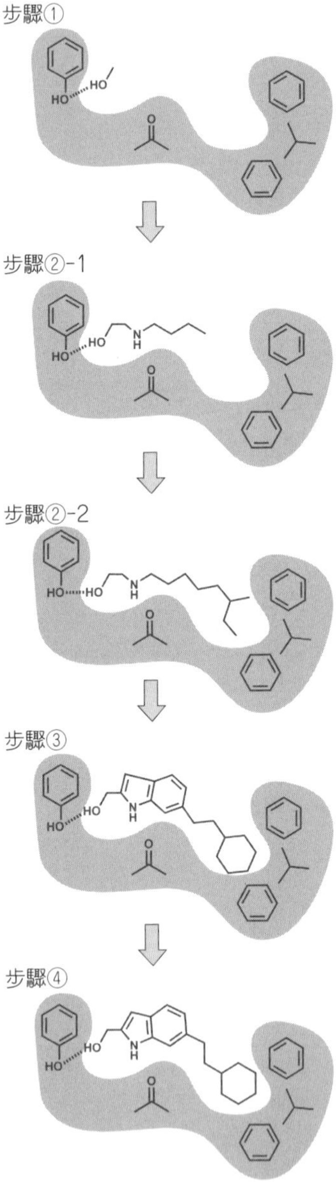

首先要介紹的是將原子逐個連接成分子的方法（圖5－11）。首先，在藥物結合部位的某一點放置原子（步驟①・通常會選擇能與蛋白質以氫鍵結合的位置）。接著，使用標準原子間鍵長與鍵角逐一連接原子，使其盡可能填滿結合部位（步驟②）。通常以這種方式生成的分子會呈直鏈狀或分支狀。不過，這會使分子過於柔軟，故會在適當的位置將其轉化成環狀結構（步驟③）。最後，計算在該結合狀態下最穩定的能量結構，並驗證生成之分子結構的合理性（步驟④）。

接著要介紹的是將原子團連接起來的方法。在這個方法中，會先分析藥物結合部位的空間特性。以圖5－12為例，右側有一個較大的疏水性區域，中央有一個負電荷區域，左側則有一個可以形成氫鍵的區域，我們會

步驟①

步驟②-1

步驟②-2

步驟③

步驟④

● 圖5-11　將原子逐個連接成分子的例子

先依此分類結合部位（步驟❶）。接著，根據各個空間的形狀與性質，從預先準備好的原子團中選擇合適的原子團（片段），放在穩定的位置上（步驟❷）。在這個例子中，三個位置上各放置了一個原子團。最後將這些原子團巧妙地連接起來，並計算該結合狀態下最穩定的能量結構，並驗證所得到的分子結構的合理性（步驟❸）。

從頭設計的優點在於，因為電腦可以任意生成、連接原子或原子團，故有高機率建構出人類想像不到的、打破常規的化合物。

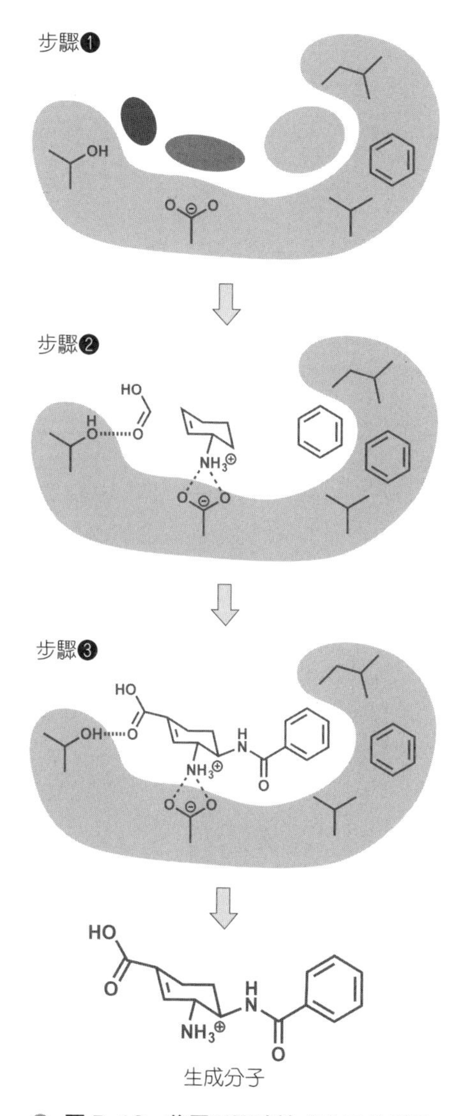

圖5-12　將原子團連接成分子的例子

● ：疏水性區域
● ：負電荷區域
● ：氫鍵形成區域

然而，這個長處也是從頭設計的缺點。這種方法設計出來的結構可能太過奇特，缺乏化學上的合理性，難以實際合成出這樣的結構。不論提供了多麼新穎的結構，如果合成不出來就沒有意義。因此，近年來開發出了會考慮化學合成難度的分子生成方法。另外，也有研究人員開始採用名為「片段基礎藥物設計（fragment-based drug design，簡稱ＦＢＤＤ）」的新型藥物設計方式，透過實驗找到真正與結合部位中各區域結合的原子團（片段），再將它們連接起來。

以上，我們介紹了兩個從頭設計的例子。這些例子就像驚喜盒一樣，提供了人類難以想像的獨特想法。若要有效利用它，重要的是要以電腦提供的化合物結構為基礎，結合合成化學家與結構化學家的知識與感性，設計出能存在於現實的化合物。

5　藥物該設計成什麼樣子

本章中，我們介紹了如何設計藥物。另外，關於如何尋找種子化合物以設計藥物方面，我們也介紹了傳統方法以及使用最新電腦軟體輔助的方法。你是否稍微掌握了藥物設計流程了呢？

未來，研究人員會使用各種方法來開發藥物，並改進這些方法的缺點。另外，也可能會出現現在的我們難以想像的全新方法，顛覆目前的主流方法。

雖然這次主要討論了分子的活性，但在實際的藥物開發現場，在設計藥物時還會考慮藥物的體內動態（譬如吸收、分布、代謝、排泄）與毒性，還有溶解度等物性。

雖然我們常說沒有無副作用的藥物，但不論主作用有多強，如果藥物有嚴重毒性或體內動態不佳，那麼就不該提供這種藥物給患者。在出現副作用的問題時，如果過於執著於某一種化學結構，應對就有可能會延遲；因此，在藥物的研究與開發過程中，最好能嘗試多種不同骨架的分子。如果化學結構的骨架不同，就有可能避免不良的作用或性質。

因為我們的研究對象包含了各種疾病的目標蛋白，每種目標蛋白的性質各不相同，所以目前並沒有一種典型的藥物設計方式。另外，藥物的研究與開發有著高度不確定性，有時也被視為賭博。幾年前，一般估計新藥問世的機率是兩萬分之一，現在則下降到了三萬分之一。為了克服這種不確定性，除了邏輯性的思考外，研究人員的熱情也不可或缺。

（文／仲西 功）

6 測量藥物、測量蛋白質——從質譜分析到體學

在這一章中，我們不僅會談論藥物，還會談到它的目標——蛋白質。若要用藥物對抗疾病，首先得深入了解對手。藥物的目標是體內的蛋白質。以下將介紹如何「測量」藥物與目標蛋白質於何時存在、於何地存在，存在的數量與形態又是如何。

1 天秤與藥物

眾所皆知，若使用方法或用量稍有錯誤，藥物也可能成為毒物。無論是東方醫學還是西方醫學，在開立藥物處方時，無論測量的人是誰、在哪裡測量，皆需確保每次測量的結果都相同。因此，測量工具（天秤）與藥物之間有著密切關係；舉例來說，日本藥事法規定藥局必須備有調劑用的天秤。天秤有著「公平、公正且精確

測量物品」的性質，這是科學技術中不可或缺的元素。以下，讓我們更深入探討「測量」這個概念。

開立藥物處方時，若要精確「測量」規定量，可以使用天秤。天秤的原理很簡單，只要將欲測量物品放在天秤的一邊，另一邊放上已知重量的砝碼，當兩者平衡時，便可透過砝碼的質量得知目標物的重量。但這種方法有其局限性。

舉例來說，若要精確測量到一微克的重量，則需要對應的砝碼才行；另外還需要一個裝置，使天秤的其中一邊多一微克時，天秤就會失去平衡。電磁力可以有效應對這種微小的重力變化。還記得「弗萊明左手定則」吧。在電場與磁場垂直相交的空間中，會在垂直於兩者的方向上產生電磁力。因為我們可以精確且微妙地改變電場或磁場，再由此精確控制電磁力，所以使用這一原理製成的電子天秤可以測量到一微克的重量。這種電子天秤非常適合測量僅含一種成分的樣品。然而，如果要確定血液中溶解了多少藥物，就不能用這種天秤了。

另一方面，在藥物研發過程中，「測量」藥物不僅僅是測量給藥的劑量，還必須要了解在給藥後多久，藥物會跑到體內的哪些位置、有多少量、以何種結構存在。換言之，我們得從眾多混雜物中，測量到目標分子的量。我們需測定樣本中存在哪些成分（定性）、存在多少量（定量）。那麼，這樣一個「終極天秤」裝置是否真的存在呢？

定性分析，即判斷試樣中存在哪些成分，常會用到分光學方法（光譜學），也就是以各種特性的電磁波照射試樣，得到該試樣成分特有的光譜。根據電磁波波長或關注的光，可以將光譜分為紫外吸收光譜、螢光光譜、紅外線吸收光譜、拉曼光譜等。

舉例來說，紫外吸收光譜得到的訊號強度，與該試樣成分的濃度成正比，故也可用於定量。在一九八〇年代以前，光譜學在藥品分析領域中是主流分析方法。但在分析多成分的混合試樣，或微量成分的定性與定量時，這些方法有其局限。故從一九八〇年代開始，光譜學開始與分離科學搭配運用。也就是說，研究人員會用色層分析法或電泳法等方法，預先分離成分，然後以光譜法定量。而本世紀後，進入了質譜分析的時代。質譜儀是個可以同時做到分離、定性、定量的終極天秤，廣受研究人員歡迎。我們將在下一節詳細介紹質譜儀。

那麼製造新藥時，是否只需要「測量」藥物本身呢？當然不是。除了藥物本身之外，還需嚴格測定藥物中所含的雜質、分解後物質，以及體內產生的代謝物。另外，還需研究藥物作用的對象。藥物作用的對象是基因組DNA嗎？還是基因呢？不，多數情況下，這裡指的是第4章與第5章提到的蛋白質。我們需要知道做為藥物目標的蛋白質在身體中的分布、病患與健康者之間的蛋白質表現量差異，以及同一疾病在不同人之間的個體差異等，需要「測量」的工作非常多。

此外，為了預先調查藥物是否有效、是否可能有效、是否可能產生副作用等，常會使用蛋白質做為「分子標記」，所以蛋白質也成了「測量」對象。

那麼，我們該如何「測量」蛋白質呢？事實上，質譜分析在這裡扮演了非常重要的角色。由於二十世紀末的重大發現（之後會介紹），讓我們能透過質譜分析測量包含蛋白質在內的生物高分子。

以下我們將以製造新藥的重要過程「測量」為核心，說明測量藥物與蛋白質的現代新天秤「質譜儀」。

2　質譜分析可以告訴我們什麼

質譜分析（mass spectrometry，多簡稱為MS）的測量對象不是分子或原子，而是離子。離子帶有電荷與質量。質量分析就是根據質量除以電荷數（m/z，質量電荷比）的結果，來分離離子並檢測的測量方法。以下將以一個質譜分析光譜（質譜）為例，說明其原理（圖6－1）。

這個光譜中，可以看到m/z 990附近有一個最大峰值。這表示試樣中存在大量m/z 990的離子。除此之外，光譜上還有幾百個峰值，分別表示試樣中幾百種成分（橫軸），以及其各成分的存在量（縱軸），質譜儀可同時測量這兩個數據。

圖6－2為質譜分析流程的示意圖。質譜儀主要由三部分組成：離子源、質量分析器、檢測器。在離子源處，測量對象的分子

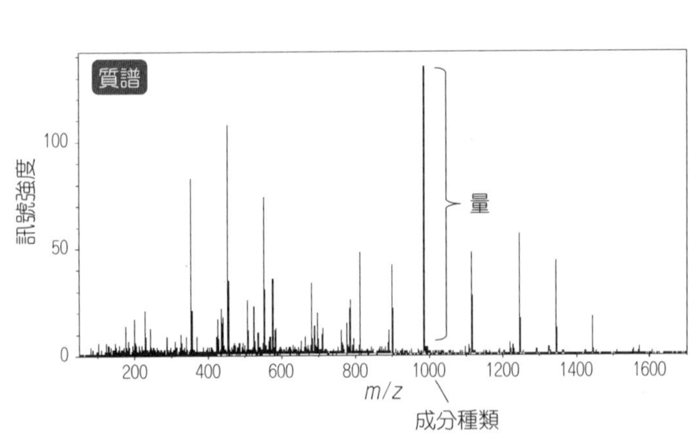

圖6-1　質譜的一個例子

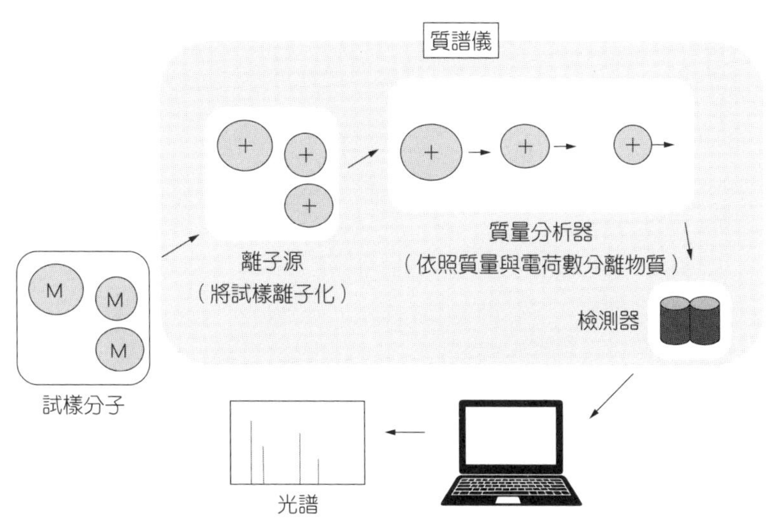

圖6-2　質譜分析流程

會透過各種離子化方法被離子化，然後被吸引進真空中。藥物之類的低分子離子化較容易，多年前就可以透過各種方法將其離子化。但對於蛋白質這樣的高分子來說，離子化相當困難，故長期以來都不是質譜分析的測量對象。

一九八〇年代，研究人員相繼開發出了兩種離子化方法。一種是電灑游離法（ESI法），另一種是基質輔助雷射脫附電離法（MALDI法）。這些方法可應用於生物高分子，J．芬博士（美國耶魯大學）與田中耕一先生（島津製作所）也因此獲得了二〇〇二年的諾貝爾化學獎。特別是ESI法，它非常適合直接離子化水溶液中的樣品。分析易溶於水性溶劑的生物成分時常會使用的逆相色層分析法與質譜分析，ESI法可直接接著做下去，是在一大氣壓下的離子化方法，目前被廣泛使用。因為有這些技術，使現在的我們可以用質譜分析來測量藥物本身及目標蛋白質。

接著，離子化樣本在質量分析器中，會根據m/z的差異與其他離子分離。分離方式有多種類型，包括以電場加速離子後，使其受垂直磁場的影響而彎曲，再依據彎曲程度測量m/z的磁場型；以電場加速離子後，依據離子飛行一定距離所需的時間，測量m/z的飛行時間型；以及透過在四根平行電極中的直流電壓與高頻交流電壓的組合，產生電場並測量可穿透離子之m/z的四極型。我們會希望質量分析器擁有高解析度與高精準度，連m/z差異相當小（數ppm～數十ppm）的離子也可分辨，並且還能夠快速掃描。進入二十一世紀後，像是Kindon阱質譜儀（Orbitrap阱質譜儀）型這種高解析度、高精準度、掃描速度快的新方法也已商業化，可以看出質量分析器的技術仍在持續進步。

然而，因為其分離原理，故無法區分m/z相同的離子。以蛋白質或多肽為例，如果胺基酸的組成相同，即使序列不同，m/z也會一樣。而且，許多胺基酸組合只差在一個甲基（譬如絲胺酸與蘇胺酸，天門冬醯胺與麩醯胺酸等），即使它們的組成不同，也很難依照m/z區分。

若要區分這些物質，可使用將兩個質量分析器串聯在一起的「串聯式質譜法」。在兩個質量分析器之間，讓試樣離子碰撞惰性氣體，使離子依其結構而專一性分解。透過這一方法，我們可以測量原始離子（前驅離子）與分解後離子（產物離子）的質譜光譜，即使是由相同胺基酸組成的物質，也可以區分它們的序列差異。更重要的是，這種方法可以用來確定蛋白質的胺基酸序列。圖6－3為這種方法的示意圖。

離子化後的試樣——多肽混合物會先在MS1中經過篩選，將篩選出來的多肽送至碰撞解離室。多肽會

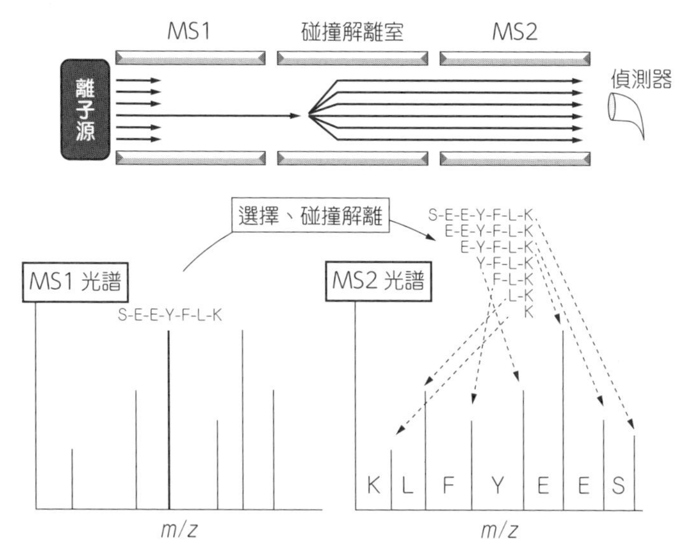

圖 6-3　以串聯式MS決定胺基酸序列

在這裡與氬之類的惰性氣體碰撞，使部分肽鍵選擇性斷裂，然後在MS2中測量該斷裂離子群的 m/z。當所有的肽鍵都斷裂時，會產生梯狀的產物離子群。此時每一個峰的 m/z 之差，皆可對應到各胺基酸側鏈，故可確定胺基酸序列。要注意的是，這種方法不能區分分子量相同的白胺酸與異白胺酸。如果解析度較低，也不能區分麩醯胺酸（$m = 128.058$）與離胺酸（$m = 128.094$）。不過，用這種方法確定一個多肽的胺基酸序列所需要的試樣量非常小（通常低於一飛莫耳），而且測量時間不到一秒。過去使用的艾德曼降解法需要幾天時間來測量，且所需樣品量是千倍以上。由此可以看出串聯式質譜法確實是一項重大的技術突破。

但是，這種方法有個嚴重的缺點，那就是在與惰性氣體的碰撞解離反應中，不是所有的肽鍵都會斷裂。因此某些情況下，我們可能只能獲得部分的序列資訊。

後來又有了一個重大的突破。進入本世紀後，基因組序列測定技術迅速進步，最終解密了包括人類在內的許多生物的全基因組序列。因此，現在我們已可預測各蛋白質的胺基酸序列。對照這些預測序列，以及串聯式質譜分析獲得的部分序列資訊，即使無法測得試樣的完整胺基酸序列，也可以從這些資訊中識別出唯一的蛋白質。

也就是說，在透過串聯式質譜分析，獲得多肽的部分胺基酸序列資訊，再搜尋基因組的蛋白質資料庫，就能確定該多肽來自哪種蛋白質。有了這種技術，就能進行蛋白質的綜合分析，即蛋白質體學分析。

要測量某一試樣中包含了哪些蛋白質，以及其含量，首先得用蛋白酶將所有蛋白質切割成多肽，再用逆相色層分析法分離，然後以電灑游離法離子化，接著在串聯式質譜分析中盡可能獲得多肽的胺基酸序列資訊，最後搜尋蛋白質資料庫以鑑定是哪一種蛋白質。另外，還可以由各個多肽的訊號強度，為多肽定量。因為本世紀初開發出了許多新技術，使用LC－ESI－串聯MS系統在幾個小時內便可鑑定與定量出數千種蛋白質。

接下來我們將介紹，以生物分子的整體性「測量」為基礎的藥物研發。

3 體學與藥物研發

談到藥物研發時，一定也會提到做為其目標的蛋白質。但是，人類到底有多少種蛋白質？它們會在什麼時候、以什麼形式、在哪些組織與器官中表現？在目前（二〇一七年）我們仍無法完整回答這種整體性的問題。不過另一方面，因為人類基因體計畫的完成（二〇〇三年），再加上之後開發出來的「次世代定序技術」，我們已大致掌握了做為人類蛋白質設計圖的基因組與基因。

另外，結合了疾病因子與基因多型性的GWAS（genome-wide association study，基因體相關性研究）已於全球各實驗室進行，並已成功鑑定出可能成為新藥標的的蛋白質基因。

像這種結合基因體資訊與藥物開發的方法，稱做基因體藥物開發。研發人員會關注相關酵素與受體，以做為藥物標的，基因體的資訊則讓研發人員能識別出新的藥物標的蛋白質。以G蛋白偶聯受體（GPCR）與磷酸化酵素激酶為例，分析這些基因中的共同序列，可以確定在人類基因體中有多少基因有相同序列，它們在哪些組織中表現，表現情況是否有疾病專一性等。研究人員透過基因層次的分析，已發現了新的藥物標的，並積極往這個方向開發藥物。

在基因體藥物開發中，藥物標的一開始就非常明確。因為明確知道目標是什麼，需要怎樣的藥物特性，所以較能合理且高效率的開發出藥物。此外，基因體藥物開發也會研究個人的藥物反應性與基因因素之間的相關性，這門學問稱做藥物基因體學。舉例來說，如果事先知道藥物代謝酵素多型性會導致藥物進入體內後有動態差異，便可進行相應的藥物治療。每個人的基因資訊可以做為生物標記，對應到適當的藥劑。使每個人都能選擇適合自己的藥物與治療方法。這可望能提供個人最適合、安全性最高的藥物，促進個人化醫療的發展。

雖然基因體與基因資訊在藥物開發時相當有用，卻也同時存在著問題和限制。譬如ＧＷＡＳ等方法的分析對象主要局限於由基因引起的疾病。再者，僅憑基因體資訊是否能夠完整解釋基因最終產物「蛋白質」的功能，還有在與疾病相關的龐大基因資訊中如何找出與藥物開發直接相關的資訊等，都是待解決的問題。

為了解決這些問題，目前的研究方向有個趨勢，那就是希望在基因體層次上，分析與疾病更直接相關的蛋白質，或是更能直接反映疾病狀態的體內小分子。

相對於研究整體基因體的「基因體學」，在基因體層次上研究整體蛋白質、體內小分子、脂質、糖的領域，分別被稱做「蛋白質體學」、「代謝體學」、「脂質體學」和「醣體學」，而這些研究總稱為「體學科學」。其中，蛋白質體學受到特別多關注，因為蛋白質是藥物的直接標的，也是許多細胞功能的直接參與者。

舉例來說，在基因體藥物開發中，我們曾用基因表現譜來代替體蛋白質表現譜。但基因的表現位置與蛋白質的表現位置不一定完全相符，且蛋白質表現量也不僅僅由基因的數量控制，蛋白質在細胞中位置也不盡相同。再者，已知蛋白質會接受可逆的轉譯後修飾，並與其他蛋白質或生物分子動態形成複合體以控制其功能，但這些資訊皆無法透過基因體或基因的研究得知。

雖然直接測量蛋白質體有著非常明確學術意義，但這項技術迄今並未被廣泛用於藥物開發。最主要的原因在於分析技術不夠成熟。相較於以次世代定序技術為代表的基因體學分析技術，蛋白質體學的分析技術在泛用性與速度上都不夠。但如前文所述，包括串聯式質譜分析在內的測量技術進展迅速，或許蛋白質體學以及其他體學藥物開發的時代即將來臨。

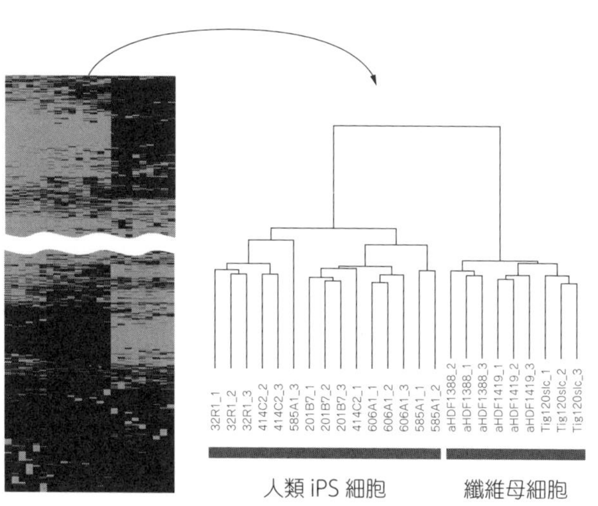

圖 6 - 4　人類iPS細胞蛋白質體分析

二〇一四年五月，有兩個研究小組獨立發表了人類蛋白質體草圖，這是全球首張列出人類蛋白質在不同組織中之分布與數量的蛋白質體示意圖。在此之前，筆者等人曾在二〇一二年分析人類iPS細胞的蛋白質體概況，以及其母細胞之纖維母細胞的蛋白質體概況，明確指出在約一萬種蛋白質中，哪些會在iPS細胞中選擇性表現，哪些不會表現（圖6－4）。

在筆者團隊的分析案例中，一次測量（八小時）能分析共二十四個試樣，涵蓋約一萬種的蛋白質。不過，前述人類蛋白質體草圖的製作共使用了一萬六千次以上的測量結果，所以相當需要效率更高的測量系統。

以下將說明另一個與新藥開發相關的蛋白質體分析例子。具代表性的轉譯後修飾——磷酸化修飾的效果僅能透過蛋白質體來測量。磷酸化在細胞內的訊號傳遞過程中是相當重要的修飾，由磷酸化酵素激酶與去磷酸化酵素磷酸酶控制。在細胞癌化時，常可觀察到磷酸化的異常增強現象。因此，激酶已成為抗癌藥物分子標靶中最主流的開發對象。但是，由五〇〇種激酶組成的細胞內訊號網路相當複雜，不容易完全理解，且在不同的細胞種中也有很大的差異。

因此，如果能夠在訊號網路層面，定量分子標靶藥物對某種細胞的作用，就會被視為是新藥開發時非常有力的工具。接著將以市售的分子標靶藥物吉非替尼，對大腸癌細胞Panc-1的訊號網路作用為例，說明蛋白質體分析，如圖6－5所示。

我們以各種濃度的吉非替尼，對大腸癌細胞Panc-1處理十分鐘，再濃縮被磷酸化的蛋白質，然後進行定量蛋白質體分析，與未經處理的細胞比較。結果顯示，吉非替尼可直接抑制目標分子ＥＧＦＲ蛋白質的磷酸化，且會隨著吉非替尼濃度增加，抑制效果也跟著增強。此外，已知ＥＧＦＲ之訊號網路的下游分子，也有類似的抑制曲線。

另一方面，超過一〇〇種分子也有類似的抑制曲線，可以推測吉非替尼也會直接或間接抑制這些分子的磷

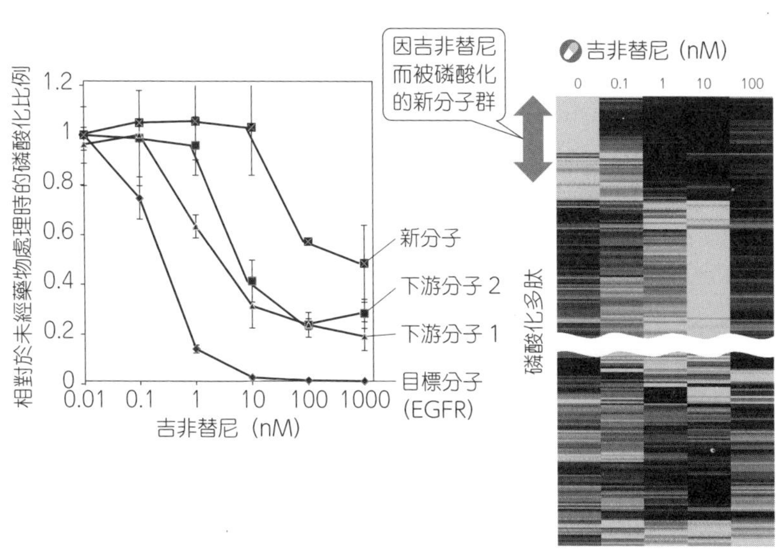

圖 6-5　吉非替尼濃度對磷酸化蛋白質體的抑制作用分析

酸化。因此，這種方法不僅可以確定已知的作用分子，還可能會發現新的作用分子。透過對許多細胞的類似分析，我們或許能發現新的藥效生物標記，或進一步解釋其作用機制。另外，這也可以做為化合物的藥效篩選系統，比較已知作用之藥物與磷酸化概況，可以鑑定出新藥的標的。

4　以體學為基礎的未來新藥

以上就是如何透過質譜分析得到蛋白質體學結果，再以此結果整體性地分析蛋白質，以及轉譯後修飾的例子。質譜分析在代謝體學、脂體學等領域也有廣泛應用，預計其未來會有更強大的性能。因此，藥物對細胞的藥效，可以用各種生物分子在時空中的變化量來表示。

若不只透過單一體學，而是進行多體學分析或系統生物學分析，或許能找到疾病的根本原因、藥物目標分子的功能，以及與藥效、安全性有關的多體學生物標記。最終，以每個人疾病的分子基礎，進行完整模擬的夢想或許也不再遙不可及。

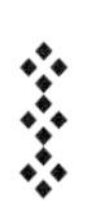

若能讓「測量」這個非常簡單的操作進化到極致，便能對與疾病有關的所有分子進行時空定量，進而完全理解該疾病的致病機制。未來我們或許可以透過各種藥物，進入一個能完全控制多種疾病的時代，而達到這一目標的關鍵，可能就是那個「究極的天秤」。

（文／石濱 泰）

藥物的科學

7 深究藥效發揮機制——由離子通道衍生的新型藥物

傳統上，我們只能透過經驗了解「藥物如何發揮藥效」，但隨著近年分子生物學的進展，已能從原理上理解藥效來源。為了製造更有效、副作用更少的藥物，並了解疾病致病機制，我們需要更深入探究「藥理學」知識。

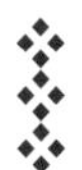

藥學中，有一個研究領域叫做「藥理學」。藥理學研究的是化學物質（如藥物與毒素）與生物體（即身體）之間的交互作用。過去的藥理學主要研究的是現有藥物與毒素，嘗試了解它們的作用機制，或者利用已知作用機制的化學物質做為工具，研究身體的功能和疾病的原理。

近年來，因為我們已開始接觸到身體的設計藍圖「基因」，以及藥物的目標「蛋白質」的資訊，讓研究人員開始努力開發新的藥物來治療過去無法治癒的疾病。本章將介紹藥理學領域內，以緩解疼痛為目標的研究過程中，開闢出來的全新道路「離子通道新藥研發」。

1 如何尋找藥物的作用點

藥物有許多種。從維生素與感冒藥這種一般的大眾藥物，到必須由醫生開出的強效藥物或注射劑，再到可怕的毒品、麻醉藥以及劇毒物質，都算是廣義的「藥物」。廣義的「藥物」指的是所有作用於人體的化學物質。

能在人體中產生效果的「藥物」，必定作用於構成人體的「某些部分」。而「藥理學」就是研究這些從自然界中偶然發現的藥物與毒物，為什麼會對人體產生效果。

藥理學的定義是，研究化學物質（藥物或毒物）與生物體（人體）間的交互作用的學問。迄今為止的藥理學主要以已存在的藥物或毒物為對象，試著了解它們的作用機制，或者用已知機制的化學物質做為工具，研究人體的運作與疾病的原理。

2 由嗎啡衍生的藥理學研究

以京都大學藥學部藥理學教室長期研究的嗎啡為例。罌粟果實的乳液凝固後可得到鴉片，而嗎啡是從鴉片提煉出來的化學物質；人類自古以來就會依經驗使用鴉片來止痛與獲得幸福感。但鴉片也是強效的麻醉藥，攝取時會產生心理與生理的依賴性，讓人難以停止使用。十九世紀中期的中國（清朝）就因為民間大量流傳英國從印度帶來的鴉片，導致貿易赤字，最終爆發了鴉片戰爭，由此可以看出人類對麻醉藥會產生很強的依賴性。

事實上，首先從鴉片中發現嗎啡這一有效成分是在十九世紀初的德國。後來，在研究人員研究化學合成之嗎啡類似物的鎮痛活性與依賴性的過程中，合成出了各種嗎啡衍生物。相關研究之所以持續進步，是因為美國南北戰爭時，大量士兵沉迷於嗎啡，人們才會試著去尋找依賴性較低的鎮痛藥。但諷刺的是，也因此在十九世紀末期，透過化學合成製造出了能直通腦部，故擁有最強鎮痛活性與依賴性的海洛因，並造成海洛因的大流

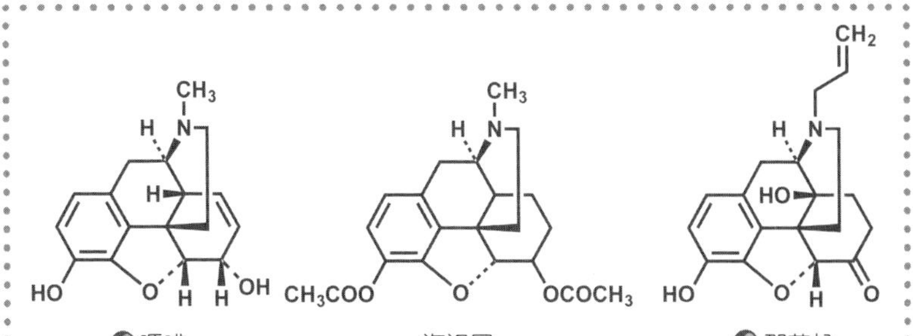

圖7-1 嗎啡、海洛因、那若松的化學結構

行（圖7－1）。

但即使我們可以化學合成出嗎啡與海洛因，也不曉得為什麼它能夠舒緩疼痛，又為什麼有依賴性。這類藥理研究直到一九六〇年代才開始有進展，契機是一種名為那若松之合成拮抗劑的發現。雖然它與嗎啡相似，卻完全沒有鎮痛作用，故可抵消嗎啡的作用。藥理學中，拮抗劑往往是強力的研究工具。

到了一九七〇年代，研究發現雖然嗎啡會與腦神經細胞膜強力結合，那若松卻能踢掉原本的嗎啡，取代嗎啡的位置，達到拮抗嗎啡的作用。相對的，嗎啡也可以取代那若松的位置。於是有人提出了「腦內存在嗎啡受體」（最初稱其為鴉片劑受體）的概念。這個概念將嗎啡與那若松比喻成「鑰匙」，將鴉片劑受體比作「鎖孔」。我們可以理解成：嗎啡不僅能插入鎖孔，還能轉動鎖；那若松只能插入卻無法轉動鎖（參考第5章）。

3　找出類鴉片受體

仔細想想，身體內部有嗎啡受體是件很奇怪的事情。嗎啡來自植物，人體不可能為植物成分預先準備受體。所以許多科學家認為，身體內必定存在與嗎啡相似的成分。

於是在一九七五年左右，研究人員發現了腦素、腦內啡之類的多肽（由幾個至幾十個胺基酸連結而成的小型蛋白質。參考第4章），它們被歸類為內源性類鴉片。這種體內嗎啡的發現造成了很大的轟動。從那時起，人們才知道與鴉片劑受體產生交互作用的真正對象（稱做配體）為內源性類鴉片，並將體內與嗎啡作用的受體改稱做類鴉片受體（類鴉片原文opioid意為「類似鴉片的東西」）。

進入一九九〇年代後，研究人員從DNA鹼基序列中發現了代表類鴉片受體蛋白的部分，並進一步了解到類鴉片受體其實是由結構稍有差異的多種蛋白質（命名為μ、δ、κ等）組成。

同時，人們發現在結構相似的受體中，有一種受體不會與傳統已知的內源性類鴉片物質結合，而與該受體對應的配體（nociceptin）也跟著被發現，相關研究一直持續至今。

4 利用基因解釋生理機制與致病機制

儘管現在已找到受體，卻不表示我們已完全理解嗎啡的作用機制。還需研究嗎啡與細胞結合時的情況，也就是在旋轉鑰匙後，究竟發生了什麼事，以及最終如何影響疼痛這個神經活動。

如同之前提到的，我們已利用各種嗎啡衍生物與分離出來（也稱為克隆）的基因，在各層面上進行探索研究。讓我們簡單介紹其中一些研究。

● 類鴉片受體活化時，會發生什麼變化

將類鴉片受體的基因強制引入沒有類鴉片受體的細胞，便能看到藥物活化受體後，細胞內會發生的現象。於是我們發現，在嗎啡活化類鴉片受體後，會減少細胞內的訊息傳遞物質——環狀AMP；或是關閉讓鈣離子流入的鈣離子通道，進而阻斷痛覺傳遞；或是活化鉀離子通道，以抑制神經興奮。

● 嗎啡作用的地點

在老鼠的腦或脊髓注射微量嗎啡，可以得知實際注射哪些位置時，會產生最強的止痛效果。除了透過動物的疼痛反應研究，還可以監測哪些物質從神經中被釋放出來。

從這些研究中，我們了解到嗎啡的主要作用點位於腦幹中腦導水管周圍的灰質、巨細胞網狀核等特定的微小神經核，或是脊髓後角等處。在這些部位，嗎啡會抑制神經末端的鈣離子通道，抑制痛覺神經釋放神經傳導物質，進一步抑制痛覺訊息的傳遞（圖7－2）。

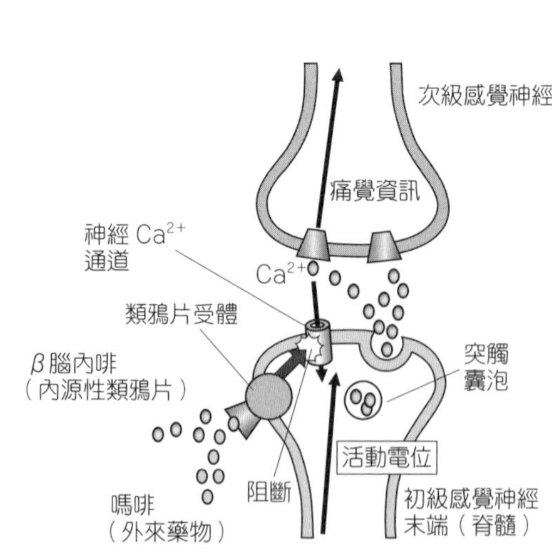

● 圖7-2　嗎啡作用與類鴉片受體

副作用產生機制

為了開發有強烈止痛效果且依賴性低的夢幻止痛藥，我們需了解產生副作用的機制。另外，已知連續使用嗎啡會降低其效果，也就是所謂的耐藥性。再者，實際使用嗎啡時，可能會出現便祕、呼吸困難等副作用，所以使用藥物時需特別謹慎。

為了要釐清這些問題，大鼠等小型實驗動物的研究發揮了重要價值。至今我們已知的耐藥性原因是，類鴉片受體會因磷酸化而功能減弱，且若受體與訊號傳遞分子分離（稱為解偶聯），會使細胞內的訊息無法順利傳遞出去。另外，已知依賴性的產生是因為使用嗎啡後，以多巴胺做為神經傳遞物質的腦內報償系統會被活化。

不幸的是，這些有害反應以及便祕、呼吸困難等副作用，都是由類鴉片受體引起，換言之，這些效應原本就不可分離。所以很遺憾的，我們目前還沒有研發出一種沒有副作用與依賴性、強效的類鴉片性止痛藥。

5 由作用機制開發藥物——新型藥理學研究

以上，我們以嗎啡與類鴉片受體為例，說明了藥理學的研究方法。從這些例子中，我們可以明白到，傳統藥理學不僅可研究現有藥物的作用機制，還能以藥物為工具，分析生物體運作機制與疾病致病機制。

更準確的說，目前使用的藥物中，我們真正完全明白其作用機制，或是為何會產生副作用的藥物其實不多。而藥理學家至今仍持續挑戰這類型的研究。

另一方面，近年來我們開始理解到基因為身體的設計藍圖，這開啟了一個新的藥理學研究方向，希望能透過這些基因資訊來開發傳統藥物無法治療之疾病的新藥。接下來要介紹的就是這種基因體藥物開發。

藥物的作用點及其分類

那麼，藥物的作用點是什麼呢？多數情況下是身體內的蛋白質。蛋白質是構成身體的主要成分，依照基因提供的設計藍圖，將體內的胺基酸連接起來，就可以得到蛋白質。蛋白質的類型至少有數萬種。人類的身體由六十兆個細胞構成，所有這些細胞中都含有多種類型的蛋白質。藥物就是與這些蛋白質結合，進而發揮其作用。

細胞表面情況如圖7－3所示，細胞內部與細胞膜（磷脂雙層）上都有許多蛋白質。若只關注藥物作用部分，可以將其分為以下幾類：

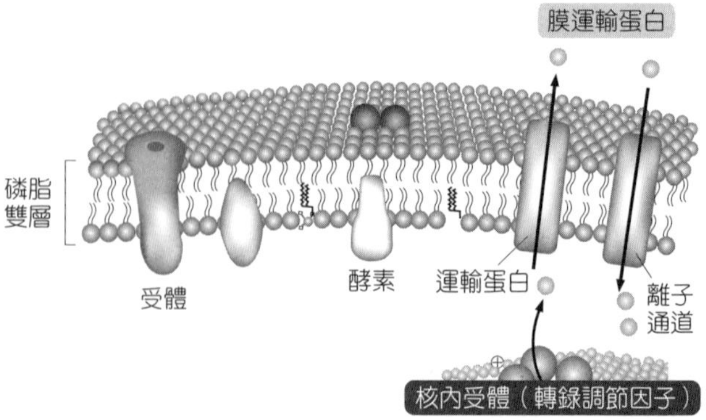

圖 7 - 3　細胞與藥物作用點

（1）受體：本來就存在於身體中的蛋白質，能與激素或神經傳遞物質等作用，多位於細胞表面。

（2）酵素：可做為化學反應之催化劑的蛋白質，多位於細胞內部。

（3）膜運輸蛋白：參與細胞膜內外物質運輸與轉運的蛋白質，必定位於膜上。包括離子通道與運輸蛋白（轉運蛋白）等蛋白質。

（4）核內受體：位於細胞核內，調節由基因生成蛋白質的過程。

那麼，對受體、酵素、膜運輸蛋白、核內受體起作用的藥物分別有多少種呢？

目前已有多種統計資料為我們所使用的藥物分類，圖7－4左側的圓餅圖是其中一個例子，圖中將四八三種藥物依作用點分

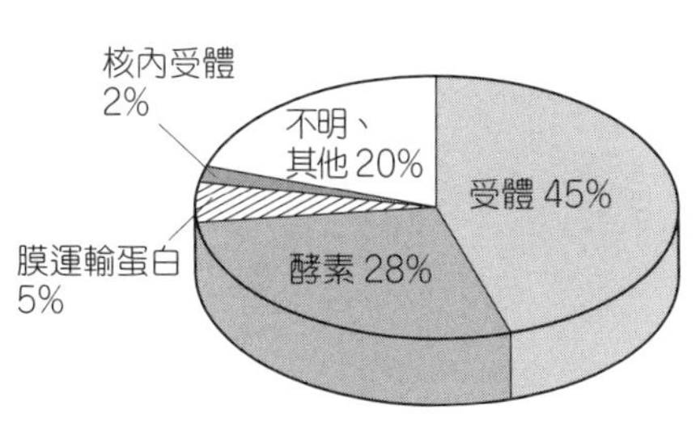

Science, **287**, 1960（2000）

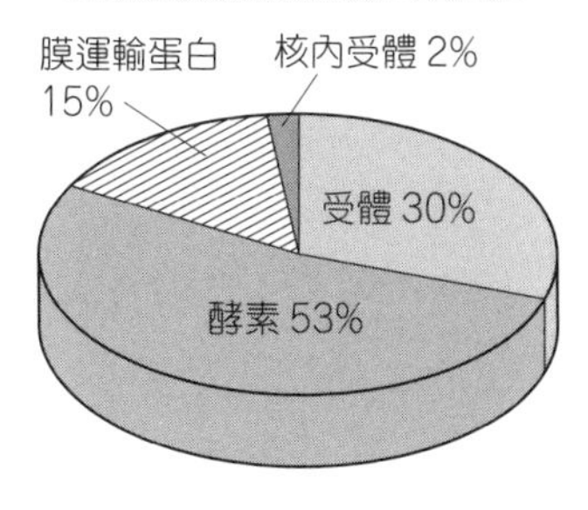

TIPS, **22**, 23（2001）

圖 7 - 4　藥物分類

類。由此圖可以知道，以受體為標的的藥物最多，占總數的四十五％；其次是酵素，約占三十％。驚人的是，還有二十％藥物的作用點仍不明，這是藥理學者仍需挑戰的領域。另外，針對膜運輸蛋白與核內受體的藥物並不多。

再來要問的是，人類基因組中可能做為藥物作用點的蛋白質有多少種？研究人員對這個問題已做了許多估算，圖7－4右側為其中一個例子。由這個統計資料可以知道，人類基因組中可做為藥物作用點的蛋白質共有六六五〇種，其中受體占三十％，酵素占五十％，膜運輸蛋白約占十五％。

比較這兩張圖，首先可以看到體內還有很多藥物標的，或許能用於治療目前尚未被研究的疾病，可做為新藥研發的參考。另外，除了目前在藥物標的比例中占據第一位的受體外，以酵素與膜運輸蛋白為標的的藥物開發也似乎很有前景。這種新藥開發方法稱做「基因體藥物開發」。

● 受矚目的新藥標的——離子通道

「基因體藥物開發」是許多大學與製藥公司目前正在挑戰的目標。其中，筆者的研究室團隊（生體功能分析領域）已將膜運輸蛋白，特別是離子通道，做為基因體藥物開發的目標並著手研究。以下將從大學研究室的角度，說明為什麼我們會選擇這個主題。如前面的圖7－4所示，作用於膜運輸蛋白質的藥物在總數中只占五％，比例較低。但如果你深入了解其內容，就會發現這些研究其實相當有特色。

表7-1 作用於膜運輸蛋白的代表性藥物

藥物名稱	作用、適應症	作用機制
利多卡因	局部麻醉、 心室性心律不整	抑制電位依賴型鈉離子通道
尼非待平	高血壓	抑制L型鈣離子通道
甲苯磺丁脲	第二型糖尿病	抑制胰臟ATP敏感性鉀離子通道
尼可朗迪	狹心症	開啟血管ATP敏感性鉀離子通道
呋塞米	利尿	抑制鈉、鉀、氯離子的共運輸蛋白
奧美拉唑	胃潰瘍	抑制氫離子幫浦

利多卡因：在牙科中，利多卡因是拔牙前注射的局部麻醉劑；而在心室性心律不整中，利多卡因則是病患瀕臨生命危險時的特效藥。它可抑制鈉離子通道（像閘門一樣的蛋白質，開啟時會使神經細胞興奮）藉此抑制神經和肌肉的興奮性。

尼非待平：高血壓藥的種類繁多，但尼非待平是全球最常用的藥物之一。它可抑制收縮血管的L型鈣離子通道，藉此放鬆血管，迅速降低血壓。

甲苯磺丁脲：第二型糖尿病是因為胰島素分泌不足而造成的高血糖疾病。這種藥物可抑制胰臟胰島β細胞的ATP敏感型鉀離子通道，藉此促進胰島素的分泌（ATP是三磷酸腺苷的縮寫。對生物體來說，ATP是種非常重要的物質，負責儲存、供應和運輸能量）。

尼可朗迪：狹心症是因為供應心臟氧氣與營養的冠狀動脈狹窄而引起的胸痛疾病。尼可朗迪可打開血管中的ATP敏感性鉀離子通道，藉此降低細胞的興奮性，並擴張血管。

呋塞米：浮腫指的是在如心衰竭、肝硬化等各種原因下，使體內器官積水的狀態，嚴重時可能危及生命。呋塞米是藥效最強的利尿劑之一，曾一度被濫用做為減肥藥。它可抑制腎臟內某種共運輸蛋白的活動，此共運輸蛋白會重新吸收鈉離子並減少尿量。抑制這種蛋白，可減緩浮腫情況。

奧美拉唑：胃潰瘍是因為胃酸分泌過多而造成。奧美拉唑可抑制名為氫離子幫浦的運輸蛋白，干擾胃酸分泌，在眾多胃酸分泌抑制藥物中，奧美拉唑的作用最為強烈而直接。

這些以離子通道或運輸蛋白為標的的藥物，作用強又迅速，而被廣泛使用。這就是選擇膜運輸蛋白做為研究目標的原因之一。

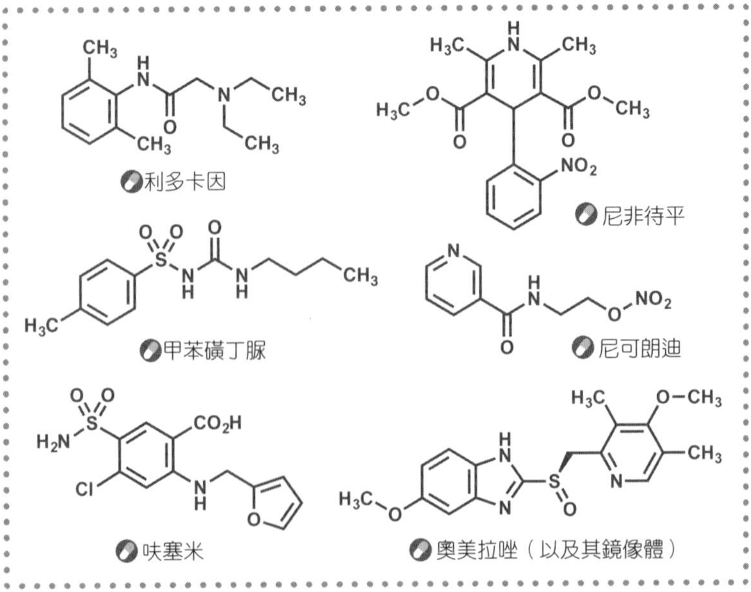

利多卡因

尼非待平

甲苯磺丁脲

尼可朗迪

呋塞米

奧美拉唑（以及其鏡像體）

圖7-5　作用於膜運輸蛋白的藥物

再者，如圖7－4所示，儘管以膜運輸蛋白為目標的藥物在過去只占了五％，但可做為藥物作用點的蛋白質中有高達十五％是膜運輸蛋白。這表示了還有大量的潛在研究目標。

不過，我們也可以從另一個角度來看這件事。如果歷史上偶然發現的藥物分布像圖7－4左側那般，那麼這張圖可能反映出了各種蛋白質「找到對應藥物的難易度」，換言之，膜運輸蛋白可能是「難以成為藥物」的目標。這種看法也不容忽視。

相比之下，受體或酵素的基礎研究已有很大的進展，但離子通道的基礎研究則尚未進展得那麼迅速。前面提到的數字可能也多少反映出了這些事實。無論如何，由於目前相關研究尚淺，膜運輸蛋白確實值得挑戰。這也是企業藥物開發與大學基礎研究的不同之處。

離子通道藥物與副作用

順帶一提，某些毒素也會以離子通道作為標的。名為河魨毒素的物質會引起呼吸困難，它與利多卡因相同，會與電位依賴型鈉離子通道的另一位置強力結合，進而抑制該通道。就某種意義上說，它們有著相似的作用。

當然，這種藥物與毒素的差別，不僅在於作用的強度。利多卡因只會選擇性的對頻繁開放的（高興奮性的）鈉離子通道產生作用，進而發揮有益健康之藥效；河魨毒素則會強烈抑制所有通道，導致最終其毒性成為主要效應。在藥物開發過程中，理解這種通道特有的機制相當重要。最理想的藥物應該只在患部發揮藥效。

此外，某些離子通道也與藥物的嚴重副作用有關。在一九九〇年代，有藥廠開發出了一種名為特芬那定的抗過敏藥。當時日本的花粉症開始受到關注，與抗組織胺藥相比，特芬那定的嗜睡副作用較少，故被醫院廣泛用於處方。

但是，特芬那定有時會引起心室性心律不整的副作用，儘管發生頻率非常低，但最壞的情況下可能導致死亡，後來藥廠主動召回特芬那定，並從市場下架。後續研究發現，這是因為該藥抑制了心臟中的一種鉀離子通道，導致了嚴重的心律不整。因為這次教訓，現在所有藥物都必須確保不會對此離子通道產生作用或是引起心律不整，這幾乎成了一項義務。

總之，並不是所有的離子通道都有益於藥物開發，從眾多基因中選擇可望做為藥物目標的基因，是相當重要的事。估計目前約有數百種離子通道的功能尚未明瞭。其中，那些僅分布於特定組織、結構相似的離子通道，我們已在一定程度上掌握其功能，未來還需要找到它們的基因並深入研究其詳細機能。近年來，已經可以透過操作或改變實驗動物或細胞的基因之基因工程，分析離子通道的功能。

● 創造新型止痛藥

前面介紹過的嗎啡，直至今日仍被視為最強的止痛藥，主要用於治療癌症疼痛與術後疼痛等劇烈疼痛。而在WHO（世界衛生組織）推薦嗎啡做為止痛藥並逐漸普及後，人們發現有一些嗎啡無法抑制的疼痛，稱做難治性疼痛。譬如，感染帶狀皰疹所引發的疼痛，或是由於糖尿病造成的神經損傷進而導致神經性疼痛等。那麼，我們是否能開發出治療這些疼痛的新型止痛藥呢？

可惜的是，從嗎啡到類鴉片受體的研究結果看來，開發以類鴉片受體為標的的優質止痛藥似乎是件困難的事。不過，筆者團隊從嗎啡的研究中得知了許多疼痛產生機制的相關知識。其中涉及了一些離子通道，可能是很有希望的目標。

舉例來說，類鴉片受體可透過抑制鈣離子通道或促進鉀離子通道來抑制痛覺訊號。那麼，直接抑制鈣離子通道的藥物，或是促進鉀離子通道的藥物，或許也能成為新型止痛藥。至少它與嗎啡的作用點不同，若能併用的話，或許能產生加乘效果。

像利多卡因這種的抑制鈉離子通道的局部麻醉藥確實是終極的止痛藥，但也會消除正常的觸覺等感覺。不過，最近研究人員發現了一種只與神經性痛覺有關的新型鈉離子通道。若有某種物質能選擇性地抑制這種鈉離子通道，就有可能成為止痛藥的候選物質。

至今，我們已知除了痛覺之外，皮膚與周圍感覺器官的受器也有許多離子通道。當我們吃辣椒時，會感覺到「辣」，但吃太多的話卻會感覺到「痛」（實際上在生理學中，「辣」並不屬於味覺）。

辣椒的成分——辣椒素能活化神經受體（TRPV1），這是鈉離子通道的一種。有趣的是，在我們覺得熱的時候，這個離子通道也會打開。英文「hot」有「辣」的意思，也有「熱」的意思，兩者在科學上的意義也相同。這些感覺的受體也是新型止痛藥作用點的候選目標，相關研究正在積極進行中。

●離子通道藥物研發待解決的問題

我們以痛覺為例介紹了離子通道藥物的目標，不過在其他各種疾病中，也可能有離子通道或膜運輸蛋白的參與，許多研究團隊正在驗證它們是否能成為藥物目標。然而，即使知道以離子通道為目標的抑制劑或促進劑可能是很好的藥，通常製造起來也不容易。另外，在製藥公司的基因藥物研發現場中，離子通道之類的膜運輸蛋白，並沒有被普遍認為是重要的藥物標的。為什麼呢？我們認為這主要有兩大原因。

其中一個原因是，酵素與受體都有原生性的配體，可以做為種子化合物（出發點），依此設計其衍生物或抑制劑。相對於此，許多膜運輸蛋白並沒有天然的高親和性配體。像辣椒素受體（鈉離子通道的一種）這樣的標的是極少且特殊的例子。也就是說，如果自然界中不存在種子化合物，過去仰賴天然生物活性物質為線索，以製造藥物的方法就不再適用。一開始可能需要先進行隨機篩選，才能找到種子化合物。

另一個原因是，酵素和受體等受質的化學反應、化學鍵結等，完全取決於其化學性質，所以可以在瓶中實驗，也能透過電腦模擬預測配體的生物活性，或者進行高速篩選（ＨＴＳ）。相對地，膜運輸蛋白涉及物質的膜運輸，除非使用活細胞，否則無法測量。這表示篩選過程需要耗費相當的心力。這麼看來，要研發離子通道藥物，需要執行的實驗（篩選）數量可能是過去難以想像的規模，才能從天文數字的化合物資料庫中找到「砂金」。

無論如何，現在就下定論說不可能仍為時過早。以下，讓我們介紹一些離子通道藥物研發的實驗技術。

在細胞中測量膜運輸

細胞通常只有幾十微米大，如果沒有顯微鏡甚至看不到它們。要定量測量某種物質從如此微小細胞的外部運輸到內部（或從內部運輸到外部）時，需先確保細胞正常「活著」。正常人類的體溫會維持在約三十六度，且有血液不斷供應氧氣與營養，我們需要人工創造這樣的環境以維持細胞生存，也就是「培養」。培養時需確保沒有微生物混入，進行無菌操作，光是這一步就已經相當複雜了。

現在有三種方法可以測量膜運輸。

（1）使用放射性元素標記運輸目標物質

（2）使用光學探針監測目標物質的增減

（3）測量膜運輸時產生的電流

第一種方法中，會使用如氚（^{3}H）、碳14（^{14}C）等放射性元素，將被運輸之有機化合物骨架中的氫或碳原子替換成放射性元素，或將被運輸的離子本身替換成放射性元素（例如^{22}Na或^{45}Ca等）。細胞運輸完這些元素後，只需分離細胞就可以知道運輸了多少。這是最基本的方法，但由於使用放射性元素的法律限制，以及只能確定運輸的累積量等缺點，該方法仍有其局限性。

光學探針是一種有機化合物，能夠與特定的離子或物質高親和性地結合在一起，且此結合會改變其光吸收波長曲線。有個著名的例子是Fura-2，這是一種在細胞內與鈣離子結合時會產生螢光波長移位的化合物。當細胞內存在這種化合物時，隨著細胞內鈣離子濃度的增減，其螢光波長的吸收程度也會發生變化。

預先將這種探針導入細胞，可以間接知道細胞內的鈣離子濃度。與前面提到的放射性元素的情況一樣，這只能測量累積量，但它非常適合用於高通量篩選（HTS），近年來已成為一種常見的篩選方法。

最後的方法也稱為電生理學，是以電學方式偵測神經細胞等細胞之興奮現象的生理學技術。從一九八〇年代開始，基因複製技術與電生理學確立了一套方法：於其他細胞中強行表現離子通道基因，以研究其功能。前面提到的類鴉片受體的細胞內機制研究，就使用了這種方法。這種方法可進行離子電流的時間序列測量，以進行最詳細的分析，但在技術上極富挑戰性，需要高超技巧，且較難獲得資料。

●電生理學的測量方法

以下要介紹兩種筆者團隊常用的電生理學實驗方法。第一種是名為「非洲爪蟾卵母細胞轉譯系統」的實驗。這種方法最初在一九七〇年左右，於英國首次發表。在一九八〇年代時才被應用於離子通道的研究，但至今仍然在進行各種改良而被廣泛使用。

這個實驗會用到源自南非的蛙類，儘管其名稱中有「非洲」二字，但這種蛙對熱非常敏感。實驗中用到的是位於雌蛙腹部的卵母細胞。卵母細胞是即將進行減數分裂的卵細胞，直徑約為一毫米，由於其體積巨大，所以可以用吸管輕鬆處理單個細胞。此外，細胞中含有卵黃可做為能量來源，故可在食鹽水等成分單純的溶液中存活一到兩週。

此外，這種細胞內部有大量的核糖體（蛋白質合成裝置），以準備受精與分裂。如果在細胞中注入做為蛋白質合成模型的mRNA，它就會根據該外來基因的指令合成蛋白質，並將膜蛋白自動插入細胞膜中。由此可知，在導入基因的實驗中，這種細胞操作起來相當方便。

透過這種人工方式表現出離子通道蛋白後，可將兩根玻璃電極插入細胞，即時測量電流。這種細胞的體積相當大，流經的電流是一般動物細胞的一〇〇倍到一〇〇〇倍，使我們能捕捉到轉運蛋白這種電流小（運輸能力較低）的膜運輸蛋白活動。

另一種實驗方法名為「膜片箝制法」，常用於動物細胞，會記錄與人類細胞大小相仿之細胞的微弱電流。這種方法也會用到玻璃電極。製作玻璃電極時，會用專用機器融化一～兩毫米粗的玻璃管後拉細，並填充能導電之離子溶液。

使用膜片箝制法時，會將電極尖端製成稍微圓潤的形狀，吸附於細胞表面（形成膜片）。多數情況下，我們會用壓力破壞膜片。順利的話，一個細胞與一根玻璃電極的電位會趨於一致，使我們能記錄流過整個細胞的電流（圖7－6）。發明這種方法的人是來自德國的內爾博士和薩克曼博士，他們也因此獲得了一九九一年的諾貝爾生理醫學獎，使這種方法聲名大噪。

雖然這些方法的實驗難度很高，且不能評估大量化合物的情況，但能精確調查離子通道的活動特性。不過，這種技術非常困難，需要相當熟練才能順利操作。近年來，有人開始開發新設備，設法將這些實驗中的測量過程機械化。筆者的團隊在大學的研究工作中，也用到了這種電生理學的測量方法，並與私營公司合作，推進自動化與機械化。

筆者團隊的其中一個目標，是讓這些高難度的研究方法更加普及、便於操作，我們相信這最終將促進離子通道藥物開發的活躍。

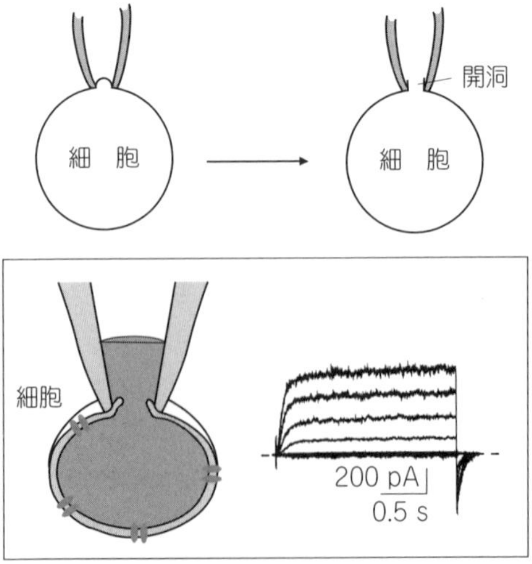

圖7-6　膜片箝制法

6 離子通道新藥的開發目標

儘管如此，離子通道新藥的開發尚未成功。目前為止，雖然已有一些具前景的「候選者」，卻還沒有藥物上市。所以前面介紹的都是「未來」的事，能否成功還需等待時間確認。

我們在大學的研究不僅是興趣，也希望能為人類和社會帶來幸福。希望人們能不再受疾病、疼痛之苦，也不會有藥物副作用的困擾，過著平靜的生活。希望能藉由科學的力量來解決這些問題。

而且，既然是用稅金做為研究經費，我們希望能進行與企業不同、更具前瞻性的研究。即使是離子通道這個在藥物開發中較不受重視的目標，也希望秉持著「欲速則不達」態度，持續不斷地研究下去，改善其不受重視的原因，相信未來一定能開發出優秀的藥物。

（文／金子周司）

8 診斷體內狀況的藥物——使用放射性化合物做為藥物

研究者製造的「藥物」十分多樣。本章中，我們將介紹使用放射線釋放的微量物質做為「藥物」的研究。這種名為放射性藥物的「藥物」，現在已成為癌症與阿茲海默型失智症等疾病之新型早期診斷方式、新型治療方式中，不可或缺的一部分。

1 在活著的情況下觀察體內狀況

各位有沒有想過要看看自己身體的內部的情況？我們可以輕易看到手或腳的外表。照照鏡子就能清楚看到自己的臉。即使是背部，也可以用兩面鏡子看到。若打開嘴巴，便能透過鏡子觀察到深處的喉嚨。但再深入一些呢？近年來，內視鏡技術發展迅速，不需承受太大的痛苦，也能查看食道、胃、大腸的狀況。

前面我們談到的都是與外界空氣接觸的部分，或是吸入之空氣流經的部位。那麼，體內更深入的部分又是如何呢？當你看向手掌時，隱約可以看到粗大的血管，但卻無法直接觀察到更細微的血管。雖然可以感受到心臟的跳動，卻無法直接看到心臟的運動狀態。近年來，X射線造影、磁振造影（MRI）、超音波造影等多種以醫療為目的的影像診斷技術已有相當大的進展，讓我們能將人體組織、器官，以及分布於全身的各種生物分子影像化（造影）。

俗話說「百聞不如一見」，英語中也有「Seeing is believing」這句諺語。比起透過各種間接的方式確認特性，如果我們能在人活著的狀態下直接看到組織器官的形狀與動作、構成它們的細胞性質，甚至是細胞內外的生物分子，便能夠更直觀的了解體內生物分子的功能。

舉例來說，即使血液檢查顯示可能患有癌症，但我們仍不知道身體的哪個部分有癌細胞，也不知道這些癌細胞有什麼特性。那麼該如何獲得這樣的生物資訊呢？

當然，我們可以透過手術直接檢查，但這對身體的負擔（侵入性）太大，並不實際。另一方面，如果能以生物成像技術，從體外直接看到癌細胞，將有助於癌症的早期診斷，並知道癌細胞在身體的哪個位置。再者，透過了解癌細胞的特性，我們可以選擇並確定適當的治療方式，所以可以說，生物成像在癌症治療中有相當高的應用價值。

在生命科學的領域中，除了能在人類活著的狀態下看到身體內部物質的生體造影技術外，還有針對腦、肝臟、心臟等器官層次的造影，以及針對構成器官的細胞層次、甚至是細胞內單一蛋白質層次等不同層次的造影技術（圖8－1）。特別是現在我們很常用「螢光造影」技術拍攝包含細胞、組織、器官以及如小鼠等小型動物的微觀影像。

另一方面，與螢光造影技術相比較為巨觀，使用放射性化合物進行的PET（positron emission tomography，正子斷層造影）以及SPECT（single photon emission computed tomography，單光子射出電腦斷層造影），則可用於人體深處的造影。

提到對人體全身的造影，首先想到的可能是X射線檢查。因為X射線對體內各組織的穿透性各不相同，故從體外照射X射線時，可以捕捉到各器官的形狀（形態造影）。雖然此形態造影能顯示器官形狀，卻無法在分子層次上讓我們看到蛋白質的活性或表現量。將生物體內分子運作視覺化的造影稱做「功能性造影」。利用放射性化合物做為藥物的PET和SPECT影像技術，即屬於人體全身的功能性造影（圖8－1）。

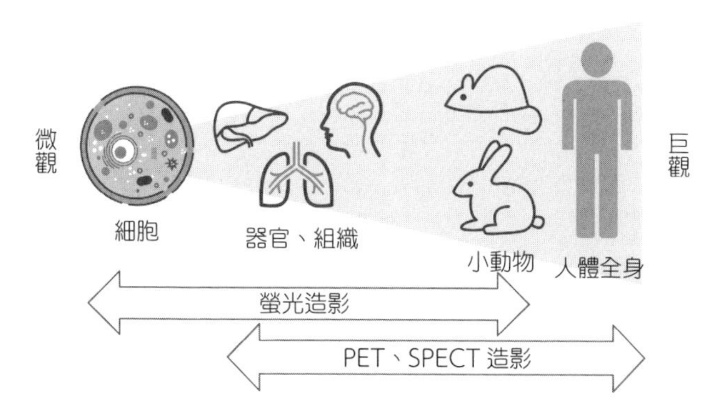

圖8-1　從細胞層次到全身層次的造影技術與拍攝對象

那麼，為什麼我們可以用PET或SPECT等技術拍攝人體全身的功能性造影呢？放射線具有非常強的穿透力，可以穿透人體。因此，若將會釋放放射線的化合物（放射性化合物）投入人體，且該化合物會與我們想觀察的體內分子（目標分子）專一性結合，那麼從體外檢測放射性化合物與目標分子結合後所釋放的放射線，便可得到體內目標分子的影像。將這個原理應用在醫療上的領域，稱做核醫學，放射性藥物對醫療造影診斷領域的發展有著相當大的貢獻。

本章中，我們將介紹以放射性化合物進行的PET和SPECT生體造影技術，並說明這些技術在癌症與阿茲海默型失智症診斷的實際應用。

2 癌症的活體造影

根據近期的統計，有半數的日本國民在一生中會得到癌症，其中三分之一的人會因癌症死亡。癌症可以說是可怕的「國民病」。診斷癌症的方法相當多，其中活體造影在目前癌症的臨床造影診斷中，扮演著重要角色。

癌症的造影技術有很多種。在這些造影診斷技術中，PET被認為可以在癌症最初階段就診斷出癌症。進行癌症的PET時，會將易聚集在癌細胞處之「含放射性核種的化合物（放射性藥物）」注入體內，然後從體外觀測、捕捉聚集在癌細胞處之放射性藥物所釋放的放射線，再將其視覺化。

現在癌症的PET檢查中，最常用的藥物是[^{18}F]FDG（[^{18}F]－2－氟化去氧葡萄糖）這種放射性化合物。這個藥物中，葡萄糖（D－葡萄糖）2號碳上的羥基，被放射性核種^{18}F取代，是化學結構非常簡單的放射性藥物（圖8－2）。已知癌細胞為了自身增殖，會比正常細胞攝取更多的D－葡萄糖。由於癌細胞無法識別D－葡萄糖與[^{18}F]FDG，所以也會攝取大量[^{18}F]FDG到細胞內。如圖8－3所示，血液中的D－葡萄糖可透過葡萄糖轉運蛋白（GLUT）進入細胞內，然後進入代謝途徑；但[^{18}F]FDG的6號碳會磷酸化並轉換成[^{18}F]FDG－6－磷酸，故不會進入癌細胞的代謝途徑。由此可知，若癌細胞繼續攝取[^{18}F]FDG，就會在細胞內累積比正常細胞內還要大量的[^{18}F]FDG。這些累積在癌細胞內的[^{18}F]FDG會釋出放射線，若從體外檢測這些放射線，便可選擇性的為癌細胞造影（圖8－4）。

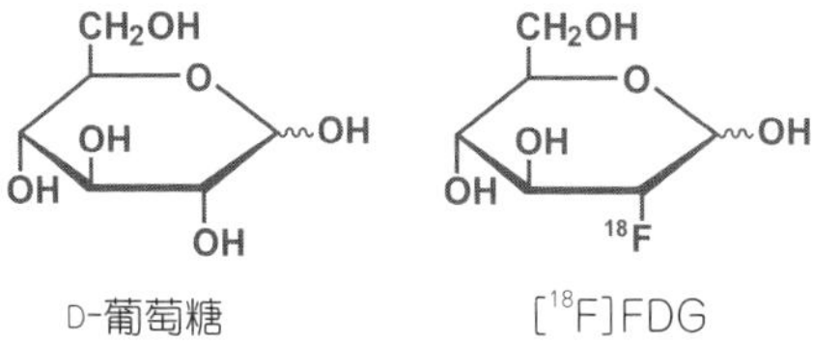

D-葡萄糖　　[^{18}F]FDG

圖8-2　D-葡萄糖與[^{18}F]FDG的化學結構

目前，[^{18}F]FDG是PET的放射性藥物中，使用最多的藥物，在癌症的臨床研究與臨床診斷上有很大的貢獻。但並不是所有癌症都能用[^{18}F]FDG進行選擇性造影。腦與心臟是體內葡萄糖代謝非常活躍的器官，因此腦腫瘤的造影相當困難。另外，早期食道癌和胃癌的檢測也是件相當困難的工作。由於[^{18}F]FDG也會在發炎部位累積，故可能有偽陽性結果。目前相關研究仍在積極進行中，希望能克服

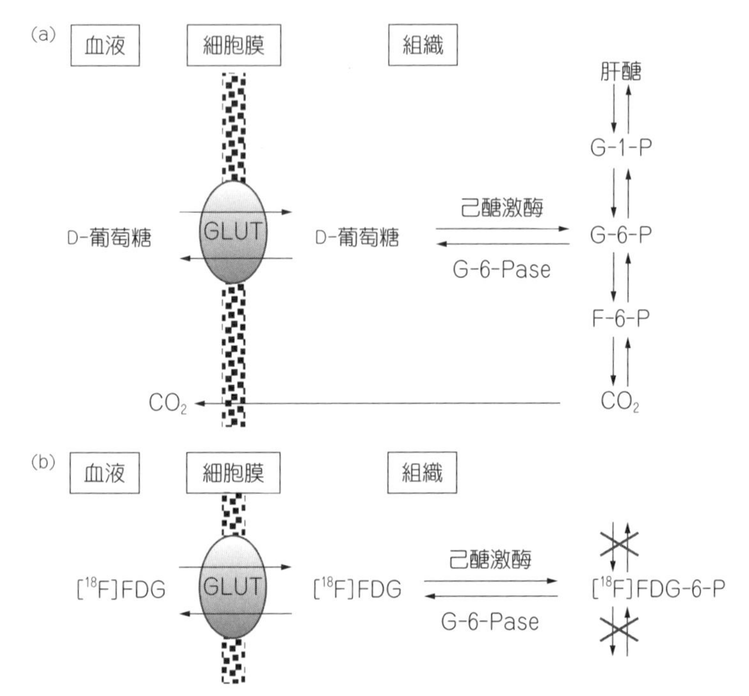

● 圖 8 - 3　生物體內葡萄糖與 [18F] FDG的代謝行為

GLUT：葡萄糖轉運蛋白，G- 6 -Pase：葡萄糖- 6 -磷酸酶，G- 1 -P：葡萄糖- 1 -磷酸，G- 6 -P：葡萄糖- 6 -磷酸，F- 6 -P：果糖- 6 -磷酸，〔18F〕FDG- 6 -P：〔18F〕FDG- 6 -磷酸。

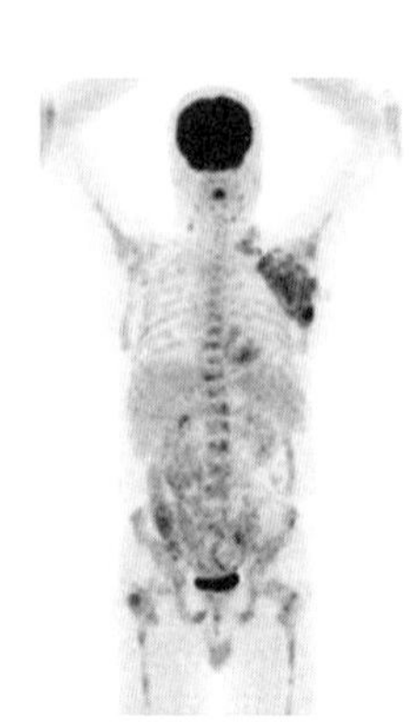

● 圖 8 - 4　於惡性淋巴瘤患者（49歲男性）投予 [18F] FDG後的全身PET造影

轉載自I. Karapolat, G. Oncel, K. Kumanlıo lu, *Mol. Imaging Radionucl Ther.*, **22**（1）, 18（2013）。

[¹⁸F]FDG的這些缺點，並開發出新的放射性藥物。另外，臨床現場也在嘗試將其與CT、MRI、超音波、內視鏡等其他造影診斷結合，以提高癌症診斷的準確性。

3 阿茲海默型失智症的活體造影

與癌症一樣，由於高齡化社會的到來，失智症患者的數量迅速增加，這是大家都相當熟悉的事實。但就目前而言，失智症還不存在有效的診斷方法與治療方法，所以人們迫切希望能開發出新方法。如果將失智症細分，可以分為阿茲海默型失智症、腦血管性失智症、路易氏體失智症等。其中，阿茲海默型失智症占了失智症約六成，是最常見的認知症。阿茲海默型失智症的原因至今仍不明，但分析患者死後的腦，可以看到腦中有兩種蛋白質的凝集塊。

一種是β類澱粉蛋白，由四十個或四十二個胺基酸組成，再形成所謂的凝集塊。另一種是神經細胞骨架的蛋白質，名為tau蛋白的凝集塊。專家認為，β類澱粉蛋白的某種功能會導致tau蛋白過度磷酸化，使細胞內累積過量的磷酸化tau蛋白凝集塊。

在阿茲海默型失智症的發病過程中，這兩種蛋白凝集塊的形成，比腦部萎縮、記憶衰退與臨床症狀更早發生（圖8－5）。目前研究團隊正積極開發新的放射線藥物，以期能透過體外造影得知這兩大病理特徵。

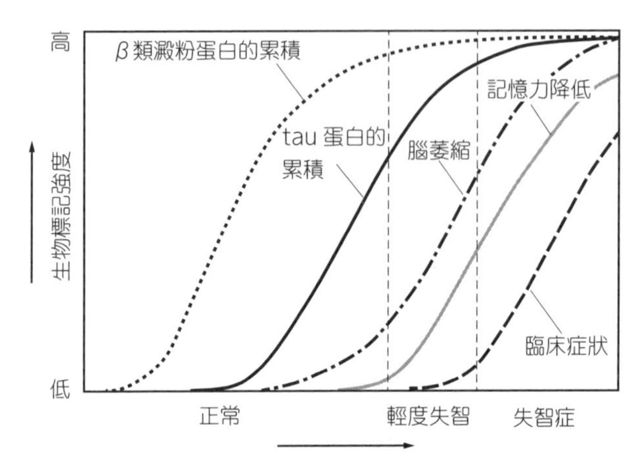

圖 8 - 5　阿茲海默型失智症的發病過程與各個生物標記的關係

改自C. R. Jack, et al，"Hypothetical model of dynamic biomarkers of the Alzheimer s pathological cascade," *Lancet Neurol.*, **9**, 119（2010）。

在阿茲海默型失智症發病的最初階段，腦中的β類澱粉蛋白的凝集塊便已開始沉積。因此，如果在造影中看到β類澱粉蛋白，應能促進疾病的早期診斷。二〇〇〇年初期開始了相關的研究，並於二〇〇四年成功使用含有放射性同位素^{11}C的［^{11}C］PIB造影，掃描腦內的β類澱粉蛋白。自此之後，［^{11}C］PIB就成了相關研究的黃金標準（圖8－6）。

如圖8－7所示，對阿茲海默型失智症患者與健康者投予［^{11}C］PIB，並以PET造影分析腦部後可以知道，與健康者相比，阿茲海默型失智症患者腦中可觀察到非常高的放射性能量，表示腦中堆積了大量β類澱粉蛋白凝集塊。β類澱粉蛋白凝集塊的生物體造影稱做「類澱粉蛋白造影」，至今已有相當多臨床研究。結果顯示，這種造影有助於阿茲海默型失智症的早期診斷；另一方面，也有許多患者的造影觀察到了β類澱粉蛋白的蓄積，認知功能卻相當正常（偽陽性）。

就目前而言，若類澱粉蛋白造影沒有觀察到β類澱粉蛋白的堆積，最多只能說受測者沒有阿茲海默型失智症，即診斷時僅能排除阿茲海默型失智症的可能性。在知道有許多偽陽性案例後，我們也了解到很難僅靠類澱粉蛋白造影確定受測者是否有阿茲海默型失智症，這已成為普遍接受的觀念。近年來，阿茲海默型失智症腦部的另一種病理變化，以tau蛋白凝集塊為對象的「tau蛋白造影」漸受矚目。

圖8-6 [^{11}C] PIB的化學結構

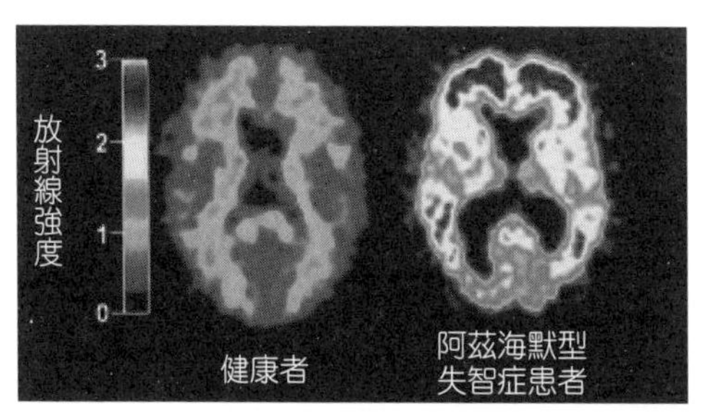

圖8-7 為健康者與阿茲海默型失智症患者投予[^{11}C] PIB後的PET造影

轉載並改自W. E. Klunk，et al，"Imaging Brain Amyloid in Alzheimer's Disease with Pittsburgh Compound-B," *Ann. Neurol.*, **55**, 306（2004）。

tau蛋白凝集塊的累積與阿茲海默型失智症的臨床症狀有非常高的相關性。tau蛋白造影被認為有助於阿茲海默型失智症的早期診斷，以及了解惡化情況，目前相關臨床研究正在積極進行中。由於「類澱粉蛋白造影」與「tau蛋白造影」能直接顯示出生物體內被認為是阿茲海默型失智症原因的β類澱粉蛋白與tau蛋白，所以這些技術也被認為有助於相關藥物的開發。

不久的將來，或許我們能利用這些造影技術，開發出新的阿茲海默型失智症診斷方法或治療方法。

4 依照不同的目標分子，選擇適當的造影方法

綜上所述，以放射性化合物做為藥物的ＰＥＴ、ＳＰＥＣＴ等造影技術，已用於幫助癌症與阿茲海默型失智症的早期診斷、藥物的藥效評估以及新藥開發的支援等。此外，雖然本章沒有詳談，但目前相關研究團隊也在積極開發用於診斷腦、心臟、肝臟、腎臟等器官的功能，以及動脈硬化、糖尿病等疾病的生體造影技術，與其技術所使用的放射性藥物（筆者也是其中之一）。

雖然我們一直在談放射性藥物的優點，但它也有缺點。如果暴露在大量放射線下，可能會有健康上的風險。因此，在使用放射性藥品進行核醫學檢查時，應該充分考慮其風險和利益。

另一方面，使用螢光做為檢測元件的螢光造影技術，則不需擔心這種放射線暴露的問題。而且，放射性同位素需在管理區域內使用，螢光造影則不需如此。因此，從放射線暴露與泛用性的角度來看，螢光造影的優勢應比核醫學造影還要大才對。但因為螢光在生物體內的穿透性較差，故難以對位於生物體深處的物質進行造影，這是螢光造影技術的一個缺點。

常有人問，核醫學造影與螢光造影哪個比較好？事實上，說哪一種造影技術較好或較差的想法都不對。每一種造影方式都有其優缺點，根據用途選擇合適的造影方式比較重要。

另外，我們應該依照造影目標分子的性質，選擇比較不受缺點影響的造影方式。生物體內存在許多與各種疾病有關的生物物質，目前許多生物物質還無法進行活體造影。我們期望未來能開發出可與這些目標分子結合的放射性藥物，並將這些藥物的活體成像技術，應用於疾病機制研究與臨床診斷研究。

（文／小野正博）

9 生物節律與現代病——活用時鐘基因進行治療

治療疾病時，不只使用的藥物，連何時給予藥物也相當關鍵。此外，長期作息不規律會讓身體健康逐漸受損，最終可能引發各種疾病。目前，已有團隊開始開發與生物節律等時間概念有關的治療藥物。

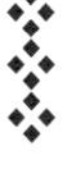

夜晚來臨時會想睡覺，清晨來臨時則會醒來，這是因為我們體內有生理時鐘。生理時鐘是生命為了適應地球每二十四小時重複一次的週期性變化，在進化過程中獲得的時間管理系統。

因為周圍環境在早上－中午－晚上之間會劇烈變化，所以身體預先改變體內的生理狀態以適應這些變化，在讓個體適應環境的意義上是相當合理的行為。除了大腦的睡眠與清醒之外，體內的激素、體溫、血壓、能量代謝狀態等，在一天之內也會有大幅度變化。即使外表看起來是同一個人，白天與夜晚的體內狀態差異卻相當大，幾乎可以說是完全不同的兩個人。

直覺敏銳的人可能已經注意到我們想講什麼了。在一天內的不同時間，疾病症狀與藥物效果也不一樣。也就是說，有些時段較容易出現某些症狀，而藥物在某些時段可能較能發揮藥效。

當個體的不規律作息干擾到體內負責調整時間的生理時鐘時，可能會引發各種疾病。

目前已有研究團隊嘗試開發一種新藥來調整體內生理時鐘。在本章中，我們將介紹生理時鐘所產生的時間，以及以此為基礎的疾病研究與新藥開發。

1 生理時鐘為生成生物節律的基因程序

由於近年來生理時鐘的相關研究有飛躍性的進展，我們已經開始了解生理時鐘產生節律的基本機制。時鐘基因表現的週期性變化，就是形成生理時鐘的關鍵。圖9－1說明了這個機制。

其中，時鐘基因中做為振盪器之*PER*的表現情況，對生理時鐘來說相當重要。以人類為例，從早晨到整個白天，正向轉錄調控因子CLOCK與BMAL1可促進*PER*的轉錄。到了晚上，白天製造的PER蛋白，會帶著負向轉錄調控因子CRY進入細胞核，抑制*PER*自身的轉錄。隨著時間的經過，當早晨再次到來時，這個抑制作用會消失，使*PER*的轉錄再次被活化，開始下一個週期。

這種自我調節式的負回饋作用，可讓*PER*的表現出現週期變化，這就是二十四小時節律的時鐘本質。這種由負回饋產生節律的機制不僅存在於人類，也可在實驗動物如老鼠、昆蟲、黴菌、植物、細菌中看到。雖然這可能難以置信，但數十億年前的原始地球上，這種時鐘系統已經存在。此時鐘與糖、蛋白質、脂肪、核苷酸等構成生物體之物質的基本代謝途徑有著密切關係。沒錯，這個時鐘系統就是地球生命體的基本原則。

2 人類的時鐘基因

人體時鐘基因的發現對醫學來說也有著重要意義。這使得原本抽象、充滿謎團的「節律」，可以視為物質的變化，即時鐘基因的表現。平時診療中提到的日夜節律，現在已經被認為是與時鐘基因有關的科學實體。

有些人到了晚上很快就會感到疲倦，無法熬夜，一旦入睡就會很早醒來，這是因為他們的「*PER2*基因」

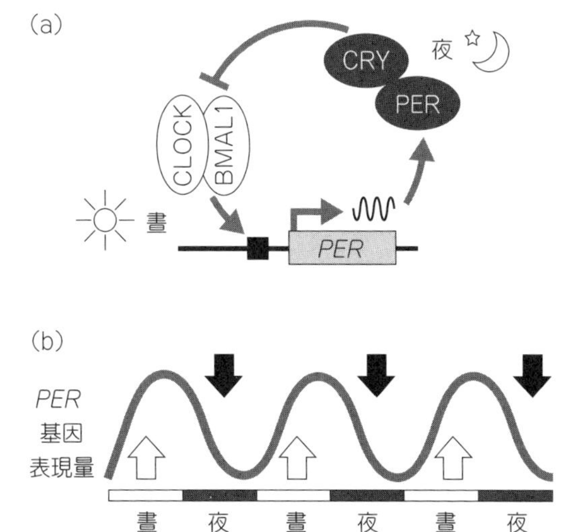

● **圖9-1　自我調節型的負回饋（a）所產生的*PER*基因的表現變化（b）形成以約24小時為週期的生物節律**

出現了突變。這個物質的存在，證明一個人容易感到疲倦並不代表他一定很自私，也不代表這個人個性有問題。

人類可依生活模式分成日型人與夜型人。一項由美國與英國團隊進行、受測者規模高達十萬人的全基因體關聯分析，確定*RGS16*基因與日型人有關。*RGS16*活躍於腦中的中樞時鐘器官。在發現人類的*RGS16*之前，筆者團隊已透過小鼠實驗得知其為清醒基因。

確實，何時睡覺、何時起床可以由意志決定。但生理時鐘其實是記錄在基因體中的遺傳物質，會在一天中自然改變，與意志無關，這一點需特別注意（圖9－2）。

這些在不知不覺中發生的體內變化，不應就這樣被忽視，而是應該積極將其用於治療，這就是我們接下來要介紹的時間藥物治療學。

3 疾病的節律與藥效發揮的節律

如果某種疾病的症狀會受生理時鐘的影響，在某些時段較容易惡化，那麼理論上我們應該能根據這個特性來最佳化投藥時間。這就是時間藥物治療學的概念。事實上，已有一些藥物指引明確指出了最佳投藥時間，譬如支氣管氣喘藥物、降血壓藥、脂質異常症治療藥、腎上腺皮質激素、利尿劑、消化性潰瘍藥、助眠藥等。

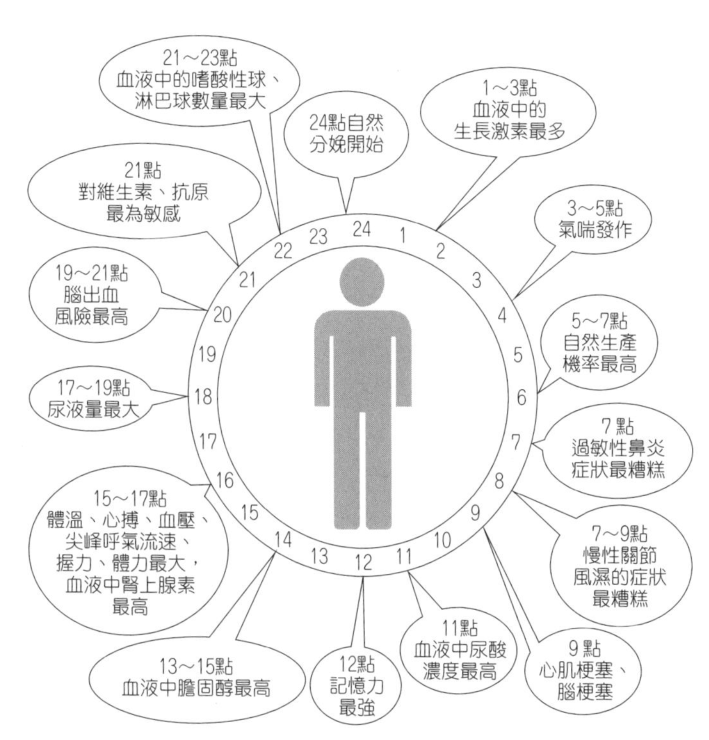

圖 9-2　統計上生理現象與各種疾病最常發生的時段

有失眠症狀的人在夜間服用助眠藥是理所當然的事，其他藥物則看似不受時間影響。但考慮到生理時鐘機制後，或許在適當時間投藥可以提升藥效。

舉例來說。一天中，從清晨到上午是心血管疾病的「魔鬼時段」，心肌梗塞、狹心症、蜘蛛網膜下出血、腦梗塞等，最容易在這個時段發生。大規模的臨床研究已證實了這點（圖 9－2）。

在諸多原因之下，高血壓患者常會出現早晨血壓急遽上升的情況，因此要特別留意。高血壓患者基本上會使用長效降壓藥，目標是能良好控制血壓。但如果早晨的高血壓情況一直持續，則會改用時間治療的概念。舉例來說，生理時鐘會促使身體在早晨活化相關神經與激素，以提升血壓；因此可在患者就寢前投予交感神經α1受體阻斷劑，或是腎素－血管收縮素系統阻斷劑等藥物，以抑制它們的作用。這不僅能抑制早晨的血壓上升（藥效最大化），還能避免在其他時間段過度降低血壓（副作用最小化）。

時間治療也會用在抗癌藥物的投予。抗癌藥物可抑制細胞增殖，但它不僅會作用於目標的癌細胞，連健康細胞也會被波及，所以如何降低副作用就是件很重要的事。骨髓細胞就是抗癌藥物副作用的目標之一。在生理時鐘的作用下，骨髓細胞於夜間休息，增殖情況較不活躍。因此，若在夜間時段投予抗癌藥（例如抑制細胞合成DNA的氟尿嘧啶等），應可降低副作用的毒性。實際上，多個臨床機構的研究報告皆指出，這種時間治療可改善大腸癌的治療效果。

支氣管氣喘等急性疾病常於夜間與清晨發作。發作時的氣管發炎會造成氣道狹窄，如果是急性氣喘發作，還會聽到呼氣時的咻咻聲。近年來，我們會用β2興奮劑與類固醇吸入劑來治療這種氣喘發作。另外，茶鹼緩釋劑則是長年以來用於預防或減輕夜間發作的藥物。茶鹼可以抑制磷酸二酯酶，增加細胞內的cAMP濃度。這提升了支氣管平滑肌的腎上腺素β受體的作用，使支氣管平滑肌舒張，進而改善症狀。然而，茶鹼的有效血中濃度範圍很窄，為每毫升八～十五微克。若超出此值，可能會出現噁心、嘔吐、頭痛等副作用；若藥物劑量太低，血中藥物濃度可能太低，無法抑制氣喘症狀。為了盡量避免這些問題，研究人員開發出了緩慢溶解的藥物，即茶鹼緩釋劑。這種藥物也適用於夜間控制氣喘症狀。

4 與生物節律有關的疾病典範轉移

前面我們一直在討論如何利用正常的生理時鐘來治療疾病，接下來要考慮的是，當生理時鐘本身功能受損時的情況。當輪班工作制或不正常的作息打亂生理時鐘時，會發生什麼情況呢？

生理時鐘功能受損時，最明顯的症狀無疑是睡眠清醒障礙。但僅只於此嗎？最近研究顯示，生理時鐘失調的影響範圍遠比我們想象中的廣泛。自從研究人員發現了哺乳動物（包括人類）中普遍存在的時鐘基因後，我們已透過基因工程，製造出缺少時鐘基因、生物節律異常的小鼠（圖9－3）。與此相關的疾病研究也突飛猛進，目前已知生物節律的異常不僅與睡眠障礙有關，也與高血壓、糖尿病、肥胖、癌症、關節炎等常見疾病密切相關。

稱其為節律疾病的典範轉移或許有些誇大，但生物節律的異常，已被認為是現代社會中許多生活習慣病潛藏的共通病因之一。

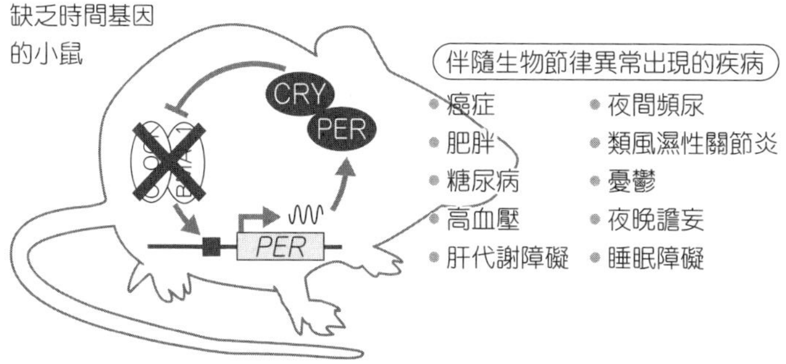

圖9-3　生物節律異常與疾病的關係

透過分析缺乏時鐘基因的基因改造小鼠，讓我們了解到生物節律異常會導致哪些疾病。

5 應用到臨床——從實驗桌到病床

你聽過「轉譯研究」這個詞嗎？它指的是將在研究室實驗桌上獲得的基礎研究成果，發展到能應用在人類診斷或治療中的技術，再將其帶到臨床的研究（圖9－4）。

舉例來說，即使透過實驗動物的研究獲得一定的研究成果，了解到新的致病機制，但要將其轉化成實際的新藥或治療方法，仍有許多需克服的障礙。不過，雖然利用生物節律異常小鼠進行的疾病研究才剛開始，尚未達到能用於新藥開發的階段，但它已開始幫助我們理解人類的疾病。

這裡介紹一個病因不明的人類難治疾病——特發性醛固酮症，此病相當具代表性。病患體內會生成過多的醛固酮激素，造成病患血壓升高。筆者團隊用缺少時鐘基因的小鼠做研究，發現了一個過去未知的原因，那就是小鼠生理時鐘會控制「醛固酮合成限速酵素」，當

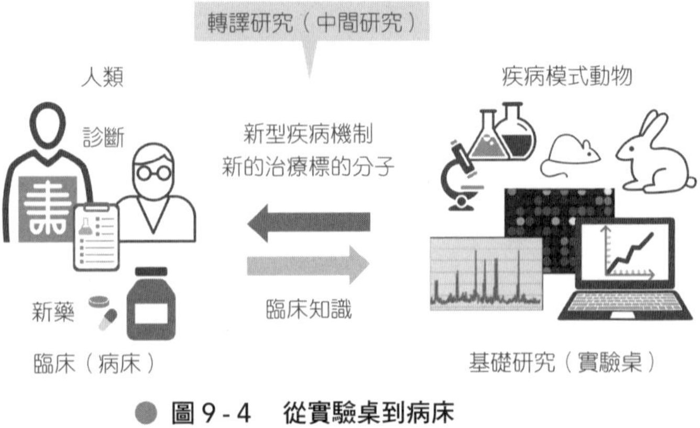

轉譯研究（中間研究）
人類
診斷
新藥
臨床（病床）
新型疾病機制
新的治療標的分子
臨床知識
疾病模式動物
基礎研究（實驗桌）

圖9-4　從實驗桌到病床

醛固酮合成限速酵素過度表現時，就會生成過多的醛固酮。

重要的是，隨著臨床應用的進展，這個在小鼠中發現的病因酵素，在人類特發性醛固酮症的患部確實表現過剩。由此可以看出，時鐘基因的基礎研究成果，或許能幫助我們開發新藥，治療那些目前病因不明的人類難治疾病。

大學藥學研究的其中一個角色是，透過在實驗桌的基礎研究，找到在病床上難以發現的疾病分子機制或是新的藥物目標分子，但這絕不是全部。將實驗桌上獲得的知識，轉化成病床上的藥物，是所有藥學家的夢想，轉譯研究是一個非常重要的課題。

6 以生理時鐘為目標的新藥

隨著愈來愈多的研究者發現生物節律的異常與疾病之間的關係，研究者開始將生物節律視為新的藥物開發領域。特別是作用於腦的中央時鐘機制的藥物，也就是為了治療睡眠清醒節律障礙而研發的中央節律調節藥，因其重要性而備受矚目。

包括人類在內的哺乳動物中，全身多種生理功能的節律皆由腦中視交叉上核這個神經核心統一調控。因此，作用於此神經核的藥物很有希望能成為調節生物節律的藥物（圖9－5）。

二〇一〇年，由武田藥品工業株式會社推出的雷美替胺，是一種作用於褪黑激素受體的藥物。褪黑激素是一種控制人類睡眠清醒週期的激素。褪黑激素在晚上的分泌量較多，但如果晚上受到光線照射，分泌量就會減少。另外，隨著年齡增長，其分泌量也會減少。雷美替胺可刺激位於視交叉上核的褪黑激素受體，補充因年齡增長或夜間光線照射而導致的褪黑激素分泌減少，並做為一種促進自然睡眠的助眠藥上市。

雷美替胺證明了針對生物節律中心的藥物開發，可以藥理性操作睡眠覺醒週期。預計未來針對中樞時鐘機制的研究將愈來愈活躍，並開發出更多生物節律調節藥物。

由小鼠視交叉上核的基礎研究結果，證明了前面提到的清醒基因（*RGS16*）、對抗時差反應的受體（V1a/V1b）及決定活動節律週期的孤兒受體（Gpr176）的存

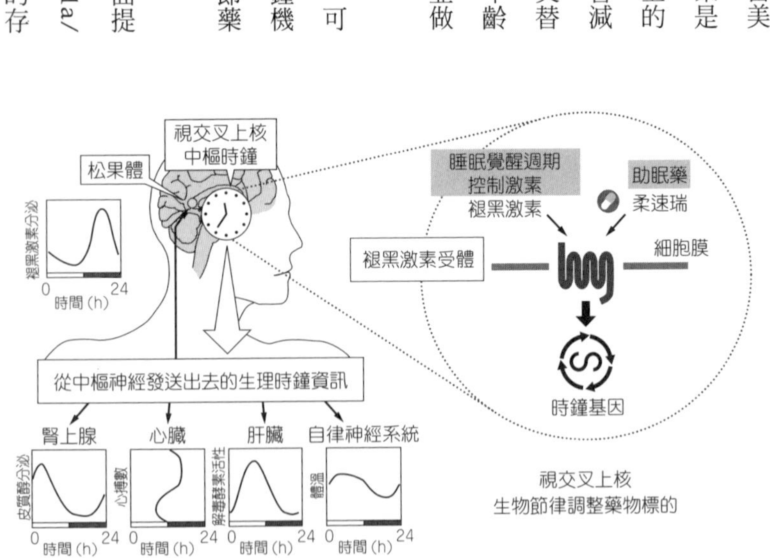

● **圖 9-5　生物節律調節藥物的目標**

視交叉上核是生物時鐘的最高中樞器官。視交叉上核內的功能分子或許能成為治療睡眠清醒節律障礙的藥物目標。

在。這些都將成為未來新藥開發的研究對象。

7 對於生物節律新藥的期望

生理時鐘原本是生命為了適應地球自轉帶來的環境變化而演化出來的基因物質。生命從古至今都依照地球的自轉規律過生活。但在科學高度發展的現代文明社會，這樣的規律卻不再通用。人們現在夜晚也可以隨時使用電力，還能隨時乘坐噴射機飛到地球的另一端。這是生命史上前所未有的劇烈環境變化。

時差、輪班工作、深夜的電視與網路娛樂，以及二十四小時營業的便利商店，都在不知不覺中打亂了我們現代人的生物節律，並成為引起失眠、生活習慣病等現代病的重要原因。

因此，我們更需要進一步理解與生理時鐘有關的健康知識，以及生理時鐘障礙所引起的疾病。如果能夠以人工方式控制生理時鐘，便有可能實現與傳統方法不同的時間治療。期待未來能開發出有新作用機制的藥物治療方法，以治療失眠以及由生物節律障礙引起的生活習慣病。

（文／土居雅夫、岡村均）

10 控制藥物巡迴身體各處──DDS追求的有效投藥

即使研究者努力找到最終藥物，若不能送達特定部位發揮藥效，那麼就毫無意義。為了確保藥物只抵達目標位置，並避免藥物到達其他地方，「藥物傳遞系統」（DDS）的相關研究正在積極進行中。

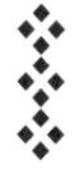

本章中，我們要談的是DDS（藥物傳遞系統）這個能控制體內藥物動態的高科技。

任何藥物在投藥後，皆需在體內巡迴，才能到達目標作用點以發揮藥效。即使抵達了目標位置，若未達到有效濃度或無法在一定時間內維持必要的濃度，也無法發揮藥效。另外，如果藥物到達了非目標位置，不僅無法發揮效果，甚至有時還可能造成副作用。DDS就是為了透過控制藥物在體內的動態，以達到最佳治療效果；現已被應用在難以控制的抗癌藥物，以及一般投藥無法達到足夠藥效的生物製劑。

此外，將尚未成為藥物標的的基因轉化成藥物的技術也備受期待。DDS是藥學研究中一個極具潛力的領域，不僅可望改善各種藥物治療效果，還可能確立新的治療方法。

1 成為藥物需跨過的門檻

藥物泛指具藥理作用，有助預防與治療疾病的化學物質總稱。藥物的種類繁多，製造方式也不同。可用人工合成技術製造（參考第2章）、從植物等天然物中萃取有效成分，還能用生物技術由大腸桿菌或細胞產生。而最近還出現基因體藥物開發這種以基因體資訊為基礎而開發的新藥，及用於基因治療的基因藥物。

以這些方法與思路製造出的化學物質，會先在試管內測試其作用。如果在此階段能證明藥效，就會成為藥物的候選物質。但在這個時間點，即使作用再優異，仍不確定它是否能成為真正的「藥物」。試管內的藥效僅為藥物對酵素或受體等目標分子之直接作用，或對含有這些目標分子的細胞直接作用下的觀察結果。

即使在試管內表現出來的作用能在人體內實現，也不保證投藥後也會發生同樣的事情。人體由約六十兆個細胞組成，從外部投予這種化學物質後，這些物質要接觸到目標分子，還需經過許多過程、跨過許多門檻。

第一個門檻是，能否將化學物質製成適合對人投藥的「形式」，並保持其藥效與試管內作用時相同。這種形式就稱為「劑型」。劑型有許多種類，包括錠劑、膠囊、注射劑等，當我們將化學物質製成適當劑型後，才能稱做「藥物」。即使發現了劃時代的化學物質，如果不能製成適用於人體，並能發揮其藥效的劑型，那麼這些新發現的寶石也會像原石一樣被擱置，變得毫無價值。

2 如何抵達目標

製成了適當劑型後，若希望藥物在人體內發揮藥效，還得在投予後保持一定濃度移動到特定的作用位置，且能在一定時間內維持足夠的濃度。這種藥物在體內的運動被稱為「體內動態」，包括吸收、分布、代謝、排泄等四個過程。

「吸收」指的是藥物進入體內的過程，例如消化道可吸收口服藥物進入血液循環中。「分布」指的是被吸收的藥物順著血流至體內各處，移動到目標與其他器官的過程。「代謝」指的是體內酵素將藥物轉化成非活性狀態的過程。「排泄」指的是藥物透過尿液等排出體外的過程。代謝與排泄這兩個過程也合稱為「消失」。

在這四個體內藥物動態過程中，對藥效影響最大的是吸收與分布。如果藥物無法進入體內，後面都不用談了；而當藥物進入血液後，藥效取決於藥物如何有效抵達目標。

這些動態過程會依據何種劑型與投藥途徑（投藥方式）而有很大的差異。藥物能以錠劑或膠囊的形式口服、以注射劑的形式靜脈注射，或是以貼片的形式讓皮膚吸收等，不同方法會使藥物有完全不同的體內動態，這將決定藥物是否有效。

目前大部分的藥物，以傳統錠劑的劑型皆能達到預期效果。口服的藥物經消化道吸收後，可在體內的目標位置發揮藥效。但是別忘了，當吸收的藥物在血液中流動時，也會分布到目標位置以外的體內各處。由於藥物會抵達全身上下，也因此導致副作用發生。

一般藥物常會選擇像是錠劑這類普通的劑型，通常不會產生問題，但也有一些例外。抗癌藥物就是典型的例子。抗癌藥物是用於殺死癌細胞的藥物，作用類似「毒藥」。當抗癌藥物散布到癌細胞時，自然會發揮其殺死癌細胞的作用；但當它散布到骨髓細胞或消化道細胞這種正在增殖的正常細胞時，也會發揮相同作用。重要的正常細胞也可能因此死亡，這就是所謂的副作用，使治療不得不中斷。

使用這類藥物時，需讓它們僅在目標區域內選擇性分布，才能達到理想的治療。普通的劑型很難實現這一點，需要特殊技術協助才行。而ＤＤＳ就是可望能夠解決這種問題的技術之一。ＤＤＳ研究有多個目的，其中最熱門的研究領域是「藥物靶定」，也就是將藥物精確送到目標區域，譬如將抗癌藥物集中到癌細胞上。

除了藥物靶定之外，另一個熱門的研究領域是「控制釋出」ＤＤＳ，這個領域在實用化方面已相當進步。這是一種可以慢慢釋放出藥物的ＤＤＳ。你可能會覺得「就這樣嗎？這很普通，根本不算高科技吧？」，但這其實是非常有用的ＤＤＳ（參考專欄①）。

為了讓藥物發揮藥效並減少其副作用，需確保藥物在投藥後，在一段時間內能維持適當的血中藥物濃度。

如果濃度過低，藥物不會見效；濃度過高，則可能產生不良影響。因此，需讓濃度在一段時間內保持在適當的範圍內。一般口服藥往往難以達到這一點，這就是為什麼我們常會看到「一天三次，飯後服用」的用藥指引。像這類藥物若沒有按時服藥就會影響藥效。但如果是控制釋出藥物，就比較不需要顧慮服藥頻率。控制釋出藥物除了口服藥，還包括外用貼片與注射劑等多種形式，這些都是身邊的DDS。你可能已使用過這類產品。

專欄① 每半年只需投藥一次的藥物

日本武田藥品工業株式會社開發了一款注射用控制釋出製劑，名為柳菩林（成分名：leuprorelin acetate），這是一款DDS的熱門產品（在全球約八十個國家銷售，二〇一三年度的營業額為一二四三億日圓）。這款藥物的有效成分為促性腺素釋素（LHRH）衍生物，並使用合成高分子製作的微囊做為封裝載體，主要用於前列腺癌治療。一次投藥就能持續發揮一個月（四週）或三個月（十二週）的長期藥效，是高性能的DDS。最近甚至還開發出了能持續六個月（半年）的製劑，已在歐美上市銷售。

通常在投藥時，做為有效成分的LHRH衍生物可促進性腺功能，但持續性投藥會造成受體水準下降（細胞膜上的受體數量減少）的現象，出現完全相反的作用，即抑制性腺功能。研究團隊成功用控制釋出的DDS技術，使藥物發揮適當藥效，並成為銷售至全球的前列腺癌藥物。

3 透過DDS瞄準藥物目標——藥物靶定

將藥物選擇性地送至目標區域的DDS，就是所謂的藥物靶定。有很多方法可以實現藥物靶定，但目前相關研究最多的方法，是使用能識別目標的藥物「載體」。

接著用「導彈」與「匿蹤戰機」的概念，說明如何建構抗癌藥物的載體，達到藥物靶定這個目標。

●針對癌細胞的「導彈療法」

癌細胞表面有正常細胞所沒有的特定抗原。抗體可專一性識別抗原。若將抗癌藥物與能識別癌細胞抗原的抗體結合在一起，就能使藥物精準攻擊癌細胞。這就是所謂的「導彈療法」，是最有用的DDS技術之一（圖10－1）。但事實上，從人們想到這個概念之後，花了約一〇〇年的時間才實現。

一八五四年於德國出生的P．埃爾利希，是十九世紀末到二十世紀初期時，為免疫學發展奠定基礎的著名病理學、細菌學、免疫學學者。他提出了名為「埃爾利希側鏈說」的學說，並有多項研究成就。一九〇八年，他因免疫相關的研究成果而被授予諾貝爾生理醫學獎（參考專欄②）。

專欄② 埃爾利希與日本人

埃爾利希是著名的細菌學家柯霍的學生，但實際上他與日本研究者的因緣相當深厚。因研究破傷風菌而聞名的北里柴三郎也是柯霍的學生，所以埃爾利希與北里柴三郎是師兄弟。因發現赤痢菌而聞名的志賀潔曾是埃爾利希的學生，並在一九〇四年時，與埃爾利希一起發現了可有效治療錐蟲病的「trypanrot」。另外，一九一〇年，秦佐八郎與埃爾利希一起發現了治療梅毒的特效藥「灑爾佛散」。在一〇〇年前，日本人便與德國人共同進行了如此驚人的研究。

在他提出著名的「埃爾利希側鏈說」時，還有一些地方未能完全解釋，後來隨著我們逐漸了解免疫多樣性，才能解釋這些事項。一九八七年，利根川進博士因為對抗體多樣性的遺傳學解釋，獲得了諾貝爾生理醫學獎。可以說日本人花了幾十年的時間，終於解開了埃爾利希時代留下的謎團。

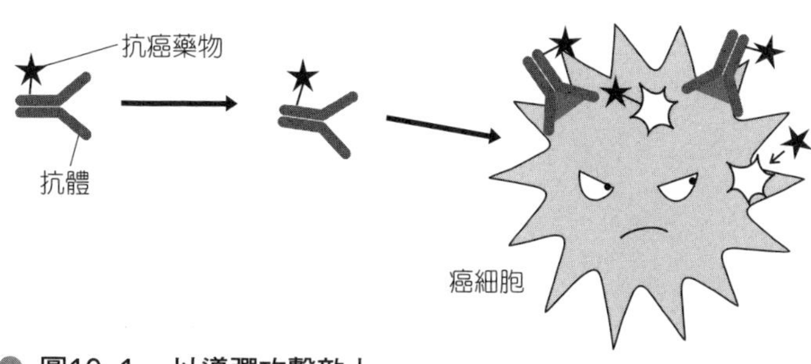

圖10- 1　以導彈攻擊敵人

如今，埃爾利希側鏈說已是教科書中的著名學說，但當時因為知識不足，有很長一段時間並沒有被學者們接受。此一學說認為，細胞表面存在能與各種物質結合的受體（側鏈）。當毒素等外來的物質進入身體時，細胞會釋放這些側鏈到體液中，與外來物質結合以保護身體。這些被釋放的游離側鏈相當於抗體，可藉由抗原抗體反應，讓生物體具備一定的防禦機制，對抗各種外來物質。

這個觀點預言了後續研究中提出的「株系選擇說」；但在這個假說中，需先準備好能應對大量不同物質的側鏈才行，當時還不清楚細胞如何做到這點。不過，現在已有充分證據可以解釋這種免疫多樣性。毫無疑問的是，埃爾利希是一位能洞察事物本質的優秀學者。二〇〇四年九月，為紀念埃爾利希誕生一五〇周年，德國紐倫堡舉辦了全球埃爾利希大會，吸引了來自全球各地超過一〇〇〇名研究者參加。他在一九〇六年出版的著作中提到了以下觀點：

「（若使用）對某一特定器官有親和性的抗體……那麼這些抗體或許能做為運輸工具，將有效的治療物質送達該器官。」

這表示埃爾利希在一〇〇多年前，DDS技術還未成形的情況下，就預言了現在因DDS技術而被認為是理所當然的「導彈療法」——使用抗體做為藥物的運輸工具。但儘管埃爾利希有這種先見之明，要實現導彈療法仍是一條漫長道路。

其中一個突破是單株抗體的大量生產技術。過去當人們想要生產抗體時，通常會注射抗原至實驗動物體內，引起B淋巴細胞的防禦反應，再從實驗動物的血清中萃取出抗體。但這種方法產生的抗體有許多種類，分別能識別抗原的多個部分，故抗體的細微結構並不相同，生產出來的產品也不完全相同。這種抗體叫做多株抗體。而且，除非使用大量的動物，否則很難生產出足夠多的抗體用於藥物靶定。

解決這個問題的是德國免疫學家G．J．F．克勒與英國免疫學家C．米爾斯坦。他們在一九七五年發明了一種方法，在注射抗原至小鼠體內後，取出製造抗體的B淋巴細胞，再將它與一種可無限增殖的癌細胞——骨髓瘤融合，得到融合瘤。接著從許多融合瘤中，選出單一種類（單株）的融合瘤，以製造能只與目標抗原結合的抗體。

這種方法能製造出名為「單株抗體」的單一種類抗體。而且，因為融合瘤細胞可以無限增殖，故只要繼續培養使其增殖，就能從培養液中獲得大量單株抗體。克勒與米爾斯坦因這項成就而獲得一九八四年的諾貝爾生理醫學獎。

隨著這項技術的確立，單株抗體的製造變得容易許多。於是在一九八〇年代，科學家們紛紛投入「導彈療法」的研究。他們認為，只要在抗體裝上含有藥物、毒素或放射性物質的彈頭，然後朝著癌細胞「發射」，就能在不傷害正常細胞的情況下消滅癌細胞。所有的科學家們都抱持著如此的期望。

然而，這些期望很快就落空了。因為使用的是由小鼠細胞製成的小鼠單株抗體，當我們將這些抗體注入到病人體內時，會被視為異物。諷刺的是，人體自行產生的抗體還會排斥這些注入人體的單株抗體，這不僅抹消了單株抗體的效果，還可能引發過敏反應。因此，這方面的研究逐漸趨緩。

不過在那之後，仍有人持續腳踏實地的研究。在這些研究者的努力之下，改進了初期老鼠抗體的缺點，開發出老鼠與人類的嵌合抗體以及人類化抗體（圖10－2）。這些技術重新激起了人們開發單株抗體藥物的熱情。

現在已有許多抗體藥物商品化（表10－1）。就這樣，在經過許許多多研究者的努力後，終於在距離埃爾利希做出預言的約一〇〇年之後，人類享受到了單株抗體藥物的恩惠。

然而，目前市面上大多數的單株抗體藥物，都是單獨使用抗體即可發揮藥效。也就是說，這就像是使用沒有裝上彈頭的空包導彈來攻擊病灶。至今，用於攻擊癌細胞的抗體藥物中，只有三種抗體是與有毒物質結合，以及一種與放射性物質釔90（^{90}Y）結合的 ibritumomab，總共只有四種藥物有配備彈頭，可瞄準癌細胞攻擊。

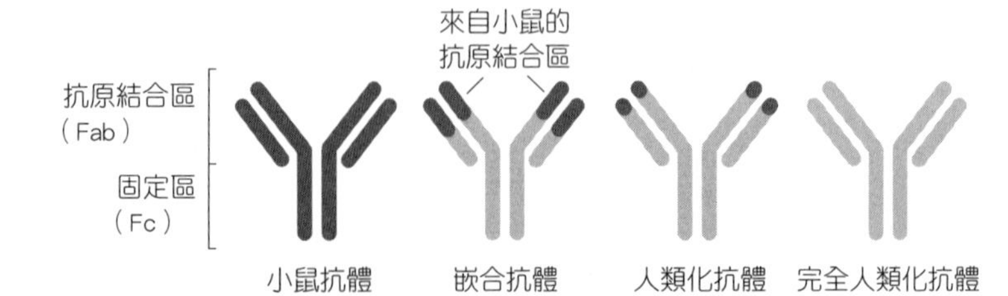

圖10- 2　單株抗體的種類

表10-1　日本銷售中的單株抗體藥物

上市年份	類型	成分名稱	商品名稱	適應症	目標分子
●癌症					
2001年	嵌合抗體	rituximab	Rituxan	B細胞性非霍奇金氏淋巴瘤	CD20
2001年	人類化抗體	trastuzumab	Herceptin	轉移性乳癌	HER2
2005年	人類化抗體（卡奇黴素修飾）	gemtuzumab ozogamicin	Mylotarg	急性骨髓性白血病	CD3
2007年	人類化抗體	bevacizumab	Avastin	結腸、直腸癌	VEGF
2008年	小鼠抗體（^{90}Y標識）	ibritumomab tiuxetan	Zevalin yttrium	B細胞性非霍奇金氏淋巴瘤	CD20
2008年	嵌合抗體	cetuximab	Erbitux	結腸、直腸癌	EGFR
2010年	人類抗體	panitumumab	Vectibix	結腸、直腸癌	EGFR
2012年	人類化抗體（改動糖鏈）	mogamulizumab	Poteligeo	成人T細胞白血病淋巴瘤	CCR4
2013年	人類化抗體	pertuzumab	Perjeta	乳癌	HER2
2013年	人類抗體	ofatumumab	Arzerra	慢性淋巴性白血病	CD20
2013年	人類化抗體（美登素修飾）	trastuzumab emtansine	Kadcyla	轉移性乳癌	HER2
2014年	嵌合抗體（MMAE修飾）	brentuximab vedotin	Adcetris	霍奇金氏淋巴瘤、全身未分化大細胞淋巴瘤	CD30
●免疫					
1991年	小鼠抗體	muromonab-CD3	Orthoclone OKT3	腎移植後的急性排斥反應	CD3
2002年	嵌合抗體	infliximab	Remicade	類風濕性關節炎	TNF-α
2002年	嵌合抗體	basiliximab	Simulect	腎移植後的急性排斥反應	CD25
2002年	人類化抗體	palivizumab	Synagis	RS病毒感染	RSV protein F
2005年	人類化抗體	tocilizumab	Actemra	類風濕性關節炎	IL-6R
2008年	人類抗體	adalimumab	Humira	類風濕性關節炎	TNF-α
2009年	人類化抗體	omalizumab	Xolair	支氣管氣喘	IgE
2010年	人類化抗體	eculizumab	Soliris	陣發性夜間血紅素尿症	補體C5
2011年	人類抗體	ustekinumab	Stelara	乾癬	IL-12/IL-23
2011年	人類抗體	golimumab	Simponi	類風濕性關節炎	TNF-α
2011年	人類抗體	canakinumab	Ilaris	Cryopyrin相關週期性症候群	IL-1β
2012年	人類化抗體（PEG化低分子抗體）	certolizumab pegol	Cimzia	類風濕性關節炎	TNF-α
2014年	人類化抗體	natalizumab	Tysabri	多發性硬化症	α4 integrin
●其他					
2009年	人類化抗體（低分子抗體）	ranibizumab	Lucentis	老年黃斑部病變	VEGF
2012年	人類抗體	denosumab	Ranmark、Pralia	骨質病變、骨質疏鬆	RANKL

至2014年4月4日。參考並改寫自日本國立藥物食品衛生研究所 生物藥品部調查結果。
（http://www.nihs.go.jp/dbcb/mabs.html）

抗體藥物不僅被認為是癌症治療的新星，也被視為治療其他疾病的希望。但做為藥物載體而言，目前仍是個不夠成熟的工具。埃爾利希的夢想只實現了一部分，DDS研究還有很大的發展空間。

我們剛才談到，能識別目標的單株抗體可做為藥物載體，用於藥物靶定中發揮作用。那麼，如果不能識別目標，是不是就不能用於藥物靶定呢？並非如此。使用有專一性識別能力的載體（譬如抗體）積極識別目標的藥物靶定，稱做主動靶定（active targeting）。

相對於此，即使載體本身並不具有積極的親和性，也可以利用生物體對載體的處理方式進行藥物靶定。這種仰賴身體機制協助的藥物靶定，稱做被動靶定。

接下來，讓我們同樣以抗癌藥物為例，談談藥物的被動靶定。

●悄悄接近，攻擊癌細胞

癌組織的某些特徵與正常組織完全不同（圖10－3）。舉例來說，相對於正常組織，癌組織的血管壁結構非常鬆散，即使是大分子物質也能輕易通過。另外，正常的細胞有一個名為淋巴系統的組織用於篩選物質，但癌組織幾乎沒有淋巴系統或者淋巴系統並不發達。

因為這兩個特徵，大分子物質會傾向分布在癌組織中，並長期停在那裡。這被稱為EPR效應（enhanced permeability and retention effect）。因為癌組織的血管通透性與組織內滯留性較大，才會造成這個效應。

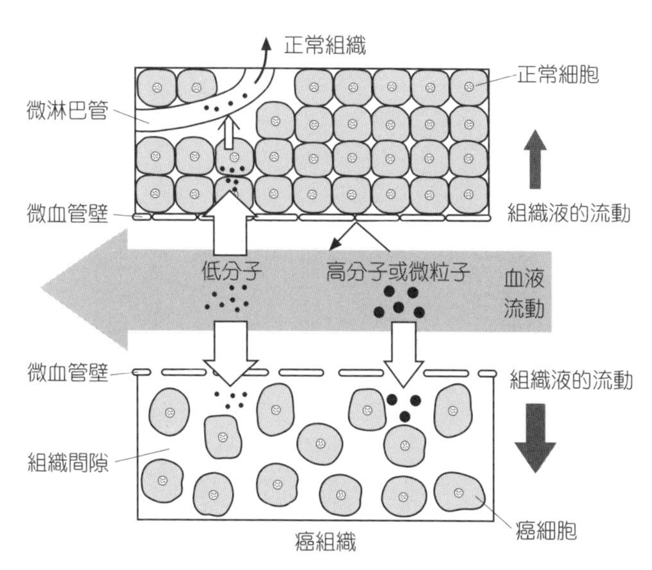

圖10-3　正常組織與癌組織的差異

低分子（分子量較小）的抗癌藥物會無差別攻擊正常組織與癌組織，但因為有這個EPR效應，若使用較大的物質做為抗癌藥物的載體，便較容易運送到癌組織。這就是癌組織的被動靶定原理。

目前已有許多抗癌藥物以這個原理為基礎，使用高分子或微粒子做為載體，透過這種DDS運送藥物。日本開發的SMANCS（成分名稱為zinostatin stimalamer）是一種DDS製劑，可結合抗癌藥物「新抑癌素」與「苯乙烯－馬來酸酐共聚合物」，並使其分散於名為lipiodol的油性造影劑中。一九九五年，這種製劑獲得了肝癌治療藥物的藥證。由於lipiodol為油性微粒子，在EPR效應下會長時間停留在癌組織中，故從癌細胞增殖的上游血管注射SMANCS後，散布其中的抗癌藥物會慢慢釋出，持續集中攻擊癌細胞。

SMANCS是一種局部注射型的DDS，但也有人開發出透過靜脈注射達到全身性投藥的被動靶定DDS。在這種情況下，藥物注射後需長時間停留在血液中，才能將藥物充分送達到癌組織，因此DDS需設計成容易在血液中滯留。代表性的例子包括使用名為微脂體（liposome）的脂質膠囊狀微粒載體，於其中裝載抗癌藥物的DDS。裝載抗癌藥物道諾黴素的Daunosome和裝載了阿黴素的Doxil於一九九五年獲准於歐美上市。Doxil也在二〇〇七年一月獲准於日本上市。

肝臟與脾臟內還有一種名為網狀內皮系統的細胞組織，可處理老化細胞與外來異物。當微脂體等微粒經靜脈注射進入體內時，這些細胞會迅速察覺到這些較大異物並立即吞噬，故這些微粒會迅速從血液中消失。為了避免這樣的情況，研究人員會特別設計微脂體載體的粒子大小與脂質組成。其中，Doxil表面塗布了聚乙二醇（PEG）這種高分子，使載體周圍形成一層水，更難被吞噬細胞發現。

這種設計有點像隱形戰鬥機。隱形戰鬥機的機體表面因為塗布了可吸收電波的物質，所以不會被敵人雷達發現，因此這種有PEG塗布的微脂體被稱做「隱形微脂體」。也因為它能偷偷接近敵人而不被發現，而稱其為「忍者微脂體」。

除了癌組織，大分子物質也容易從受損血管或發炎部位流出，並吸引具有吞噬功能的發炎細胞聚集。因此，我們也能用類似EPR效應的原理，以微粒子載體進行被動靶定，將相關藥物送至該處。

一九八八年，日本核准上市的靜脈注射用前列腺素E1製劑是由名為脂微球的脂質微粒做為載體，裝載藥物的DDS。長年來以商品名Paxus與Liple販售，用於治療慢性動脈閉塞與缺血性病變的藥物靶定治療。

另外，棕櫚酸地塞松的脂微球製劑Limethason可做為治療類風濕性關節炎的藥物。抗真菌劑雙性黴素B的微脂體製劑AmBisome，也是一種以相同機制治療由感染造成之發炎部位的被動靶定型DDS，於一九九〇年獲准上市，主要在歐美臨床上使用。AmBisome也在二〇〇六年四月獲得了日本上市許可。

奈米尺寸的世界與DDS

近年來，我們常聽到「奈米技術」這個詞，DDS也可說是奈米技術的應用。用於描述微小物體的「微」（micro-，μ），代表10^{-6}（一〇〇萬分之一）；而「奈」（nano）則是10^{-9}（十億分之一）。一微米是相當於一公尺的一〇〇萬分之一，一奈米則是一公尺的十億分之一。體內的藥物就是在微米世界與奈米世界之間發揮藥效，而DDS就是用來控制這整個過程的工具。

由前面藥物靶定的討論，我們已經知道，載體大小（尺寸）對其在體內的行為有很大的影響。以下將依尺寸為載體分類，並說明各尺寸載體與身體間的關係。圖10－4列出了生物或生物體內物質的大小，以及藥物或載體的大小，並進行比較。

我們體內各個器官都透過血管彼此相連。流入器官的血管稱為動脈，從器官流出的血管則稱為靜脈。而在器官內部，血管會細分成非常細小的管道，形成網狀結構。這些非常細小的血管被稱為微血管。

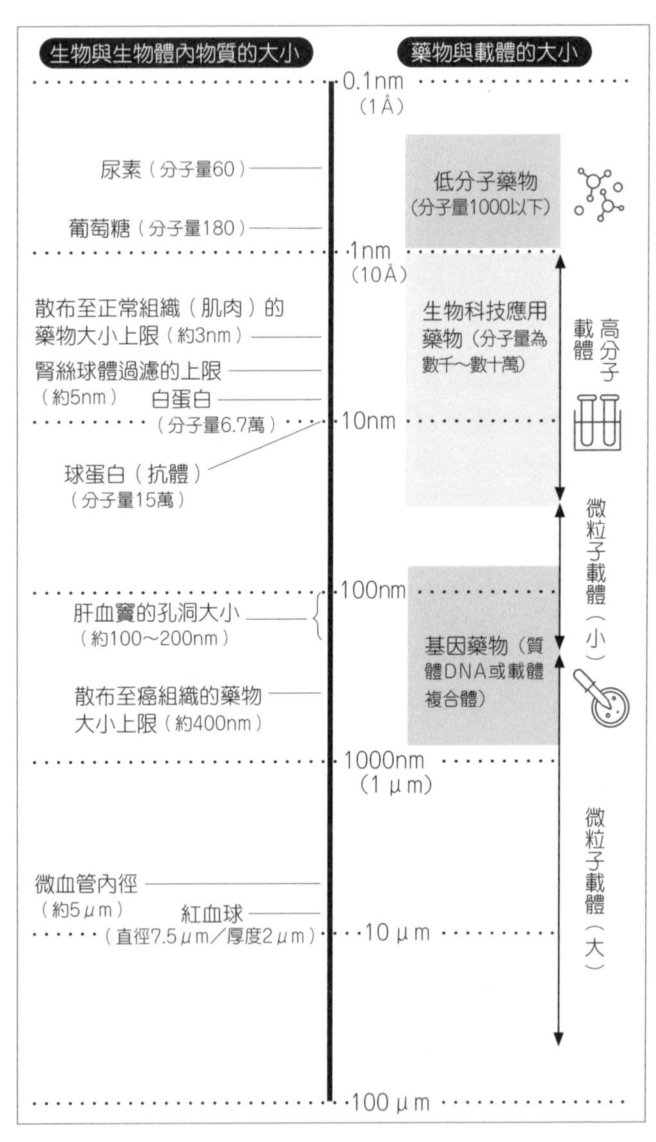

● 圖10-4　生物體與藥物大小的比較

血液中所攜帶的氧氣、營養物質，以及藥物與載體，主要透過這些微血管散布至全身。如前所述，癌症組織可以讓較大的物質進入，因為其微血管通透性非常高。根據癌症的類型與位置，通透性也不一樣，但在老鼠的癌症模型中，有數據顯示癌細胞組織可以讓約四〇〇奈米大的微脂體進入。

而在正常組織中，不同器官的通透性也有所不同。以肌肉組織為例，常用來測試血管通透性的物質——菊糖（分子量五〇〇〇）幾乎無法通過肌肉組織，只有約三奈米大的物質能進入。這種差異就是癌症組織發生EPR效應的原因。

各種器官的微血管內徑大約都是五微米。血液中最多的紅血球，直徑約七．五微米、厚度兩微米，呈中央凹陷圓盤狀，扮演著運送氧氣到組織的重要角色。紅血球的大小剛好勉強可通過微血管，且由於其柔軟有彈性，能稍微變形因而可於血管內流動。此時的紅血球會進行氣體交換的任務——將與紅血球內部血紅素結合的氧氣送進組織，同時接收組織送出的二氧化碳，是「氧氣的運輸者」。紅血球的尺寸，可以說是「能順著血液自由移動到身體各處的最大尺寸」。

同樣存在於血液中的血清蛋白如白蛋白（分子量六萬七〇〇〇）與球蛋白（分子量十五萬）等，比紅血球小得多，大小介於數奈米～十奈米之間。身體的重要能量來源——葡萄糖（分子量一八〇）則更小，通常會用表示一〇〇億分之一米的埃（Å）來描述這種小型物質的尺寸。

抗癌藥物與多數其他藥物通常是分子量只有幾百左右的低分子物質，只比葡萄糖大一些。這種小型抗癌藥物容易散布到身體的每個角落，進而產生副作用。因此，如果使用高分子或微粒等比抗癌藥物大得多的物質做為載體，就可以利用EPR效應，被動靶定至癌症組織。

4 應用DDS，使生物製劑發揮藥效

● DDS在C型肝炎治療中的優勢

C型慢性肝炎是由C型肝炎病毒（HCV）感染引起的肝臟炎症，會持續損壞細胞，降低肝臟功能的疾病。隨著年齡的增長，發病風險會逐漸增加，感染後的二十～三十年內，約有三成病患會轉為肝硬化，三十～三十五年內會轉為肝癌。日本目前估計有一〇〇萬至二〇〇萬名C型肝炎感染者，嚴重到可稱為「國民病」。

雖然最近已開發新的口服藥物，但在HCV感染者的治療中，Peginterferon注射劑多年來一直是「主角」，有著優異的療效。事實上，這是一種將生物製劑的干擾素與高分子PEG（聚乙二醇）結合的DDS。

如圖10－5所示，透過與PEG的結合，可改善血中濃

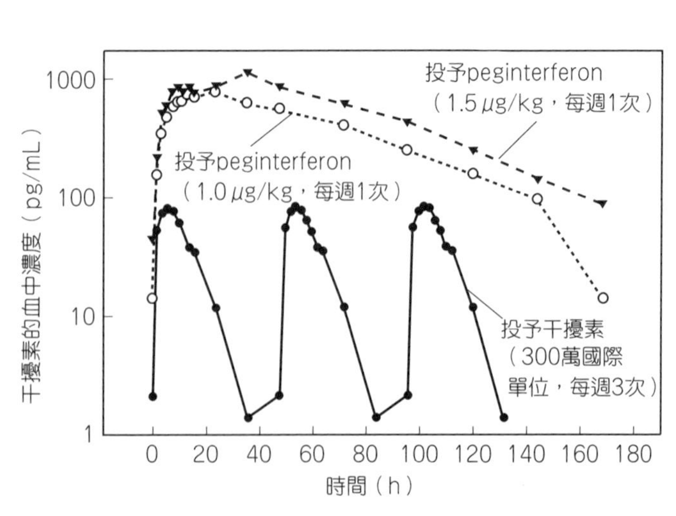

● 圖10-5　干擾素與peginterferon的血中濃度比較

度濾降的情況，藥效更加持久。使原本需要每週注射三次的治療，現在只需每週注射一次即可，副作用也跟著降低，不需中斷治療以避免副作用，使病患能進行長達約一年的長期治療。

● 提升身體內原有物質的數量，以做為藥物——生物製劑

干擾素原本是一種在病毒感染等情況下，生物以防禦為目的而在體內生成、被稱為細胞介素的蛋白質。除了干擾素外，目前臨床上也會使用多種具生物活性的蛋白質做為藥物，以維持體內恆定性，或者保護身體免受外來侵害。

體內的這些蛋白質原本相當微量，很難將它們轉化為藥物。但隨著基因工程技術的發展，我們已可用大腸桿菌大量生產這些蛋白質，稱做生物技術應用藥物（生物製劑）。

人類胰島素是基因重組技術第一個商業化的生物製劑，一九八二年於美國上市（參考第1章）。在這之前，藥物主要來自化學合成，或包括生物合成在內的天然物（以前的胰島素會從豬的胰臟中萃取）。確立基因重組技術後，人類便能用大腸桿菌來大量製造體內的生物活性蛋白質（當然是人類型蛋白質）。從那時起，包括干擾素β、干擾素γ、白血球介素等抗癌劑，以及紅血球生成素、G－CSF、M－CSF等造血藥物在內的多種蛋白質，皆被製成藥物上市，一直延續至今。

●小型生物製劑的重大變革

目前新型生物活性蛋白質藥物陸續上市，但效果仍不夠理想。由於大多數蛋白質在投藥後會迅速從血液中消失，因此需要多次注射，需要繼續改進。另外，身體會將這些蛋白質視為異物，也是一個問題（體內會產生抗體，使藥物失去藥效）。

投藥後蛋白質迅速消失的原因有很多，但最直接的原因是蛋白質的分子量太小，很快就會經尿液排出。干擾素有α型、β型、γ型三種，分子量大約在兩萬左右。胰島素的分子量也只有約六〇〇〇，其他生物活性蛋白質的分子量大多也在三萬以下，這樣的大小在經過腎臟過濾後，會迅速以尿液形式排出（參考圖10－4）。

要如何防止這種情況呢？其實很簡單，就是讓蛋白質變大。將其他高分子附加到蛋白質上（稱做生物共軛）即可。若分子尺寸超過白蛋白，就不會被濾掉。

許多高分子可用於生物共軛，但最適合的是合成高分子PEG。如前所述，PEG可用於修飾分子表面，形成隱形微脂體。以化學方式將PEG與蛋白質連接在一起後，分子會變大，減少被腎臟過濾掉的機會。這個簡單的機制，可延遲藥物從血液中消失的時間（圖10－6）。

而且，因為有隱形效果，故同時能預防藥物被網狀內皮系統捕食，並避免被蛋白質分解酵素攻擊。總之，PEG的修飾是很大的幫助。正如先前提到的，藥物靶定是積極讓藥物分布到特定器官的DDS方法。而限制分布範圍、抑制藥物消失，以維持藥物在血液循環中濃度的生物共軛，也可以視為廣義上的藥物靶定DDS。

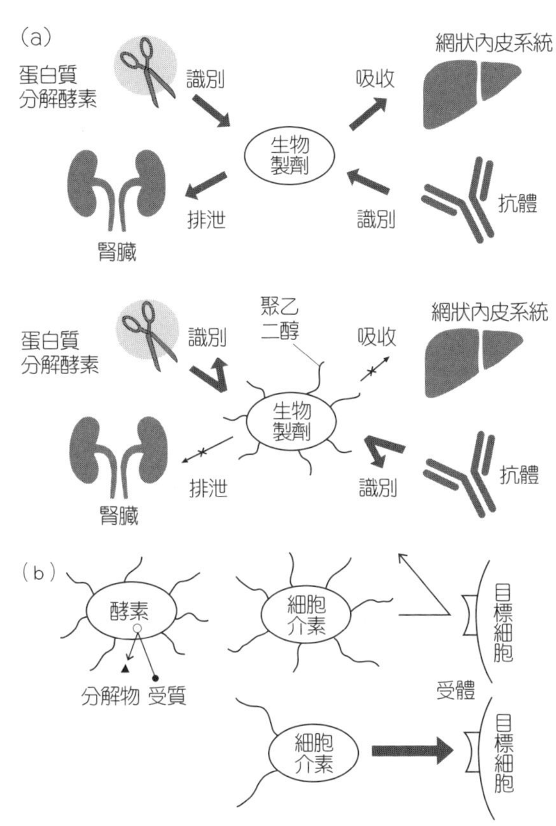

圖10- 6　經聚乙二醇修飾的生物製劑

PEG修飾的精妙平衡

就像本節一開始提到的，目前PEG修飾干擾素備受矚目，不過相關研究可追溯到約三十年前。最初的論文於一九七七年發表，早期的研究主要以酵素做為目標蛋白。

PEG修飾是通過化學方式，將藥物直接與蛋白質的胺基酸結合。添加愈多PEG，當然修飾效果愈好。但如果添加過多，蛋白質的結構可能會

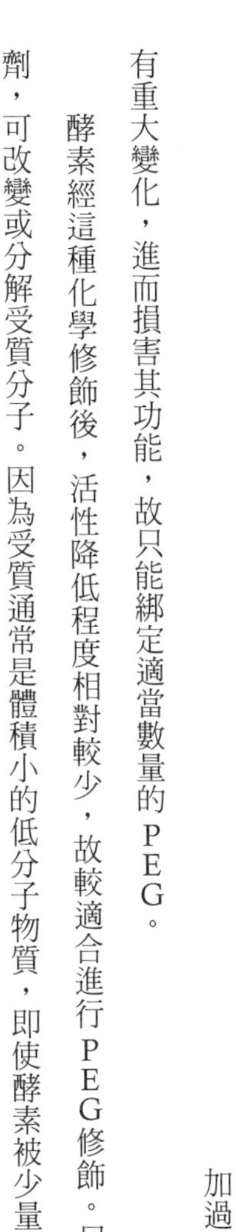

有重大變化，進而損害其功能，故只能綁定適當數量的PEG。

酵素經這種化學修飾後，活性降低程度相對較少，故較適合進行PEG修飾。另外，酵素的功能是催化劑，可改變或分解受質分子。因為受質通常是體積小的低分子物質，即使酵素被少量PEG覆蓋，仍可接觸到

受質，故酵素經修飾後，反應效率不會大幅下降（參考圖10－6）。

各研究團隊正在積極研究各種修飾後的酵素。Adagen是腺苷去胺酶（ADA）經PEG修飾後得到的藥物，於一九九〇年獲得美國核准上市。此藥是用於治療先天缺乏該酵素而引起的免疫缺乏症，是世界上第一種PEG化蛋白質藥物。一九九四年，天門冬醯胺酶經PEG修飾後得到的白血病藥物Oncaspar也獲核准上市。之後會提到，這種Adagen也可做為一種DDS，用於ADA缺乏疾病的基因治療中（表10－2）。

表10-2　全球已上市的PEG化蛋白質藥物

上市年份	成分名稱	商品名稱	適應症
1990年	腺苷去胺酶	Adagen	嚴重複合型免疫缺乏症
1994年	L-天門冬醯胺酶	Oncaspar	急性淋巴性白血病
2001年	interferon-α 2b	Pegintron	C型肝炎
2002年	interferon-α 2a	Pegasys	C型肝炎
2002年	顆粒性白血球集落刺激因子	Neulasta	嗜中性球減少症
2003年	人類生長激素受體拮抗劑	Somavert	末端肥大症
2004年	VEGF適體	Macugen	老年黃斑部病變
2007年	紅血球生成素	Mircera	腎性貧血
2007年／2009年	低分子化抗TNF-α抗體	Cimzia	克隆氏症、類風濕性關節炎
2010年	尿素氧化酶	Krystexxa	慢性痛風
2012年	促紅血球生成素	Omontys（舊名Hematide）	腎性貧血

引用改寫自菊池寬，*Drug Delivery System*，**29**（1），56（2014）。

在ADA的例子中，每一個蛋白質分子都會接上十一～十七個，分子量約五〇〇〇的PEG。但像干擾素這類被稱為細胞介素的生物活性蛋白質，則有些不同。細胞介素需與細胞表面名為受體的蛋白質結合，才能發揮其生物活性。如果細胞介素被太多PEG覆蓋，便無法與這些受體結合（參考圖10－6）。因此，經PEG修飾的干擾素分子中，只有一條分子量約一萬二〇〇〇的PEG附著在干擾素上。修飾不同的蛋白質時，需取得一定的「平衡」。

5 將基因做為藥物送入細胞——核酸藥物的應用

●什麼是基因治療

基因治療是一種新穎的治療方式，將基因DNA視為「藥物」，送至細胞中以治療疾病。這被視為最先進的醫療方式，用以治療先天性遺傳疾病、癌症、愛滋病等過去難以治療的疾病，故備受期待。迄今為止，全球已有大量患者在臨床試驗中接受了各種疾病的基因治療。二〇一二年，用於治療「家族性高乳糜微粒血症」這種遺傳性脂質代謝異常疾病的藥物——Glybera（成分名為alipogene tiparvovec）於歐洲獲核准上市，是已開發國家中第一個核准上市的地區。Glybera是藉由病毒將基因送入細胞的基因治療藥物。二〇一五年，美國與歐洲也核准了使用破壞性病毒治療癌症的基因治療。二〇一六年，ADA缺乏症的基因治療獲得了歐洲核准。

然而，這些治療大多仍處於實驗階段（參考專欄③）。這些這種劃時代的基因治療方法中，DDS被認為是運送基因藥物的關鍵技術。

包括人類在內之所有生物的生命現象，基本上可以用「中心法則」——「DNA→mRNA→蛋白質」這一框架來描述（圖10－7）。中心法則指的是，基因資訊從DNA轉錄到mRNA，再被轉譯成蛋白質，這樣的基因資訊流只會單向流動。這個過程中，最下游的是蛋白質，也是體內生物活動的核心，許多藥物都是以蛋白質為目標。前一節提到的生物製劑就是將這些蛋白質本身當做藥物。

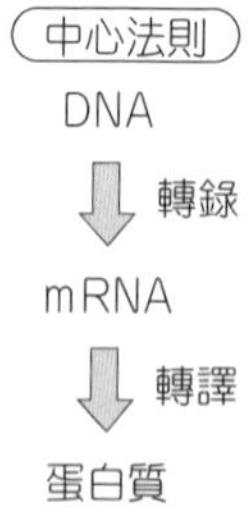

中心法則

DNA

轉錄

mRNA

轉譯

蛋白質

圖10-7
中心法則

基因藥物是將這些蛋白質的「源頭」——DNA做為藥物。將DNA投予至體內，使基因在體內表現，製造生物活性蛋白質。然後，被製造出來的蛋白質便可發揮治療效果，這就是基因治療的基本原理。另外，之後我們還會提到，相關研究團隊正在積極開發能抑制中心法則中mRNA作用的各種核酸藥物。廣義上來說，這些藥物也可以稱做基因治療。

專欄③　活躍於世界首例基因治療的優秀配角DDS

世界首例基因治療發生於一九九〇年九月的美國。受惠於這個劃時代技術的首名患者，是一位患有不治之症的四歲小女孩，她因為先天性缺乏腺苷去胺酶（ADA）的基因，患有嚴重的免疫缺陷症。她沒有抵抗力可以對抗那些對健康人而言完全無害的細菌和病毒，所以只能生存在無菌環境中。

研究人員首先從她體內採集血液，然後分離、培養出淋巴細胞。接著，讓這些淋巴細胞感染人工製造並嵌有ADA基因的反轉錄病毒，以導入這個基因。在確認這些淋巴細胞確實納入了該基因後，研究人員再將它們重新注入到小女孩體內。多次重複這個過程，終於發揮出期待中的效果，讓小女孩能過上正常的生活。

雖然一般認為這次基因治療是成功案例，但這名小女孩也接受了前節提到的，以PEG修飾之ADA做為蛋白質製劑的DDS療法，所以不能說是一〇〇%靠基因療法康復。在這次基因治療中，如果說病毒是「主角」，那麼DDS便可以說是「優秀的配角」。

安全地運送基因——質體DNA

在基因治療中，需將目標基因送到細胞內，甚至送到細胞核中。這種運送遺傳基因的工具稱做「載體（vector）」。目前主流使用的是病毒載體。因為病毒的主要功能就是感染細胞並送入自己的基因，所以可以說是送入基因的最佳做法。病毒有許多種類，包括反轉錄病毒、腺病毒、慢病毒、腺相關病毒等。將這些病毒無毒化，並嵌入目標基因，就可以變成導入效率很高的載體。

然而，因為它們原本就是病毒，即使經過無毒化，仍存在安全性問題。一九九九年，美國發生了一件令人痛心的事件。臨床試驗中，一名接受腺病毒注射的患者不幸去世。該名病患的死因很可能就是因為病毒所引發的免疫反應。

在法國，對於被稱為X連鎖嚴重複合免疫缺乏症（SCID－X1）的遺傳疾病患者，使用反轉錄病毒進行基因治療，導入治療用基因至細胞中。儘管十一名患者中有九名患者的症狀獲得改善，成效看似十分優異，卻也有兩名患者不幸罹患白血病。於是這項備受期待的療法於二〇〇三年被迫終止。這也被認為是反轉錄病毒的副作用。

雖然病毒載體確實是優秀的工具，但人們依舊期待不使用病毒，而是使用更安全的載體進行基因治療。代表性的替代選項之一是名為質體的大腸桿菌DNA。若像病毒一樣將治療用基因嵌入其中，就能做為非病毒載體用於基因治療。由於大腸桿菌可以大量培養，故質體可大量生產，或許有一天能做為基因「藥物」上市。

若要做為藥物使用，不僅需控制質體DNA的體內動態，將其精確運送到目標細胞，還需將其運送至細胞核中，否則就失去了藥物的價值。而這時就需要用到DDS。

●透過控制電荷來運送核酸至細胞核——聚複合物與微脂粒複合物

DNA這樣的核酸是相當特殊的藥物。質體DNA是一種分子量高達數百萬的大分子。與之前介紹的低分子藥物（數百左右）、較大的生物活性蛋白質（數萬左右）與單株抗體（十五萬）等相比，質體DNA的大小遠遠超過它們（參考圖10－4）。我們可以輕易想像到，質體DNA在體內的活動會受到很大的限制。而且，體內到處都有核酸分解酶，所以質體DNA隨時都有可能被分解。所以，將其運送到細胞內，再運送到細胞核中，是一項非常困難的任務。

DNA有許多磷酸根，故帶有許多負電荷，是一種水溶性高分子（多價陰離子）。此外，細胞膜也帶有負電荷，故細胞膜會排斥DNA，妨礙細胞吸收DNA。

針對這個問題的其中一個解決方案，是使用帶正電荷的藥物載體。將帶負電荷的DNA與帶正電荷的載體混合後，可形成靠靜電力結合的複合體。如果正電荷較多，便容易黏附在帶有負電荷的細胞表面。雖然這種複合體尺寸高達數百奈米，細胞仍可透過內吞作用來吸收表面附著的大型物質，於是就能夠使基因進入細胞，甚至使其一部分進入細胞核，讓基因能表現出來。

常用的正電荷載體包括陽離子性高分子（多價陽離子）與陽離子微脂體。與多價陽離子形成的複合體稱為聚複合物，與陽離子微脂體形成的複合體則稱做微脂粒複合物，兩者皆為代表性的基因藥物DDS。形成複合體後，也能防止分解酵素的攻擊，進而提高傳遞DNA的穩定性。

微脂粒複合物中，有種名為Allovectin的製劑，主要用於黑色素瘤這種癌症的基因治療，且已進行了多年臨床試驗。儘管曾進展到幾乎就要成功的第三期試驗，最終卻因未能達到預期的治療效果，於二〇一三年八月被迫終止開發。看來仍需累積更多的基礎研究才能付諸應用。

若在高分子載體或微脂體中導入僅能與目標細胞上之受體結合的配體或醣鏈，則可更有效地主動靶定到目標細胞。目前，各個研究團隊正在積極開發主動靶定型的DDS。

運用RNA干擾的DDS

除了基因之外，也有人嘗試用其他DNA或RNA等核酸分子來影響基因的表現，相關研究正積極進行中。其中最活躍的是以中心法則的mRNA為目標之研究。遺傳資訊由構成基因之DNA鹼基序列（共ATGC四種：A…腺嘌呤、T…胸腺嘧啶、G…鳥嘌呤、C…胞嘧啶）的組合，編碼記錄下來。A與T以及G與C容易相互結合，這兩種組合稱做華生－克立克型鹼基對（圖10－8）。DNA為雙鏈結構，由這種鹼基對形成的一條DNA鏈與另一條DNA鏈會「彼此互補」。細胞會以DNA為模板，將上面的遺傳資訊轉錄到mRNA中，生成有互補序列的mRNA。

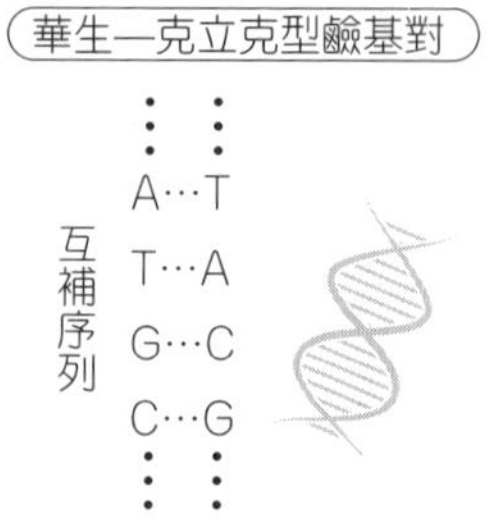

如果合成一個人工DNA，且這個DNA與某一基因產生之mRNA鹼基序列互補，並使這個DNA介入該基因的表現，那麼根據華生－克立克型鹼基對的原理，這個人工DNA會與mRNA結

圖10-8　華生—克立克型鹼基對

A：腺嘌呤、T：胸腺嘧啶、G：鳥嘌呤、C：胞嘧啶。

合，進而阻斷mRNA的作用，並停止原有基因的表現。換句話說，如果使用的DNA與致病基因的mRNA為互補序列，則有助於治療該疾病。這種可阻斷特定基因表現的DNA，稱做反義DNA，是核酸藥物的代表性例子（圖10－9）。

RNA干擾是個獲得了二〇〇六年諾貝爾生理醫學獎的熱門主題，在DDS對象上的研究也在進行中。這是RNA之間互相干擾而阻礙彼此工作的現象，是生物與生俱來、用於抑制基因表現的系統。許多研究者嘗試運用造成RNA干擾現象的siRNA（short interfering RNA）開發藥物靶定DDS。雖然抑制基因作用的原理與反義DNA相同，但siRNA的活性遠高於反義DNA，故也有不少人期待它可能成為劃時代的治療藥物。

美國的新創公司艾拉倫Alnylam在siRNA的DDS開發方面領先全球。他們使用名為SNALP（stable nucleic acid-lipid particles）的微粒子載體，率先針對肝癌基因，以及在肝臟表現、可引發類澱粉變性症之基因，進行了多項siRNA的DDS等臨床實驗。特別是在類澱粉變性症方面，目前已進展到第三期臨床試驗，順利的話可望成為全球首個siRNA藥物。在這裡使用的DDS－SNALP，是由siRNA與陽

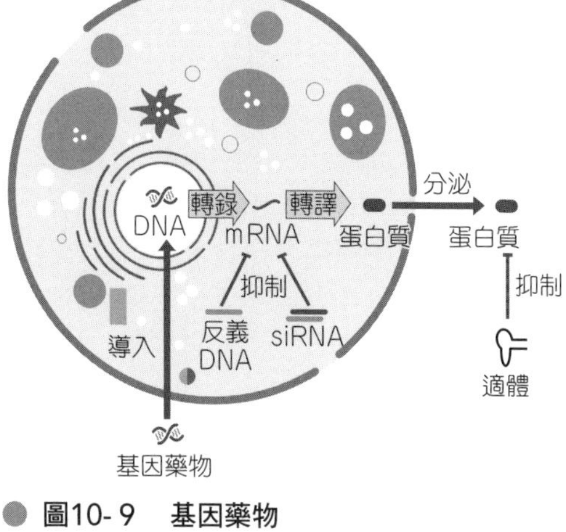

圖10-9　基因藥物

離子性脂質組成的複合體，也就是微脂粒複合物。為了防止這個複合體在投予至靜脈後立即被網狀內皮系統吞噬，還另外覆蓋一層PEG（PEG又登場了）。

除此之外，有些新開發出來的核酸藥物不會抑制基因表現，卻能與特定蛋白質強烈結合，進而抑制該蛋白質的生物活性，稱做「適體」。二〇〇四年，針對老年性黃斑部病變（AMD）的眼科疾病，名為Pegaptanib（商品名Macugen）的RNA適體藥物，獲得了美國食藥署核准上市，且自二〇〇八年開始在日本銷售，成為日本首款核酸藥物。Pegaptanib可與引發此疾病的血管內皮細胞生長因子（VEGF）這種細胞介素結合，抑制其活性。Pegaptanib需直接注射到眼睛中，這裡也運用了DDS技術，將RNA與PEG結合。這裡PEG又再次出現了。由此可以看出，對於核酸藥物來說，PEG是非常重要的DDS材料。

（文／高倉喜信）

11 由生藥開發藥物的故事——從冬蟲夏草到芬戈莫德

溫故而知新可以為師矣

這是京都大學藥學部從基礎研究中發現藥物芬戈莫德的藥物開發故事。他們從冬蟲夏草中發現免疫抑制物質，以此為起點，透過大學與企業的眾多研究人員的共同研究，最後終於開發出能拯救全球大量患者的藥物。

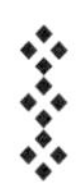

多發性硬化症是一種棘手的自體免疫疾病，患者的腦與脊髓中，神經細胞軸突外圍的髓鞘，被原本應攻擊外來異物的自體免疫細胞（淋巴細胞）破壞。就像家中電線的保護皮（髓鞘）被寵物（自己的免疫細胞）咬破，導致電線（軸突）上的電流（信息傳遞）漏電一樣，是相當危險的狀況。

日本的多發性硬化症患者數約為一萬五千人，歐美的發病率卻是日本的二十倍以上，全球患者數估計約在二五〇萬人左右。其中，年輕女性的發病率較高。患者一開始會有視神經損傷，病情時而惡化、時而緩解，最後四肢麻痺。

筆者有幸能參與開發針對這種難治疾病的治療藥物——芬戈莫德（FTY720）。我在一九八五年（當時五十四歲），首次有了想要從冬蟲夏草中取得免疫抑制劑的研究靈感；直到寫下本文的二〇一七年，已經過去了三十多年。二〇一〇年，這種藥物率先於俄羅斯獲核准上市。隨後，歐美、日本等五十多個國家和地區也獲核准上市，並以商品名Imusera®（田邊三菱製藥株式會社）／Gilenya®（諾華公司）上市。

從生藥中獲得靈感，並開發出實用化藥物。筆者團隊應該是被視為日本藥學之祖的長井長義老師發明了麻黃素以後，第二個做到這件事的日本藥學相關大學團隊吧。做為參與藥物開發的一員，我非常感激能與患者一同享受這個幸運。

人類是如何找到藥物的呢？據說非洲的黑猩猩在生病時會吃平常不吃的植物，以治療疾病。人類在為了生存而尋找糧食的過程中，也可能花了很長時間，才找到適合做為藥物的物質。其中一項就是名為冬蟲夏草的生藥。自古以來就被奉為藥神的中國神農氏，或許是在觀察動物飲食行為時得到了某些啟示。

1 冬蟲夏草是什麼

在日本，一般會將寄生於昆蟲的真菌統稱為冬蟲夏草，中國則稱之為蟲草。藥用的冬蟲夏草原本主要產於尼泊爾、西藏以及中國的高地，日本並沒有分布。因為冬季時看起來像蟲，夏季時看起來像草，故被稱做冬蟲夏草。這個名稱本身，也意味著它含有地球上所有生物與季節的精氣。藥用冬蟲夏草是由麥角菌科的冬蟲夏草菌（*Cordyceps sinensis*）這種真菌寄生於蝙蝠蛾科幼蟲體內而誕生。

即使幼蟲被真菌感染，外觀仍不會改變並繼續活著，但體內的真菌會緩慢成長。到了春天，菌絲開始吸收幼蟲的養分，用於成長；到

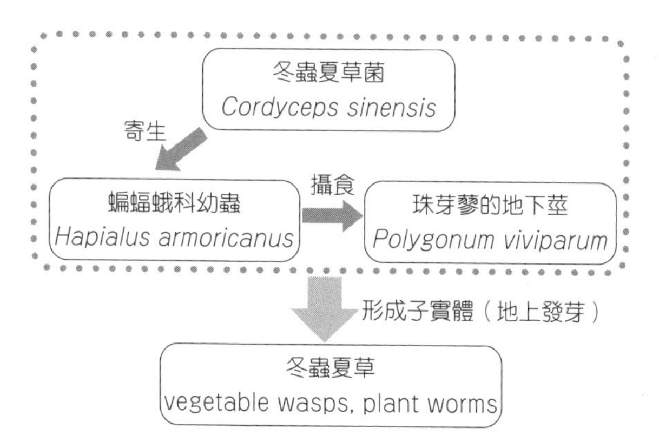

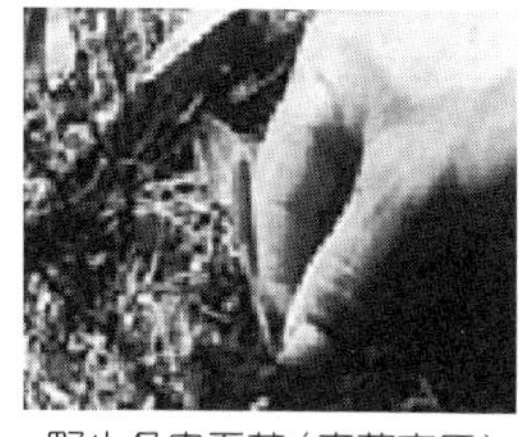

乾燥

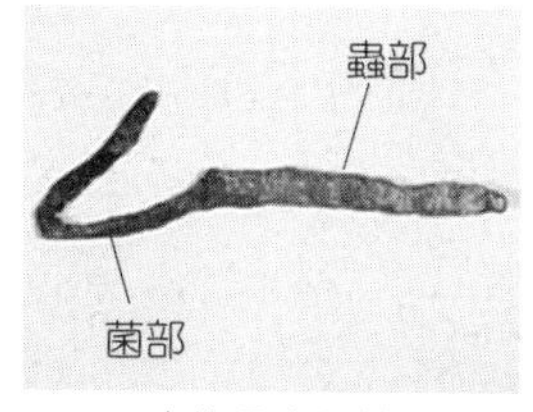

野生冬蟲夏草（青藏高原）　　市售冬蟲夏草

● **圖11- 1　冬蟲夏草的發芽條件與照片**

了夏天，地面上就會長出子實體（即菇類）。此時，地下部分仍保留著幼蟲外觀，故正好呈現出了「冬蟲夏草」的形態（圖11－1）。蝙蝠蛾科幼蟲會以蓼科植物（珠芽蓼，*Polygonum viviparum*）的地下莖為食。所以只有當環境滿足這種植物－昆蟲－真菌等三種生物的生存條件時，冬蟲夏草才會誕生。

在尼泊爾，冬蟲夏草被稱為王侯的祕藥；在西藏與中國也是相當寶貴的藥物或食物。順帶一提，一九九三年，由中國的馬俊仁率領的馬軍團女子田徑選手贏得了多項金牌，並刷新記錄。據說她們強大實力的祕密就在於喝了含有「鱉、狗肉、冬蟲夏草」的飲品，使冬蟲夏草也成為了全球備受矚目的健康食品。

2 冬蟲夏草與陰陽五行說

據說冬蟲夏草在中國最早的記載，出現在清朝的吳儀洛的《本草從新》（一七五七年）。其中，冬蟲夏草的描述為「甘平保肺，益腎止血，化痰已勞嗽……，冬在土中自活如老蠶有毛能動，至夏則毛出土上連身俱化為草，若不取，至冬復化為蟲」。中國春秋戰國時代誕生的陰陽思想與五行思想後來形成了「陰陽五行說」，《本草從新》對冬蟲夏草的描述也與此相關。東洋醫學中，也有根據陰陽五行說的關係性說明身體平衡的觀念（圖11－2）。

五行思想認為，宇宙萬物由五個基本元素「木」、「火」、「土」、「金」、「水」組成，且彼此相互影響。

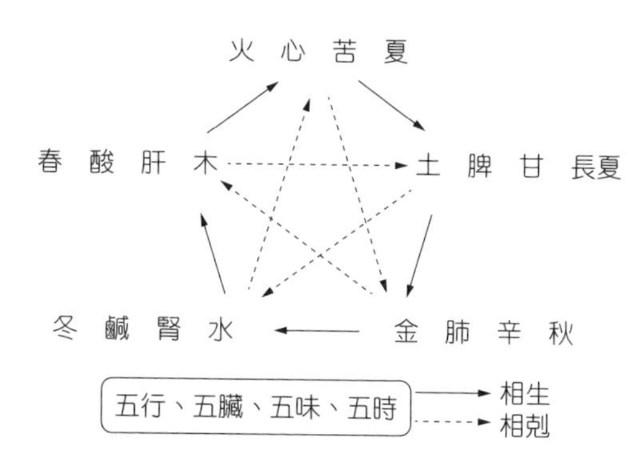

圖11-2　五行的關係圖

古代中國的自然哲學思想。五個元素：木、火、土、金、水，分別對應到五臟：肝、心、脾、肺、腎；五味：酸、苦、甘、辛、鹹；季節：春、夏、長夏、秋、冬。相生是指能使對方生存，例如木能生火；相剋則是指能勝過對方，例如水能滅火。

這種觀念也影響了日本，直到現代仍然普遍使用五色、五感、五味、五臟等觀念。另一方面，陰陽思想將萬物分成了彼此對立的「陰」和「陽」兩種氣，以解釋萬物的生成與消滅等變化。在五行思想中，冬蟲夏草屬於「土」，所以味甘、性平（無正負、虛實屬性），有益於脾。五行各元素之間存在特定關係，譬如相生表示一個元素能促使另一個元素生長。以冬蟲夏草為例，沿五行相生的方向發展，脾臟之後接著會有益於肺臟、腎臟。因此，它有止血、止痰和治療咳嗽的作用。由於這些都是老年人常見的疾病，故冬蟲夏草一直被認為是延年益壽的藥物。

從陰陽的角度來看，冬天的冬蟲夏草住在土壤中，像年老的蠶一樣有毛且能運動。到了夏天，它會冒出地面變成草。如果不採收，則會再次變成蟲。自古以來，人們認為陰陽是自然界的普遍規律。陰與陽相互影響、循環、達到平衡。冬天與草屬於陰，夏天與蟲屬於陽。如果不採收，草的陰會變成蟲的陽。根據陰陽五行說，冬蟲夏草可說是理想的藥物與食物。目前並不確定古中國的「脾」與現代醫學的「脾臟」指的是否是相同的器官，不過脾臟確實與本主題密切相關，是免疫系統中的重要器官。

需注意的是，過去昂貴的天然冬蟲夏草，現在已可純人工培養。中國研究人員已經積極研究冬蟲夏草，證實了它的多種藥效，譬如抑制腫瘤細胞生長、改善免疫功能、促進腎功能快速恢復、刺激小鼠毛髮再生、提高運動能力、降低血糖、增強心肺功能、擴張支氣管、抗缺氧等等。這些藥效或許能幫助使用者預防因年齡增長而增加的癌症風險、免疫系統下降、腎功能衰退，還能提高運動能力與心肺功能等等。馬軍團的記錄刷新，或許就是因為心肺功能的增強。

3 寄生於昆蟲的真菌——蟲草

如前所述，在中國除了藥用的冬蟲夏草以外，其他寄生在昆蟲上的真菌也被稱做蟲草。其中一種是寄生在蟬幼蟲上的蟬花（金蟬花），其自古以來普遍為人所知。十一世紀末的中國醫藥書籍《證類本草》中就有記載其功效，書中提到蟬花可治療小兒痙攣與夜哭。蟬花與冬蟲夏草為同科生物。本章中，也將這些生物統稱為冬蟲夏草。

昆蟲寄生菌不僅寄生在蟬上，也寄生在蠅、蟻、蜂、蜻蜓、蟑螂等多種昆蟲，甚至蜘蛛上。這些真菌與其他微生物是重要的環境保護生物，可幫助地球上的有機物質回歸自然原始狀態。

4 開始研究免疫抑制劑的原因

我對免疫的興趣始於擔任德島大學藥學部生物藥品化學講座的教授時期（一九七三～一九八五年）。德島縣南部氣候溫暖，盛行菊花的溫室栽培，有些花農卻因菊花葉汁而造成過敏性接觸性皮膚炎。於是，熱中於農村臨床醫學的醫師——坂東玲芳老師提議研究是哪些物質會造成皮膚炎，我們便開始進行相關實驗。坂東老師在自己的醫院中設置了一個動物實驗室，從我們分離出的菊花葉汁成分中，利用大鼠找尋可能引發過敏的物質。他的研究態度充滿了熱情，就像是在回答病人的疑惑一樣，讓我相當佩服。過敏性接觸性皮膚炎是一種細胞性免疫反應，原理上與生物移植時出現的排斥反應十分相似。

另外，對椎茸栽培業者造成巨大損害的木黴菌屬木材腐朽菌 *Trichoderma polysporum* 可製造椎茸生長抑制活性物質，這種真菌的探索研究也是我們的研究的一個起點。製造可做為免疫抑制劑使用之環孢素A（Cyclosporin A）的菌類，當時的學名為 *T. polysporum*，與我們研究的真菌學名相同（後來因分類學的觀點，將這種生產環孢素的真菌學名改成了 *Tolypocladium inflatum*）。此外，我們從 *T. polysporum* 中發現了與 *Isaria* 屬昆蟲寄生菌生產之化學物質 isarin 結構非常相似的物質 trichosporide，這也是我對免疫抑制劑與冬蟲夏草產生

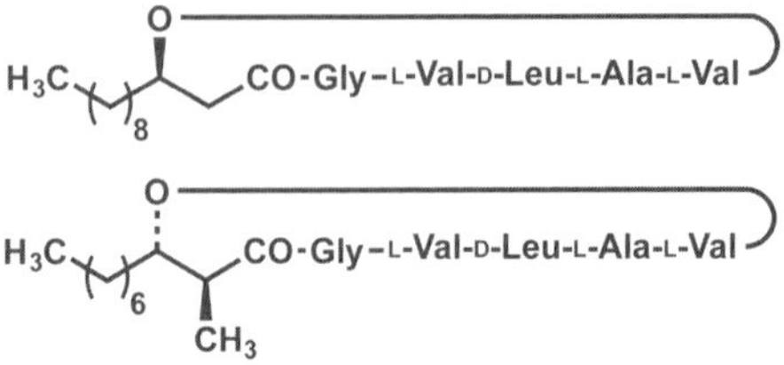

isariin

trichosporide

圖11- 3　*Isaria*屬昆蟲寄生菌與*Trichoderma*屬木材腐朽菌所產生之相似天然物質的化學結構

興趣的原因之一（圖11－3）。

於是，我們猜測擁有完全世代的昆蟲寄生菌 *Cordyceps* 屬，以及不完全世代的 *Isaria* 屬菌類，在寄生於昆蟲時，或許會降低昆蟲的免疫功能，甚至或許會產生能抑制脊椎動物免疫排斥反應的物質。

雖然筆者不是真菌學的專家，不過這裡我想簡單解釋一下完全世代和不完全世代。為了與細菌區別，黴菌和蘑菇等菌類也稱做真菌。由於真菌有細胞壁，一開始被視為植物，但因為沒有葉綠體，所以不行光合作用，而是從外界獲取營養（這一點可能更接近動物）。它們可透過有性或無性方式繁殖。多數情況下，真菌由絲狀分枝的營養體組成，並形成孢子。所謂完全世代是指長出菇（子實體）並釋放孢子的世代，而不完全世代則是指不長出菇，僅以菌絲狀態繁殖的世代。寄生於昆蟲的菌株即使是同一菌株，其完全世代和不完全世代的學名也不同，如 *Cordyceps* 屬和 *Isaria* 屬。

5 由辛克萊棒束孢霉的培養液中分離出免疫抑制活性物質ISP－I

一九八五年，筆者從德島大學藥學部轉到京都大學藥學部（藥用植物化學講座）就職。在那裡，我的新研究主題是「從昆蟲寄生菌冬蟲夏草中尋找免疫抑制活性物質」。然而，因為是學年中獨自一人轉職，所以沒有大學生或研究生能協助我著手進行實驗。但實驗化學的研究不能僅依賴紙筆工作，而在我向台糖株式會社（現為三井製糖株式會社）的遠山良介博士提到新主題的冬蟲夏草時，他相當感興趣，便提到「讓我來幫您工作吧」。台糖是一家主要生產由末廣茸製造的多醣schizophyllan，並做為藥物販賣的公司。這種物質可以增強子宮頸癌的放射治療效果。由於他們擅長培養蘑菇，所以我十分樂於與他們合作。接著，我試著尋找能進行免疫抑制活性實驗的公司，吉富製藥株式會社（現為田邊三菱製藥株式會社）對此有興趣。當時，早我三年進入京都大學藥學部的前輩——萩原孝亮博士正擔任副社長，並積極進行著免疫研究，新進有為的千葉健治博士等人也做好了準備。

綜合評估了所有能獲得的昆蟲寄生菌後，我們從美國的ATCC公司（American Type Culture Collection）購買了寄生在寒蟬上之辛克萊棒束孢霉（*Isaria sinclairii*），並從它的培養液中找到了有免疫抑制活性的化合物ISP－I（又名多球殼菌素）。

ATCC公司是一九二五年於美國成立的世界最大的生物資源庫。該公司保存了超過三、四〇〇種細胞株、約七萬二千種微生物株（包括酵母、黴菌、原生動物），以及約八〇〇萬種基因株，並將其分發給需要的研究單位，全球生物研究者都有從中受益。

在免疫抑制活性實驗中，使用了小鼠的混合淋巴球反應（MLR：Mouse Allogenic Mixed Lymphocyte Reaction）（圖11－4）。除了基因完全相同的同卵雙胞胎之外，一般同種動物的不同個體淋巴球皆會將對方細胞視為外來物。

從A與B兩個不同品系之小鼠的脾臟中，提取出淋巴細胞混合培養時，它們會將對方識別為非自身細胞，活化、轉變成細胞毒性T細胞（CTL），並攻擊對方，這就是免疫排斥反應。在這個過程中，將預先用核酸合成抑制劑處理過的A淋巴球（刺激側），以及未經藥物處理、可持續增殖的B淋巴球（回應側）兩者混合並進行培養。培養液中還會加入待測試的免疫抑制活性化合物（或萃取物）與經放射性同位素標記的核酸。若化合物沒有免疫抑制活性，便會發生免疫反應，回應側的CTL會持續增殖。此時，CTL內會吸收被標記

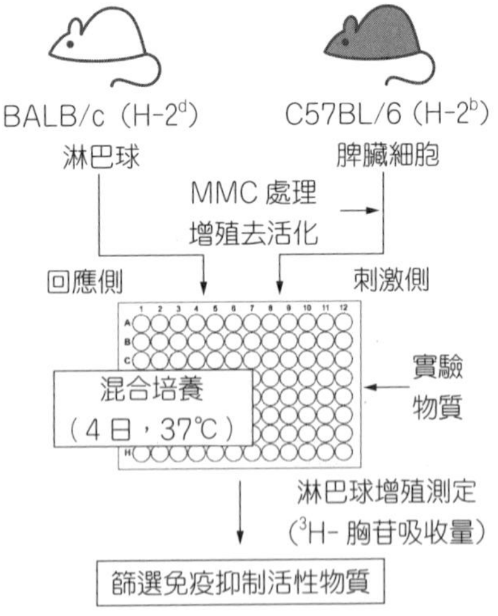

BALB/c（H-2d） C57BL/6（H-2b）
淋巴球 脾臟細胞
MMC處理 增殖去活化
回應側 刺激側
混合培養（4日，37℃）
實驗物質
淋巴球增殖測定（3H-胸苷吸收量）
篩選免疫抑制活性物質

圖11-4 以小鼠混合淋巴球反應（MLR）進行篩選

的核酸。但如果化合物抑制了免疫反應，則回應側的CTL不會增殖，故不會吸收被標記的核酸。透過測量細胞吸收的放射性物質量，便可判斷測試化合物是否會抑制或增強免疫反應。

我們試著透過這種MLR評估方式，尋找辛克萊棒束孢霉培養液中的免疫抑制活性成分。經離子交換色層分析法分離培養液後，發現只有甲醇溶出液有免疫抑制活性。由實驗結果，我們認為免疫抑制活性物質的極性介於水和油之間。接著，濃縮甲醇溶出液，並用水與乙酸乙酯進行分液萃取，發現兩者都有活性，但水層的活性更強。再將水層溶液與丁醇進行分液萃取，發現丁醇層的活性較強。於是濃縮丁醇層，並用矽膠薄層色層分析法分離後，發現極性最低的分餾產物活性最強。

最終我們用甲醇溶液進行再結晶，得到無色結晶（熔點一六九～一七一度），並命名為ISP－I。從四．五公升培養液中，僅獲得了二十毫克。可惜的是，分析ISP－I的化學結構後，發現它是已知的化合物多球殼菌素（myriocin）（圖11－5）。另外，亦有同時期的研究報告分離出多球殼菌素，並命名為thermo zymocidin。這些論文雖描述它有抗真菌作用，卻未提到它有免疫抑制活性。

幸運的是，ISP－I的MLR活性超出環孢素的四倍以上。因此，京都大學的藤多團隊、台糖團隊、吉富團隊決定共同開發以ISP－I為基礎的免疫抑制劑。維持

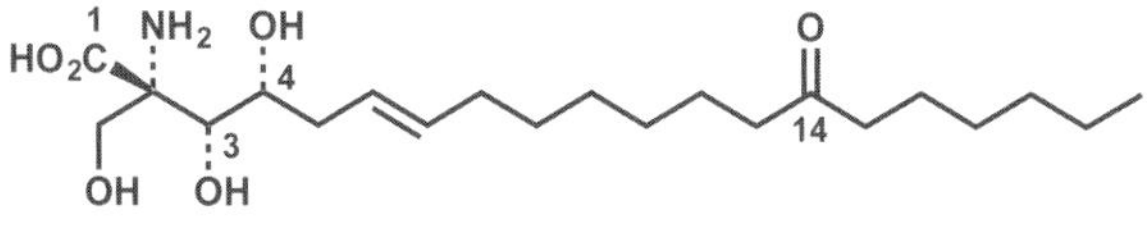

圖11-5　ISP-I的化學結構

小數字表示碳原子的位置編號。

這種熱情的原因主要有兩個：①是與現有的免疫抑制劑，如環孢素與他克莫司（參考第1章）等相比，ＩＳＰ－Ｉ的化學結構更簡單。②是ＩＳＰ－Ｉ的免疫抑制機制與環孢素、他克莫司不同（詳見11－7節）。

6　從種子化合物到先導化合物，再到候選化合物FTY720

藥物開發首先需要找到一個起始的「種子化合物」，然後根本性地改進其化學結構，以得到「先導化合物」，再進一步修飾改進分子結構，最終得到可進行臨床試驗的「候選化合物」（參考第2章）。我們認為從冬蟲夏草菌的培養液中獲得的ＩＳＰ－Ｉ，是可能成為免疫抑制劑的種子化合物。因此，必須確定ＩＳＰ－Ｉ的化學結構中，哪些官能基或結構可以發揮其活性。我們研究了經各種化學修飾後之ＩＳＰ－Ｉ衍生物的免疫抑制活性。

將十四號碳的羰基（C＝O）還原成甲烯基（CH_2）後，活性增加了十倍以上。這表示就藥物活性而言，十四號碳的羰基並非必須。另一方面，將二號碳的胺基乙醯化後，活性下降，故可確定這個胺基是必要的官能基。將六號碳的雙鍵轉變為單鍵時，活性不會降低太多。我們一邊考慮剩下的三號碳與四號碳的兩個羥基，以及一號碳的羥基對活性可能的影響，一邊進行研究（圖11－6）。

而要製造多種衍生物，需要大量ＩＳＰ－Ｉ。由於辛克萊棒束孢霉的ＩＳＰ－Ｉ產量偏低，故我們大量培養了同樣能產生ISP－I的*Mycelia sterilia*。在這個過程中，雖然數量不多，但我們也從培養液中獲得了結構與ISP－I相似的新物質，並命名為mycestericin A～G。對於自然產物化學的研究者來說，能為自己發現的新物質命名是一件令人高興的事。我們也證實了這些物質的免疫抑制活性。

接著讓我們來看一下mycestericin A～G的化學結構式（圖11－6）與

化學結構式	化合物名稱	免疫抑制活性*
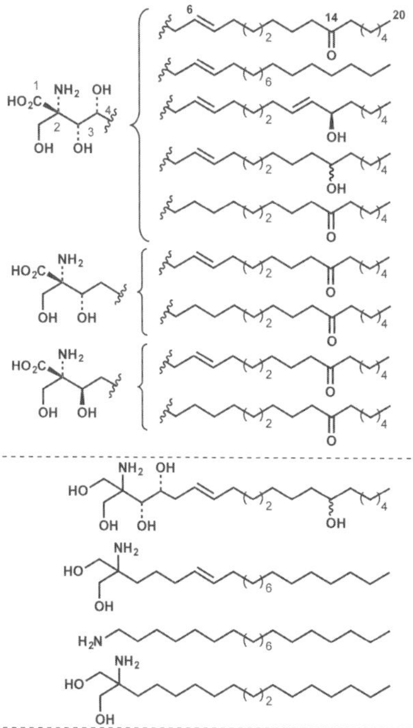	ISP-I(myriocin)	8.0
	羰基還原劑	0.70
	mycestericin A	8.9
	mycestericin B	2.5
	mycestericin C	6.2
	mycestericin D	16
	mycestericin E	120
	mycestericin F	13
	mycestericin G	370
	羧酸還原劑	4.7
	ISP-I-36	12
	stearylamine	>10000
	ISP-I-55	2.9
	Cyclosporin A	14

圖11-6　ISP-I及其類似物的免疫抑制活性與化學結構

*以MLR（混合淋巴球反應）試驗評估免疫抑制活性。數值以IC_{50}（抑制免疫反應至正常狀況之50%所需的化合物濃度）表示。IC_{50}值愈小，活性愈強。

立體結構。在列出的化學結構式中，實線上的原子位於同一平面（紙面）上。以虛線表示的取代基朝向紙面後方（α構型），以楔形表示的取代基則朝向紙面前方（β構型），基部的碳原子為不對稱碳。所有二號碳上的胺基都是α構型，但三號碳的羥基既有α構型也有β構型。mycestericin D～G中四號碳上沒有羥基。另外，烷基側鏈上的取代基也有多種結構。這些結構顯示它們的活性與ISP－I大致相當或稍微弱一些。

由這些研究可以知道，三號碳與四號碳的羥基對於其活性影響不大，故為不必要的取代基。最後，我們推測出了使ISP－I具有免疫抑制活性的必需基本結構，如圖11－7所示，是一個較為簡單的化學結構。

另一方面，ISP－I有水溶性的鹼性胺基與酸性羧基（胺基酸結構），還有脂溶性的烷基鏈。具有部分水性與油性的胺基酸，在水與有機溶劑中都難以溶解，而ISP－I類物質更是難以溶解。一般而言，難溶物質也難以成為藥物，這讓我們面臨了一個重大問題。另外，在藥物開發、天然物化學和生物化學的研究者中，也存在一種先入為主的觀念，即不對稱碳的存在對於生物活性來說相當重要。

筆者提議應盡可能改變化學結構中可改變的部分，這讓台糖集團有了重大的發現。將ISP－I末端的羧基還原為羥甲基（CH_2OH）後，該化合物的免疫抑制活性與

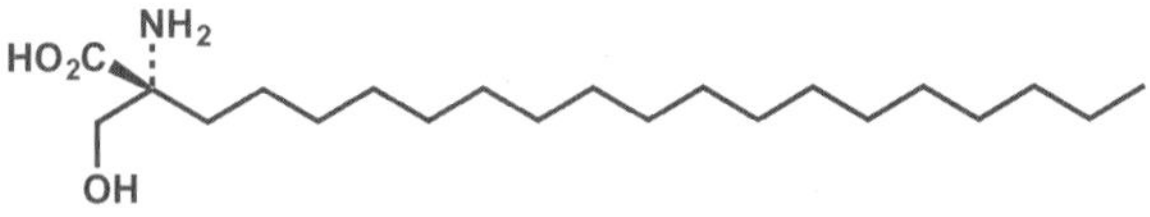

NH_2 HO_2C OH

圖11-7　表現出免疫抑制活性必需的基本結構

ISP－I幾乎相同，且這種化合物的鹽酸鹽易溶於水。雖然水溶性在預料之中，但活性不變這點卻出乎意料之外，讓所有人都相當驚喜。

而且，合成出圖11－7所示之結構簡化的化合物（ISP－I－36）後，其免疫抑制活性僅比ISP－I稍弱。不過，結構進一步簡化的十八烷基胺（再去除兩個羥甲基）卻完全沒有抑制活性。基於這些結果，我們設定ISP－I－36為先導化合物。這個化合物沒有不對稱碳，化學合成應較簡單。我們還研究了烷基鏈長度與免疫抑制活性的關係。ISP－I－36的烷基側鏈有十八個碳原子，考慮到活性與毒性的關係，發現適當長度應為十四個碳原子的ISP－I－55。

迄今為止使用的MLR試驗是一種體外評估方法，也稱為*in vitro*實驗。為了更準確評估其實際上的有效性，我們使用實驗動物進行體內實驗。在體內實驗（大鼠同種皮膚移植）中，ISP－I－55也有不錯的結果。

接下來，我們也考慮在有十四個碳原子的烷基鏈中插入芳香環。這樣做的原因包括：①在ISP－I相關物質中，包含不飽和結合的烷基鏈，活性比飽和化合物更高；②含有芳香環的分子可吸收紫外光，方便我們測量藥物的血中濃度；③根據吉富製藥的研究經驗，插入芳香環後，應對活性有正面影響；④更容易合成出各種衍生物；⑤提升專利性等。除此之外，我們也考慮到了對生物體膜之穿透性等方面的影響。

插入苯環相當於添加四個碳原子，於是我們試著研究要在十四個碳原子中的哪個位置插入苯環，效果最好。經合成與評估各種衍生物後，發現在末端羥基旁邊的第四號碳原子位置插入苯環，可以得到活性最高的化

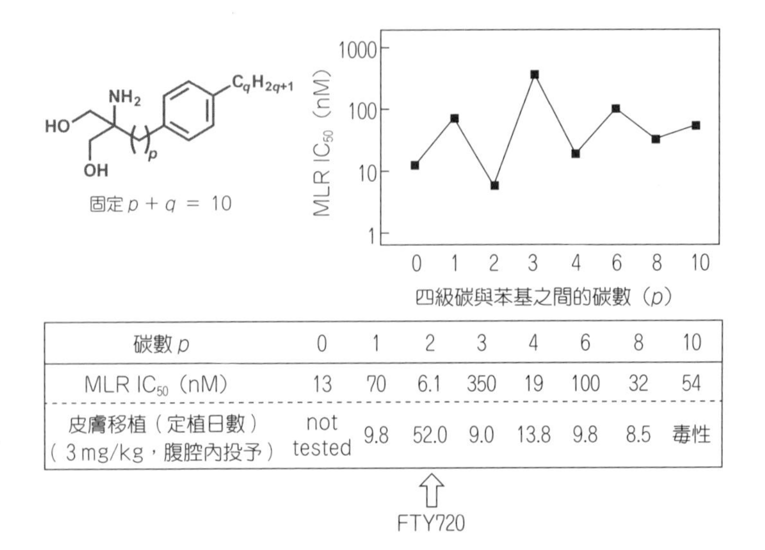

碳數 p	0	1	2	3	4	6	8	10
MLR IC_{50}（nM）	13	70	6.1	350	19	100	32	54
皮膚移植（定植日數）（3 mg/kg，腹腔內投予）	not tested	9.8	52.0	9.0	13.8	9.8	8.5	毒性

● 圖11-8　苯環插入烷基側鏈不同位置時的效果

ISP-I
種子化合物

鋰鋁氫化還原體
重要關鍵化合物

ISP-I-36
先導化合物

ISP-I-55

FTY720
藥物候選化合物
芬戈莫德

● 圖11-9　開發芬戈莫德過程中歷經的化合物

合物（圖11－8）。因為這種化合物的毒性低，且能夠口服，故將這個化合物命名為FTY720，並將其鹽酸鹽做為免疫疾病治療藥物的臨床試驗候選化合物。

圖11－9中回顧了從ISP－I（種子化合物）的發現，經過ISP－I－36（先導化合物），再到FTY720（候選化合物）的過程。需注意的是，FTY720這個名稱源自參與研究的三個小組：「F」來自藤多團隊（京都大學藥學部），「T」來自台糖集團，「Y」則來自吉富製藥（圖11－10）。

7　環孢素A、ISP－I、FTY720作用機制的差異

器官移植的成功於否，取決於能否有效抑制宿主與器官提供者（捐贈者）之間的免疫排斥反應。如前面11－5節所述，宿主的淋巴細胞會將移植過來的器官識別為異物，然後活化細胞毒性T細胞

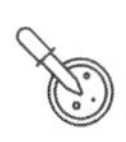

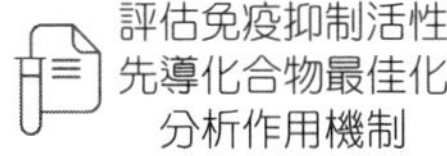

圖11-10　本項研究的共同研究組織架構

（ＣＴＬ）去攻擊或排斥移植器官的細胞。ＣＴＬ的活化命令為輔助Ｔ細胞分泌的訊息傳遞物質——白血球介素２（ＩＬ－２），是一種細胞介素。

環孢素與他克莫司都是透過抑制輔助Ｔ細胞合成ＩＬ－２來發揮藥效。ＩＬ－２減少會抑制ＣＴＬ的增殖。作用機轉相似的環孢素與他克莫司，也有相似的副作用，譬如腎毒性。器官移植中，腎臟移植相對常見，此時便需要一種沒有腎毒性的免疫抑制劑。幸運的是，做為種子化合物的ＩＳＰ－Ｉ，作用機制與環孢素等舊藥物不同。

ＩＳＰ－Ｉ與ＦＴＹ720都具有與長鏈胺醇「鞘胺醇」相似的結構。鞘胺醇這個名稱源自希臘語的*Sphinx*（謎）與*Sphingein*（綁緊），長期以來，人們一直不曉得它的功能。鞘胺醇與脂肪酸、糖、磷酸結合成的衍生物廣泛分布於微生物、植物、動物的組織中，特別是在細胞膜。譬如鞘胺醇與脂肪酸以醯胺鍵相連而成的腦醯胺，在皮膚保濕方面就扮演著重要角色。

京都大學藥學部的組別（川嵜敏祐名譽教授、小堤保則名譽教授）發現，ＩＳＰ－Ｉ能阻止鞘胺醇的初步合成。鞘胺醇的合成如下，胺基酸中的絲胺酸，與脂肪酸衍生物軟脂醯輔酶Ａ，會在絲胺酸軟脂醯輔酶Ａ轉移酶（ＳＰＴ）以及還原酶的作用下，生成腦醯胺。接著腦醯胺在腦醯胺酶的作用下水解，生成鞘胺醇（圖11－11）。另外，鞘胺醇也能在腦醯胺合成酶的作用下，再次生成腦醯胺。腦醯胺是一種控制細胞凋亡的物質，已知與免疫有關。

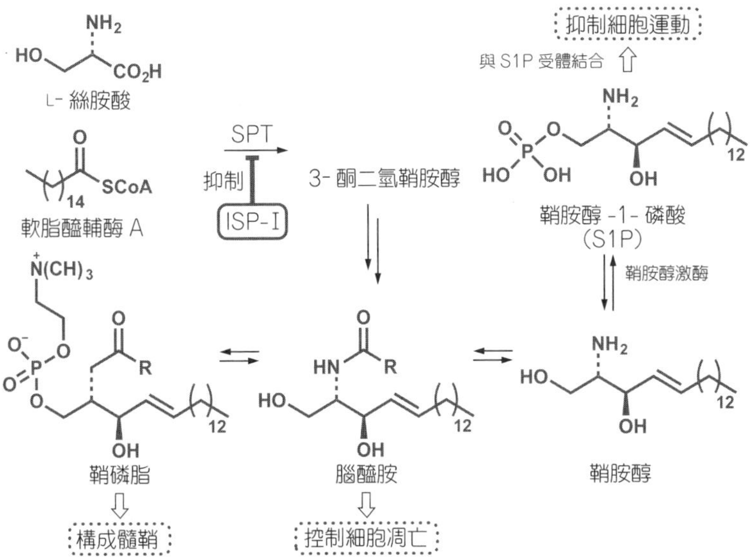

圖11-11　鞘胺醇代謝途徑與ISP-I的作用

值得注意的是，FTY720的作用機制與ISP－I不同。對動物投予FTY720後，末梢血液中的淋巴細胞（T細胞）數量迅速減少。通常，骨髓或胸腺等初級淋巴組織所生成的淋巴細胞，會經由血管與淋巴管移動到培氏斑塊、淋巴結、脾臟等次級淋巴組織。如果沒有遇到對應的抗原，未進行免疫反應的情況下，血液中的淋巴細胞會穿越淋巴結內高內皮微靜脈的血管壁，移動到淋巴結內，再透過淋巴管與胸管返回原來的次級淋巴組織。這個過程稱做淋巴細胞歸巢現象（圖11－12）。

當對應的抗原與淋巴細胞相遇時，就會開始產生免疫反應，淋巴細胞會被活化並轉變成CTL。CTL會從次級淋巴組織離開，進入血液循環，並聚集在免疫反應發生的部位。如果投予FTY720，則會引發淋巴細胞歸巢現象，使淋巴細胞被隔離在小腸附近的培氏斑塊，大幅減少末梢血液的淋巴細胞數量。因為循環系統中的淋巴細胞大幅減少，故可抑制免疫排斥反應。

若將免疫排斥反應比喻成防衛戰，那麼CTL就像是為了驅逐病原體、抗原等「入侵軍隊」的戰鬥機。環孢素與他克莫司的作用就是抑制戰鬥機的生產指令。ISP－I是讓工廠忽略已發出的生產指令，進而不生產戰鬥機。FTY720則是讓偵察

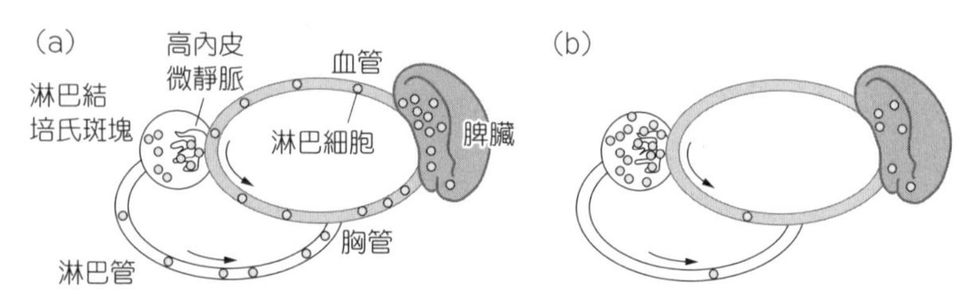

圖11-12　投予淋巴細胞循環與FTY720後的歸巢現象

（a）一般狀態（淋巴細胞循環），（b）投予FTY720後的情況（淋巴細胞歸巢現象）。

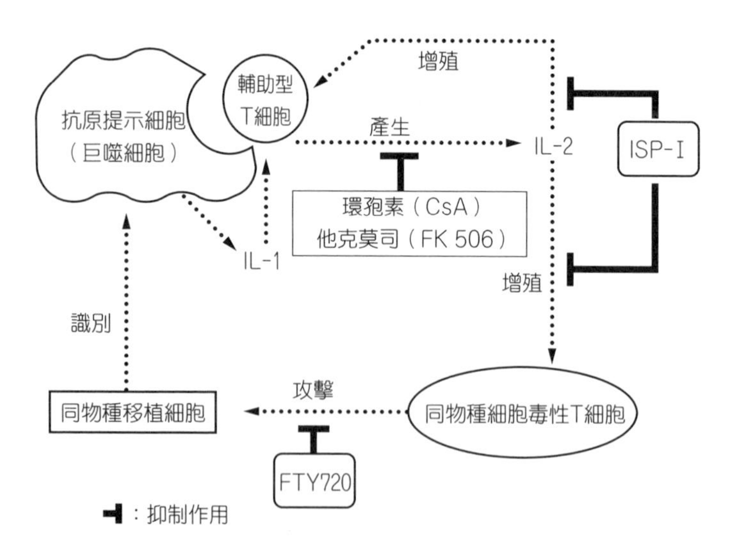

圖11-13　環孢素A、他克莫司、ISP-I、FTY720的免疫抑制作用之表現機制差異

機與戰鬥機從戰場上撤退，存放在機庫中，禁止它們出擊。這麼一來，就不會發生名為免疫排斥反應的防衛戰。相對的，入侵軍隊則會被宿主接受，並能與宿主和平共處（圖11－13）。

在疾病治療過程中，若同時使用兩種作用點不同的藥物，一般預期它們的藥效會互相加乘。如果併用不同作用點的藥物，可達到相同的治療效果，便能降低各藥物劑量以減少副作用，那麼對患者來說無疑是一大福音。事實上，FTY720與環孢素或他克莫司的併用，在大鼠的同種心臟移植或皮膚移植中，已證明能顯著延長移植器官的定植期，進而證明了它們之間的藥效加乘。

8 從分子論層次理解FTY720的作用機制

以下將詳細解釋FTY720與鞘胺醇之間的關係。一九九八年，有研究報告提到了鞘胺醇－1－磷酸（S1P）與免疫功能之間的關係。體內的鞘胺醇會被體內存在的磷酸化酶——鞘胺醇激酶磷酸化，成為S1P。當S1P與T細胞膜上的G蛋白偶聯受體，即$S1P_1$受體（已知S1P受體有$S1P_1$到$S1P_5$等五種亞型）結合時，會在細胞內引發訊號傳遞，進而產生免疫抑制作用。二〇〇二年，默克公司的研究報告中指出，FTY720對$S1P_1$受體有促效劑作用。

FTY720的結構與鞘胺醇非常相似，會被鞘胺醇激酶磷酸化，轉變成FTY－P。當FTY－P與$S1P_1$

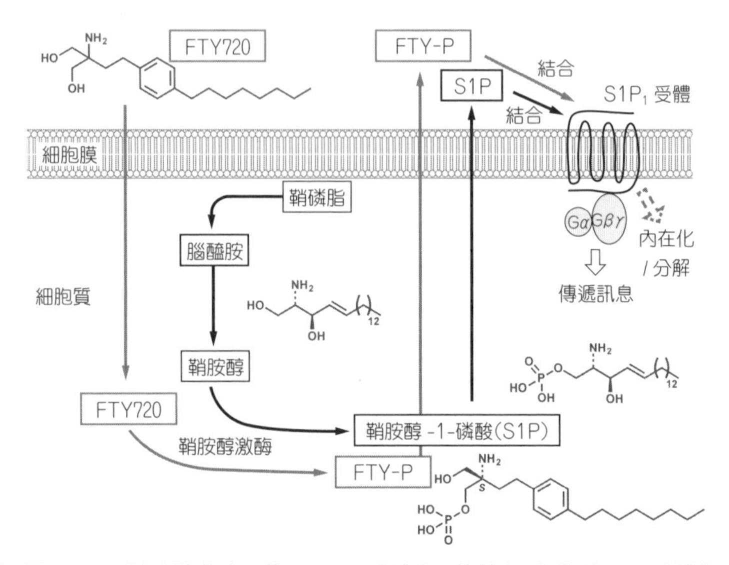

● **圖11-14　鞘胺醇激酶可將FTY720磷酸化，使其與T細胞的$S1P_1$受體作用**

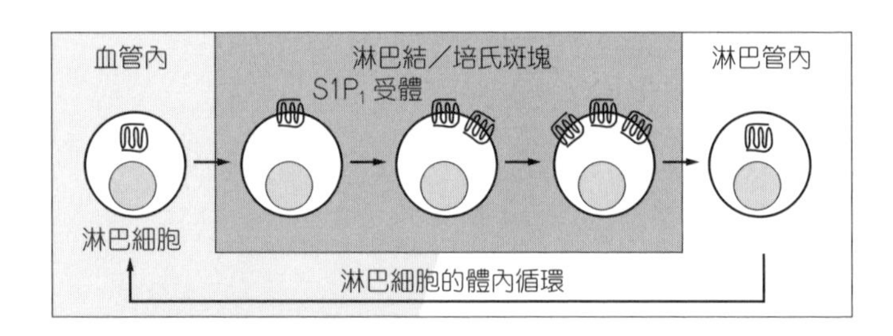

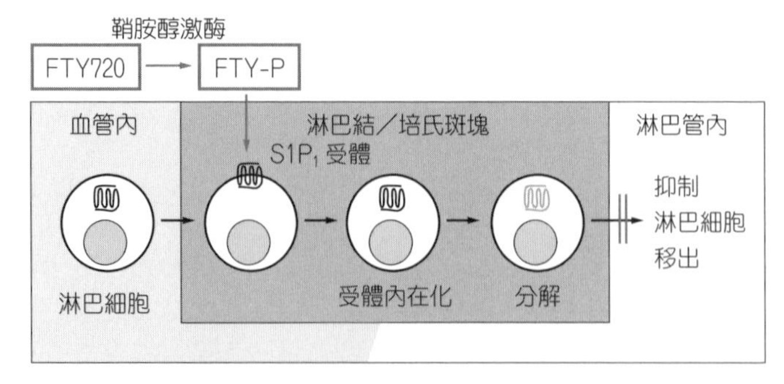

● **圖11-15　芬戈莫德對$S1P_1$受體的功能性拮抗劑作用，可抑制淋巴細胞自淋巴結移出**

受體作用時，S1P$_1$受體會從細胞表面（膜上）被拉到細胞內部（內在化），內在化的S1P$_1$受體隨後會被分解（圖11－14）。T細胞失去了細胞表面的S1P$_1$受體後，將無法感知體內S1P濃度變化，進而阻止了T細胞從淋巴結移動到血管（歸巢作用），故FTY720為一功能性拮抗劑。也就是說，FTY720可阻礙T細胞在體內的運動，以抑制免疫反應（圖11－15）。

在FTY720被發現之前，我們對這個作用機制一無所知。換言之，正因為有了FTY720，我們才知道生物體內有這些反應。這是一個以化合物做為生命現象探索工具的好例子。

另外，在生物體內實際表現出免疫抑制活性的化合物（代謝活性物）是FTY－P，故FTY720可視為作用藥物的前驅物，也就是所謂的前驅藥。FTY720本身沒有不對稱碳，但當末端的其中一個羥基被磷酸化時，就會出現不對稱碳。研究結果顯示，磷酸化後生成FTY－P為*S*型。

9　做為防止多發性硬化症再次發生的藥物

藥物的臨床開發過程中，因為難以在日本國內做實驗，所以我們將藥物授權給總部位於瑞士巴塞爾的諾華公司（Novartis International AG）。最初，FTY720是做為腎臟移植排斥反應抑制藥物而開發，但後來研究團隊證明其臨床效用難以超越現有藥物，故開發方向轉為治療多發性硬化症治療。

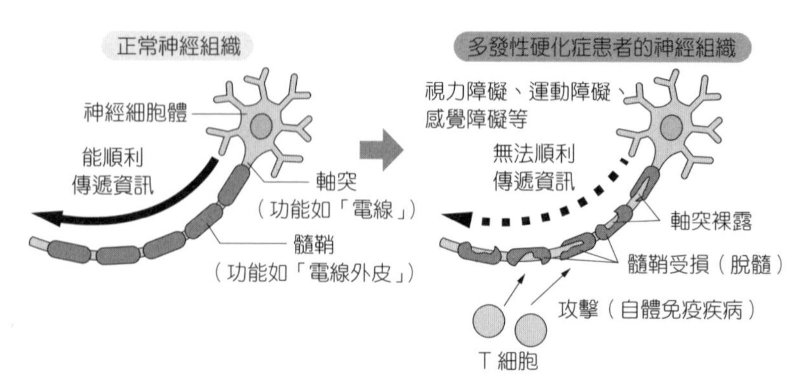

● 圖11-16 神經組織的結構與多發性硬化症

多發性硬化症是一種自體免疫疾病，患者中樞神經（腦、脊髓）、視神經的髓鞘受損（脫髓），導致四肢運動功能降低或失能、視力障礙等多種神經症狀（圖11－16）。多發性硬化症的臨床病程主要可分為復發緩解型、原發進行型和續發進行型等。發病初期大多是復發緩解型，並在多次復發與緩解後，轉變成慢性型（續發進行型）。隨著疾病惡化，身體功能障礙逐漸變得不可逆，出現預後不良狀況。因此，多發性硬化症治療的目標，主要集中在預防復發。

FTY720的臨床第三期試驗（FREEDOMS試驗）結果顯示，對一二七二名復發緩解型患者每日一次口服芬戈莫德（〇．五毫克）後，一年內復發次數從〇．四〇次（安慰劑組）降低到〇．一八次。在與已有的多發性硬化症藥物——干擾素β－1a注射劑之直接比較的臨床試驗中，也證明了其出色的復發抑制效果。

在臨床試驗進行途中的二〇〇六年，因為FTY720被視為很有希望的候選藥物，故被賦予了成分名稱「芬戈莫德」。經過嚴格的臨床試驗，日本國內的田邊三菱製藥株式會社於二〇一〇年向厚生勞動省申請製造許可。在不久後的二〇一一年，芬戈莫德獲核准以商品名「Imusera®／Gilenya® 〇．五毫克膠囊」上市販售，藥效為抑制多發性硬化症的復發與惡化。在海外，該藥於二〇一〇年獲准於美國及俄羅斯上市，二〇一一年獲准於歐洲、澳洲、加拿大等五十多個國家與地區上市。

10 進一步的研究——FTY720在自體免疫疾病模式動物上的實驗

自體免疫疾病是患者自身產生的抗體或細胞會攻擊自身的正常細胞與組織的病症。由於病因並非來自外部，而是由自身產生的疾病，所以治療相對困難。這類疾病包括自體免疫性溶血性貧血、葛瑞夫茲氏病、惡性貧血、類風濕性關節炎、全身性紅斑性狼瘡等。

免疫抑制劑有抑制這種自體攻擊的效果。於是，攝南大學藥學部的河野武幸教授等人便使用模式動物研究自體免疫疾病的治療藥物可行性，包括重症肌無力症與第一型糖尿病。

重症肌無力症的患者體內，自身抗體會攻擊負責傳遞訊息到肌肉的乙醯膽鹼受體，使受體減少，肌力下降。實驗室培養重症肌無力症小鼠時，會注射來自電鰻的乙醯膽鹼受體（電鰻體內有大量的這種受體），注射後便可轉換成重症肌無力症小鼠。

第一型糖尿病多發生在學齡期，患者胰臟的 β 細胞（負責生產胰島素）遭破壞。為了維持生命，患者需終身另外補充胰島素。實驗中使用的小鼠，是自然發病的糖尿病依賴型模式動物。

FTY720的預防性投藥，可完全抑制重症肌無力症與第一型糖尿病的發病。投藥治療後，所有重症肌無力症的小鼠都有所緩解。而在第一型糖尿病方面，也觀察到了顯著的壽命延長，此外還有個體不再出現尿中有糖的現象。

理想的自身免疫疾病治療藥物應能抑制免疫系統對自身的過度攻擊反應，並能讓免疫系統擁有完全緩解的記憶（不再需要免疫抑制劑）。FTY720對病態動物的投藥實驗十分接近這個理想結果。今後臨床的發展相當值得期待。

11 溫故知新

自然界的生物會產生多種多樣、多彩多姿的物質。這些物質都有其意義，以維持生物的生命。人類一直利用這些天然物做為生藥，用於治療疾病和預防病變。

本章中，我們介紹了中國古老的生藥——蟬花與有益健康的冬蟲夏草菌，以及與之相關的菌中成分，這些成分有可能成為新型免疫抑制劑的種子化合物。讓我們再次感受到，我們應持續保持著「溫故知新」的態度。《論語．為政》也說「子曰，溫故而知新，可以為師也」。

這項研究是在京都大學藥學部、攝南大學藥學部、吉富製藥株式會社（現為田邊三菱製藥株式會社）、台糖株式會社（現為三井製糖株式會社）的研究者們的合作下進行的共同研究，在此表示衷心感謝。最後，京都大學大學院藥學研究科高須清誠教授協助修改與修訂了筆者的初稿，特別是新繪製的圖表，在此表示深切感謝。

（文／藤多哲朗）

12 藥物到我們手上之前——藥物製造、了解藥物差異、有效用藥

幾乎沒有人一生中從未服用過「藥物」。相對的，對於過了一定年齡的人來說，藥物已成為日常生活中不可或缺的一部分。藥物的歷史悠久。從古至今，人類便從野生動物身上學到如何治療傷口與疾病，譬如透過舔舐傷口或食用草葉等方式治療等等。經過無數次的嘗試錯誤，人類找到了含有藥效成分，能治療傷口與疾病的植物、動物與礦物等。換言之，為了治療傷口與疾病，人類一直在嘗試錯誤的過程中，觀察身體的反應。依照這種方式發現的自然界物質或它們的組合，至今仍在傳統醫學中使用，而漢方醫學就是將其進一步系統化的醫學。

1 從化合物到藥物

近年來，由於科技發展，我們已可從自然界萃取或合成潛在的藥物候選化合物，使藥物研發有了飛躍性進展。然而與過去不同，我們不能僅依靠嘗試錯誤與觀察人體反應來發現新藥。使用藥物做為醫療手段時，需遵循一定規則，並進一步系統化。因而，發展出了一套可在以往想像不到的短期間內發現新藥，並保證藥物安全且有效的規則。但在二十世紀之前，日本的規則相對寬鬆，約七十%在日本獲准上市的新藥，並未獲准在美國、英國、德國上市。在進入二十一世紀後，日本的藥物試驗規則與核准過程才符合全球標準。

因此，藥物可被認為是一種由國家保證，對特定人群有效的物質。不過，藥物的效果是基於特定族群的平均效果，實際上還是有可能對某些人有效，對某些人無效。

2 從新物質到藥物

● 從發現到候選化合物

我們需透過基礎研究來發現或者以化學方式合成出可能成為藥物的新物質。新物質的發現需要用到多種科學技術，包括從植物、動物、微生物等萃取，或透過化學合成、生物技術方法等等。接著，這些物質還需經過篩選試驗，以篩選出候選藥物。

過去，研究者通常依靠自己的經驗與相似疾病的藥物資訊，萃取或合成大量候選物質（化合物）再做測試。然而，這種方法需要大量時間與精力，使得新的候選藥物愈來愈少。根據日本製藥工業協會的統計，從一九九二年到一九九六年的五年間，候選藥物共有三十二萬零八百三十二種化合物，但最終真正能成為藥物的只有五十三種（成功率約為六千分之一）。

進入二十一世紀後，科學家已分析出人類全基因組序列，利用這些資訊的技術也迅速發展。確定哪些基因與疾病有關後，便可開發相關藥物，以控制這些基因或這些基因其編碼的蛋白質，這種「基因體藥物開發」逐漸成為主流的藥物開發方式。預計未來將會發現約二千到三千個新的藥物目標基因。

● 調查候選化合物的有效性與安全性──非臨床試驗

非臨床試驗階段中，會使用動物或培養中的細胞來研究那些已通過篩選試驗，可能有藥效之候選化合物的有效性與安全性（圖12－1）。因為這些實驗不涉及人類，所以稱做「非臨床試驗（或前臨床試驗）」，通常需要約三到五年的時間。非臨床試驗主要包括藥效學、藥物動力學、安全性（毒性）三大部分。安全性試驗涉及動物實驗，需依照法規進行。我們會執行多種實驗以確認安全性，包括單次投藥毒性試驗、反覆投藥毒性試

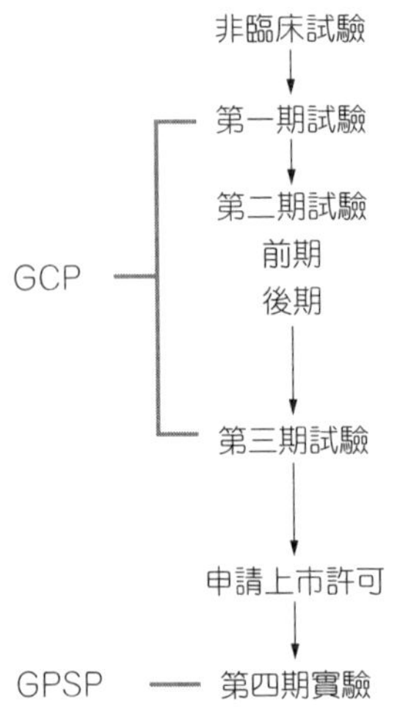

圖12-1　藥物開發流程

GCP（good clinical practice）：實施基準藥物臨床試驗之基本法規。GPSP（good post-marketing study practice）：藥物製造銷售後調查、實施試驗的基本法規。

驗、生殖發育毒性試驗、致癌性試驗、抗原性試驗、致敏性試驗、局部刺激性試驗、遺傳毒性試驗等。

這些實驗會使用到許多動物種類，如小鼠、大鼠、倉鼠、天竺鼠、兔子、狗等。一九六〇年代左右，藥物沙利竇邁曾引發出現多起「藥害」，導致新生兒出現四肢或部分四肢發育不全等畸形情況，使各研究團隊使用更多種動物進行安全性試驗。沙利竇邁在開發與銷售時，被認為是「安全的」安眠藥，日本於一九五八年時，以「Isomin」的名稱銷售，並於一九五九年添加到腸胃藥「Proban M」中銷售。在當時的開發階段中，僅使用大鼠進行生殖發育毒性試驗。

後來經過詳細調查，發現大鼠的懷孕期間

為二十二天，在這二十二天中，只有第十二天會誘發畸形（圖12－2）。如果在其他動物上進行相同的實驗，會發現不同動物在懷孕期間誘發畸形的時間點大相徑庭（譬如在兔子懷孕期間的三十二天中，有九天會誘發畸形）。因此，法律規定使用多種動物進行安全性試驗為義務。這種因動物物種而產生的差異（種間差異）是相當普遍的現象，其中也包括藥理作用。順帶一提，沙利竇邁通常會在人類懷孕期間的第二十一天至第三十六天誘發人類胎兒畸形。另外，一般的遺傳毒性試驗（突變原性試驗）會使用

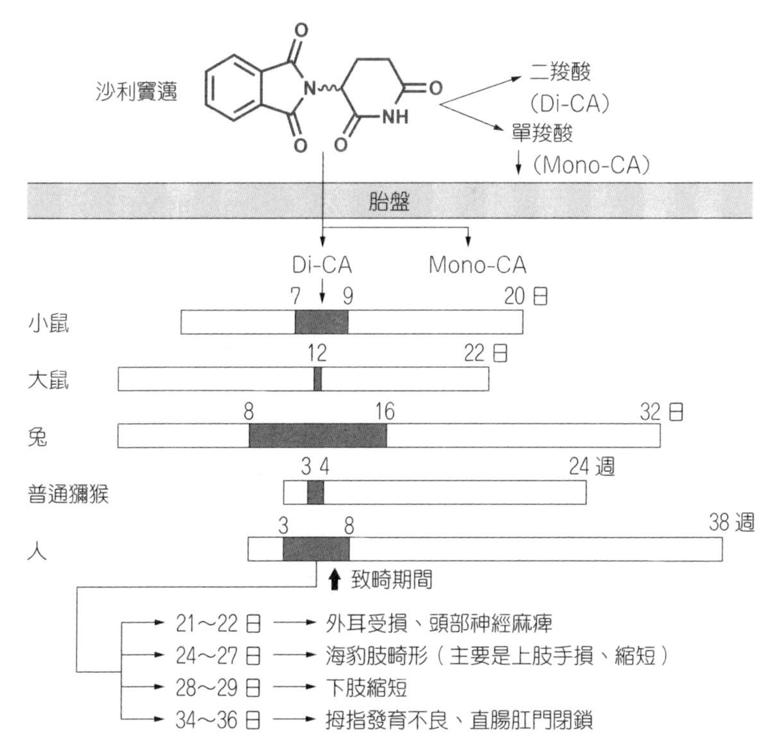

● 圖12-2　沙利竇邁的致畸形與種間差異

參考自柳沼つとむ，《周産期の治療薬マニュアル》，周産期医学増刊号，**33**，55（2003）。

大腸桿菌或各種培養細胞進行。

●開始針對人類進行測試——臨床試驗

在非臨床試驗中確認了物質的安全性和有效性後，便可進行臨床試驗，確認人類用藥後的安全性與有效性。日文稱做「治驗」，其詞源並不確定，可能是「治療試驗」或「為了開發治療藥物而進行的試驗」的簡稱。臨床試驗分為三個階段，會在醫院等醫療機構中，以健康的人或患者為對象，在取得他們的同意後進行（圖12－1）。臨床試驗得基於GCP（good clinical practice，臨床試驗實施基準）的嚴格標準進行，需花費三到七年的時間。

（1）**第一期試驗**（Phase Ⅰ）　第一期試驗的受試者通常是以少數健康者為對象，確認藥物的體內動態與不良反應（副作用）等安全性問題。通常會選擇健康男性做為試驗對象，以避免影響懷孕等。然而，即使在動物實驗中已證明了藥物的安全性，也不保證該藥物對人類一樣安全。因此，我們會從必定安全的最小劑量開始，逐步增量。

（2）**第二期試驗**（Phase Ⅱ）　也稱做探索試驗，受試者通常是以少數患者為對象，主要試驗藥物的安全性、有效性、藥物的體內動態或最適當的投藥方法與投藥期間（用量設定試驗）。試驗時，會逐漸增加藥物劑量以評估藥效。

（3）第三期試驗（PhaseⅢ）　也稱做驗證試驗。此階段會涵蓋數量較多的患者，並在相較於探索試驗更接近實際臨床狀況的前提下，評估藥物的有效性與安全性，針對適應症的使用方法、劑量、副作用，以及與其他藥物的交互作用等。試驗通常還會使用既有藥物與安慰劑（外觀與試藥藥物相同但不含有效成分的物質），並比較其藥效。為了公正評價試驗結果，一般會儘量採用有安慰劑的雙盲（給藥的醫師與用藥的患者皆不知道藥物是否為安慰劑）隨機對照試驗。

在第三期試驗確認其有效性、安全性、品質等之後，才會向日本厚生勞動省申請藥物認證。若政府認定該藥物有用且適當，則會授與「製造許可」。接著，藥廠會設定藥物的公定價格或「藥價」（藥物的價格），才能正式開放一般患者使用。

●供大量病患使用後的市場後續措施──製造銷售後調查與試驗

儘管第三期試驗以大量患者為受試者，但也只在幾百到幾千人的範圍內驗證結果。一旦上市後，會有成千上萬的患者使用，可能出現在臨床試驗階段未能觀察到的副作用，或者發現更合適的使用方式。因此在藥品發售後的一段時間內，會進行安全性與使用方法的後續調查及試驗。這就是所謂的製造銷售後調查與試驗，這段期間通常會持續六到十年，稱為重新審查（再審查）期間。這些試驗也稱做第四期試驗（PhaseⅣ）。

3 學名藥與專利

當製藥公司或研究人員發現新物質（化合物）時，會申請專利。國際規定專利期限為二十年，但考慮到審查期間中不能行使專利權，專利期限最長可延長五年。事實上，多數藥物的專利期限約為二十三年。再審查期間也會賦予製藥公司獨占權。當這些期限中，最長的期限過去後，其他製藥公司也可以生產含相同成分的藥物（圖12－3）。如此產生的藥物稱為學名藥（或通用藥）。與此相對，原先持有專利權的藥物則稱做原廠藥。

另一方面，含新有效成分並做為生物製劑獲得銷售許可的藥物，在專利期滿後，若有藥廠使用基因重組技術製造出有相同品質、安全性、有效性的藥物，則稱之為「生物相似性藥物（或生物仿製藥）」，以與學名藥做出區別。

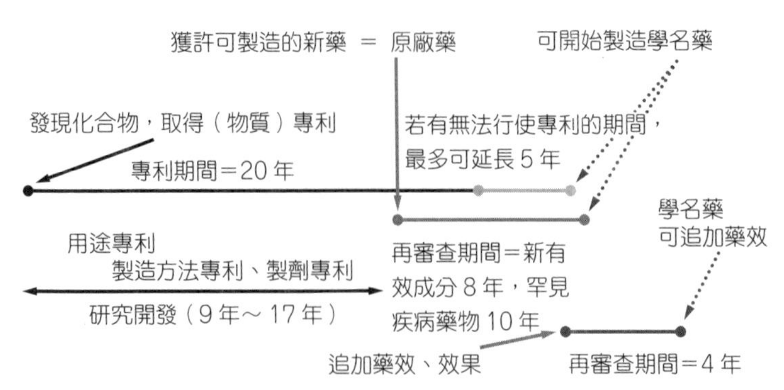

圖12- 3　專利（原廠藥）與學名藥的時間關係

4 物種差異、人種差異

前面提到了沙利竇邁對不同動物會造成不同的畸形情況，而同一種藥物在不同動物中的藥效也有顯著差異。人類壽命約為八十年，而大鼠或小鼠的壽命大約只有兩年，約為人類的四十分之一。長壽動物的新陳代謝活動速度較慢，處於節能模式，分解藥物的代謝酵素也是如此。

比較人類和其他動物（如小鼠、大鼠、兔、狗、猴等）的代謝速度，會發現人類代謝速度極度緩慢，僅為其他動物的四分之一到五分之一。解毒最後階段，即腎臟排泄的速度也有物種差異。因此，首次對人類投予藥物時，如同前面提過的，會從安全性較高的劑量開始進行臨床試驗。

另一方面，為了避免這種物種差異，研究人員正在積極嘗試用「來自人類的樣本」做試驗。已有研究人員開始使用源自人類皮膚或血液的誘導性多能幹細胞（iPS細胞）分化而成的心肌細胞等來做實驗。雖然人們較關注iPS細胞技術在「移植」上的應用，不過使用疾病特化型iPS細胞解釋疾病機制，或者開發新治療方法（藥物）等創新方法，預計也會有愈來愈多的相關應用。這方面，京都大學可以說是全球的領導者。

因為基因的關係，不同人種的個體服用藥物時，也會有不同的藥物動態，雖然差異不像人類與動物之間那麼大。當然，個體的體型差異也是一個重要因素，但這裡說的人種差異，主要由藥物代謝酵素的基因多型性

（polymorphism）的頻率差異造成。

舉例來說，不具有細胞色素P450（CYP）2C19基因的日本人（即代謝能力差的人，poor metabolizer）的比例高達二十%，歐美人中則低於五%。相反的，缺少CYP2D6的日本人的比例為一%，歐美人則為七到十%。因此，我們不能直接將歐美的臨床試驗結果套用到日本人上，至少需要在日本（或代表該地區的居民群）進行藥物動態、劑量反應、有效性的驗證試驗。這種試驗造成的延遲，可能會導致「外國可以使用這種藥，但日本還不能使用」之類的情況。

5　有效對象、無效對象

同一種藥對不同人的藥效也不一樣，因為每個人對藥物的反應都不一樣。藥效之所以有個體差異，有兩個主要原因：一是生物體對藥物感受性（藥效學）的個體差異；二是藥物吸收、分布、代

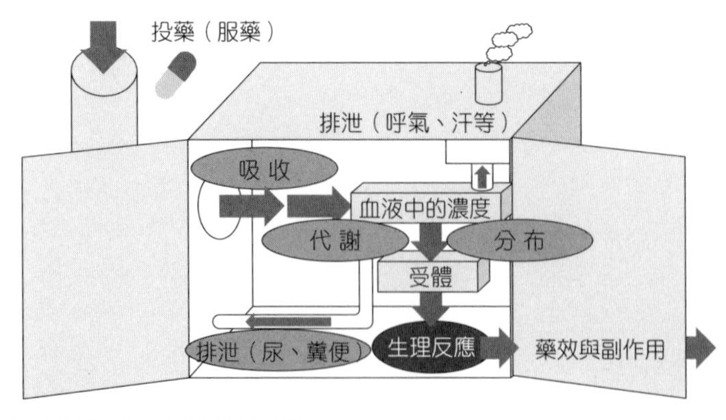

圖12-4　個體差異的原因

圖為生物體內的藥物動態，每個階段都會受到基因多型性與藥物交互作用的影響。

謝、排泄（藥物動力學）的個體差異，一般認為後者的影響較強（圖12－4）。藥效學和藥物動力學的個體差異幾乎都來自相關基因的變異。因此，透過藥物動力學與藥效學的相關基因分析，應可確立個體差異來源，以進行個人化醫療（圖12－5）。

12－6節中，我們將介紹依照每個人的不同體質來投藥的治療方式，即個人化醫療。

6 透過個人化醫療提升藥效

您應該訂製過套裝吧，訂製的服飾會更合身。在快餐連鎖店Subway，您也可以依據自己的喜好訂製三明治。藥物也一樣，針對個體量身訂做一定比較好。藥物對一些人有效，對另一些人無效，有的人會產生副作用，有的人則需要大劑量才有用。如果我們熟知這些特性並妥善使用藥物，就能提高藥物治療的效率。這就是個人化醫療。

●使用TDM的個人化醫療

TDM（therapeutic drug monitoring）是透過測量血液中的藥物濃度，找出每位患者最適投藥量的方法（圖12－6）。舉例來說，有種免疫抑制藥物叫做他克莫司，可在器官移植時調控免疫功能，提高器官移植成

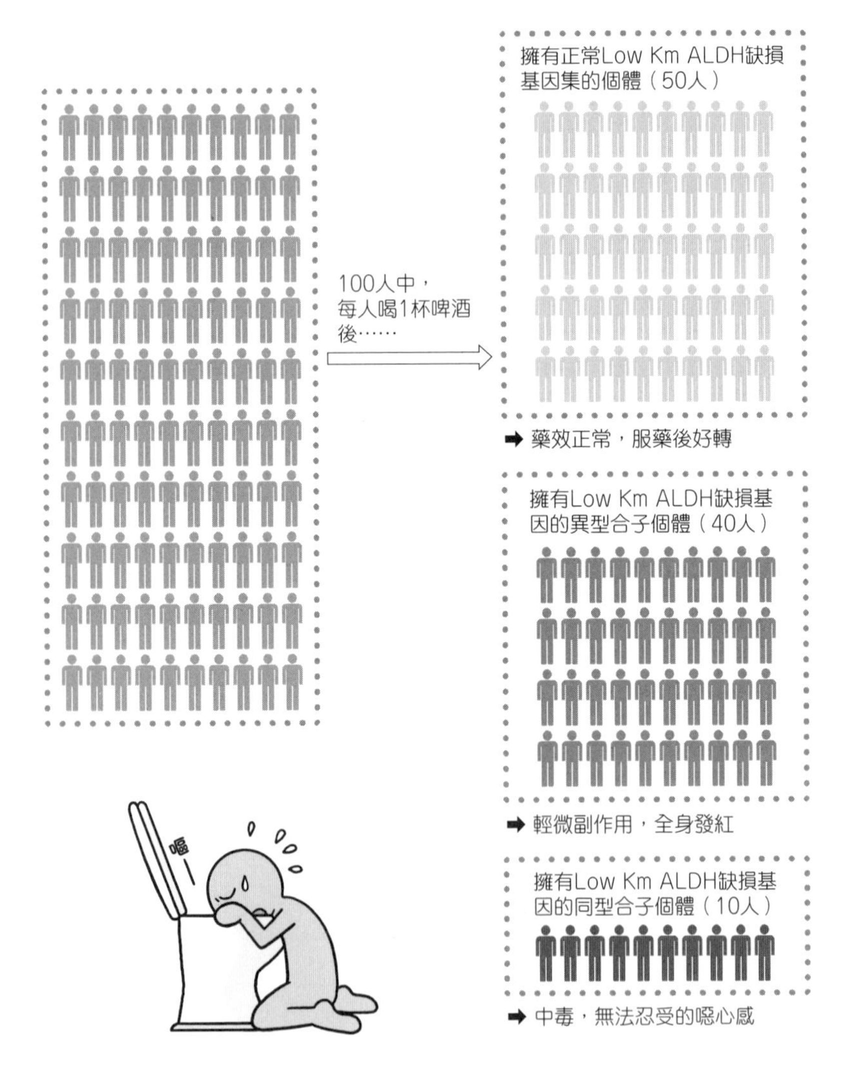

● 圖12-5　個人化醫療示意圖

酒在體內會轉換成醛，然後由ALDH（乙醛分解酶）去除毒性。如果個體的該酵素基因為突變基因，則會導致該個體對酒精特別敏感，甚至不能飲酒。藥物也一樣，如果我們根據代謝酶（分解酶）等的基因資訊預先設定投藥量，就能盡可能減少副作用並獲得最大的藥效。

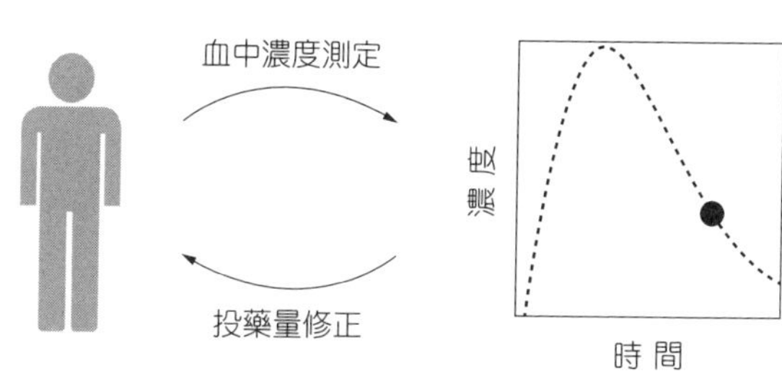

圖12-6　TDM

採取血液，測定血中藥物濃度，再依此調整投藥量，這就是TDM。

功率。有些人可能只需要服用一毫克就能達到需要的藥效，有些人可能需要服用近十毫克。

為什麼會有高達十倍的差異呢？因為即使投藥量相同，不同人的體內藥物濃度也會不一樣。因此，需透過測量血中藥物濃度來調整到最佳投藥量。自一九八一年起，TDM已被日本厚生勞動省認可為診療時的必要技術，目前約有五十種藥物用這種方法來調整投藥量。

此外，醫療人員還會使用*in silico*方法，即用電腦進行各種分析，以預測血中濃度。為了找出$y=a\cdot x+b$中的a和b，你需要兩個點（x，y）。或者說，你需要與未知數個數相同的數值點。一般我們會需要數個到數十個數值點，來描述血中藥物濃度的參數（未知數）。因此，從單一採血點獲得的數據無法準確預測血中濃度。為了解決這個問題，研究人員會用電腦來分析多個數據。值得一提的是，研究人員會進行「母體藥物動態分析」，由多人數據預測平均血中濃度變化；也會使用貝氏分析，根據個人的採血結果來預測該病患的血中濃度。利用一次採血就能預測近十個參數，並決定投藥量。TDM的血中濃度測量與藥物動態分析，為個人化醫療做出了很大的貢獻。

透過基因分析進行個人化醫療

確實，TDM對「個人化醫療」做出了貢獻。但有個問題是，除非我們實際投藥，否則無法確定其效果。像抗癌藥物這樣的藥物，投藥後可能出現嚴重副作用，所以最好能在投藥前就制定個人化醫療計畫，這樣比較安全。

透過基因分析，就能在不投藥的情況下知道結果。在採取血液後的數小時到數天內，就能得到基因分析結果，因此便能根據基因分析結果決定投藥量（圖12－7）。抗癌藥物愛萊諾迪肯，是日本第一個（目前唯一）獲保險承認，可由基因檢測決定藥物投藥量的藥物（於後文詳述）。除了愛萊諾迪肯，還有許多已知與基因差異有關的藥效與副作用變化。近年來，如23andMe之類的公司，也能以約一萬日圓的價格來分析個人的全基因組序列。預計未來將有愈來愈多的藥物治療計畫會參考基因資訊。

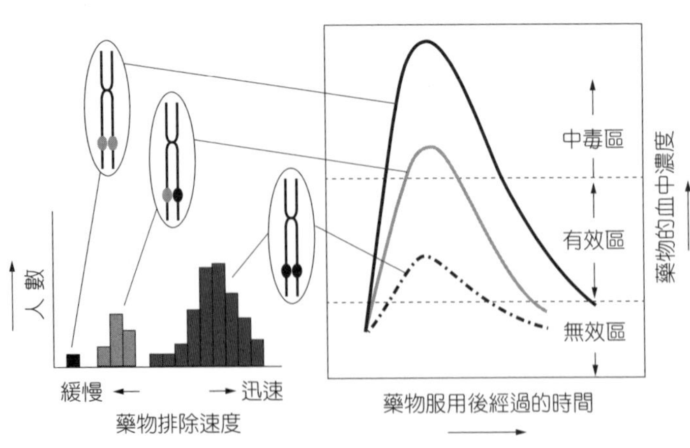

圖12-7　藥物的作用速度

● 透過觀察癌細胞的基因與蛋白質來確定有效的藥物

許多癌細胞是因為基因突變而生成的。也就是說，這些癌細胞的基因序列，與透過血液或口腔黏膜採取到的個人基因序列並不相同。這是癌化的原因，所以針對癌細胞特性調整治療方式，是提高療效的直接途徑。

目前為止，最具革命性的藥物是伊馬替尼（商品名：Glivec®）。在慢性骨髓性白血病的一部分病例中，二十二號染色體與九號染色體之間會易位（重新組合），形成名為費城染色體的特殊染色體（圖12－8）。約在一九六〇年左右，人們發現費城染色體會產生一種引起癌症的「Bcr-Abl」蛋白質。治療藥物的開發花了相當長的時間，最後終於在二〇〇一年推出了能抑制這個基因作用的藥物——伊馬替尼。

在伊馬替尼上市前，慢性骨髓性白血病患者中，約有五十％患者的病情會在三到五年內惡化，故生存期間也相對較短。然而這種藥物的出現，使得與*bcr-abl*基因相關的慢性骨髓性白血病患者中，超過

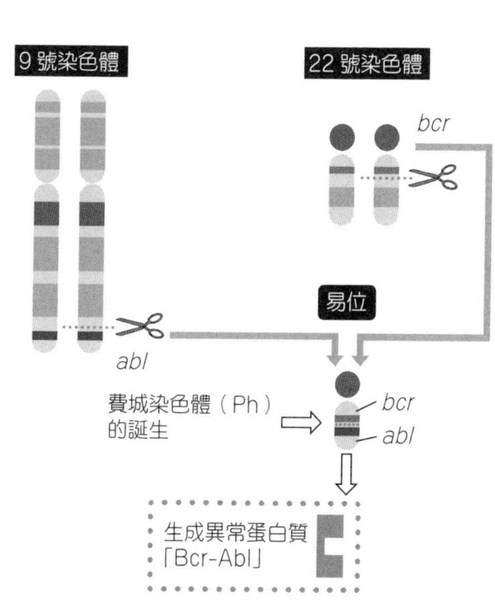

● **圖12-8　費城染色體**

9號染色體與22號染色體發生易位，使*bcr*基因與*abl*基因融合，形成新的*bcr-abl*基因。這個*bcr-abl*基因會產生Bcr-Abl蛋白質，以獲得更多能量，促進白血病細胞增殖。

九十％的人能存活五年以上。而且，因為伊馬替尼專門抑制與癌症相關的特殊基因，所以副作用也比一般抗癌藥物要低得多。這種真正的原因基因稱做驅動基因，在肺癌與惡性黑色素瘤中也有發現這類基因。若能抑制這些基因，在治療癌症時便會有很好的療效。

除了基因之外，我們也會透過癌細胞染色來檢查各種蛋白質的表現。舉例來說，乳癌會檢查三種蛋白的表現。首先，透過活體組織檢查或手術取出乳癌組織樣本，然後檢查雌激素受體、黃體素受體、HER2受體的表現，以制定治療策略。若雌激素受體或黃體素受體呈陽性，則進行激素治療。如果HER2呈陽性，則投予針對HER2的抗體藥物。綜上所述，在評估癌症治療策略時，癌細胞的基因檢查結果相當有用。

癌症正從「早期發現便可治癒」的疾病，轉變成「找到原因便可治癒」的疾病。活用新技術確定癌症原因，可加速有效藥物的開發工作，並提高治療效果。新技術催生出了多所大學的研究成果，譬如*bcr-abl*是由美國費城的研究團隊發現的（故命名為費城染色體）；肺癌驅動基因*EML4-ALK*是由東京大學間野博行教授的團隊發現；而預測出愛萊諾迪肯之副作用的團隊，則是名古屋大學的安藤雄一教授的團隊。除此之外，國內外許多研究人員的研究成果，也正帶來新的藥物與治療方法。

接下來要介紹的是，為了減少副作用而進行的各種研究。

7 活用新技術以降低副作用

理想狀況下，使用藥物時只會發揮期望中的治療效果；但實際上，即使是使用以治療為目的的劑量，也可能會同時出現副作用。副作用指的是藥物產生的效果中，與用於治療、診斷、預防等期望之效果（主作用）不同的效果或有害效果。有時也會把使用藥物所產生的有害反應稱做不良反應，不過副作用與有害反應常被當做同義詞。

副作用的例子，包括降血糖藥物可能導致低血糖、降血壓藥物可能導致低血壓等，這類由藥物主作用衍生而來的副作用；以及抗癌藥物可能傷害造血幹細胞使血球減少等，這類藥效發揮在目標器官以外所導致的副作用。因此，副作用可看作是藥效的副產品，而在藥物開發過程中，人們非常希望藥物能發揮強烈的主作用，同時盡可能減少副作用。

●開發副作用少的藥物

抗癌藥物可抑制惡性腫瘤（癌症）中的腫瘤細胞增殖，進而抑制腫瘤成長或使其消失。然而，這些藥物在腫瘤細胞內發揮作用的過程中，也會在非腫瘤的正常細胞中發揮作用。換言之，抗癌藥物在發揮主作用的同時，也會伴隨著許多副作用。不過，研究抗癌藥物是如何產生副作用，以及如何防止副作用，使我們能更清楚藥物在哪些條件下，可以保持強烈的主作用，並減少副作用。

藥物在投予後會被吸收，進入血液循環，再被運送到特定器官發揮藥效。因此，若能控制藥物在體內的動態，或許就能有效控制副作用。以下將以鉑類抗癌藥物為例，介紹可控制體內動態且副作用少之藥物的開發案例。

鉑類抗癌藥物是以「中心金屬為鉑的化合物」做為主要成分的藥物（圖12－9）。在一九六〇年代的美國，研究人員發現，含有鉑的化合物能抑制大腸桿菌與各種動物腫瘤細胞的分裂，故嘗試進行了進一步開發。首先開發出來的鉑類抗癌藥物是名為順鉑的藥物。順鉑被細胞吸收後，與鉑元素結合的氯原子會解離，而這個解離部位能與細胞內的遺傳物質DNA結合。細胞增殖時需正常複製DNA，但吸收了順鉑的細胞中，因為順鉑與DNA之間形成了交叉鏈接結構，阻礙了DNA的複製，故可抑制細胞增殖，並引導細胞死亡。

順鉑不僅能引發腫瘤細胞的細胞死亡，也會引發正常細胞的細胞死亡，所以吸收過多順鉑的細胞（無論是腫瘤細胞還是正常細胞）都出現了細胞死亡現象。實際上，使用順鉑有很高的機率會出現腎衰竭等副作用。

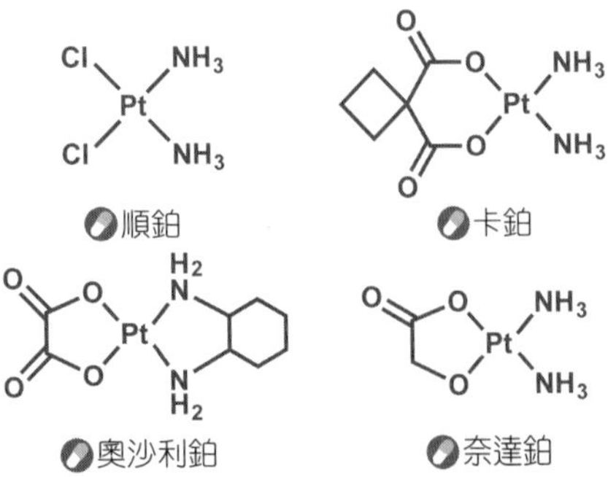

順鉑　卡鉑　奧沙利鉑　奈達鉑

圖12-9　鉑類抗癌藥物的化學結構

不過，在開發順鉑的過程中，研究人員發現在水分過多或使用利尿藥時，便能在保有抗癌效果的同時，減少腎毒性，這樣我們便能在使用順鉑時，將腎衰竭控制在最小程度。這可能是因為利尿作用可防止腎臟累積順鉑。

另一方面，順鉑需與DNA結合才能發揮作用，而副作用則與細胞的吸收量（濃度）有關。於是，研究人員研發出了其他有抗腫瘤效果的白金錯合物做為新藥物，改善了會累積在腎臟等器官的缺點。其中一種新藥物就是卡鉑。

與順鉑相比，卡鉑的腎毒性與噁心等副作用較小，故用藥時不需要補充過量水分或使用利尿劑。卡鉑與順鉑皆以鉑為中心元素，其中，順鉑會以氯原子連接鉑元素，卡鉑則由二羧酸以配位方式連接鉑元素。卡鉑被細胞吸收後，也會解開與鉑相連的配位基，與DNA形成交叉鏈接，但因為配位基與順鉑不同，所以卡鉑在體內的藥物動態也不一樣，腎毒性等副作用也較輕微。

綜上所述，改變化合物結構中，對藥物動態而言較重要的部分，便可製作出只會到達目標細胞的藥物。另外，也因為順鉑與卡鉑的體內動態有所不同，讓我們在近年了解到細胞膜上藥物轉運蛋白的角色。藥物轉運蛋白嵌入細胞膜，可將藥物有效從細胞外運送到細胞內。

近年研究顯示，腎臟的腎小管表現的運輸蛋白OCT2（Organic Cation ransporter 2）可讓細胞攝取順鉑進入細胞。而卡鉑不是透過OCT2攝取，故不容易在腎臟累積。另外，OCT2主要只在腎臟等幾個器官中大量表現。因此，如果能同時使用可抑制OCT2攝取順鉑的化合物，或許就能提高順鉑的藥效。

●透過基因診斷預防副作用

目前為止，我們介紹了藥物化學特性對體內藥物動態的影響，以及透過控制藥物體內動態來避免副作用的方法。另一方面，患者的體質會大大影響藥物體內動態，即使使用相同量的相同藥物，有些人會產生副作用，有些人則不會。這種藥物體內動態與藥效因人而異的情況稱為個體差異。個體差異不僅可歸因於年齡、性別、體型，最近的研究發現，DNA上記錄的基因資訊的差異也會影響藥物體內動態與副作用。

抗癌藥物愛萊諾迪肯就是一個典型的例子。愛萊諾迪肯可抑制一種名為拓樸異構酶的酵素，以表現出抗腫瘤藥效，這種酵素對DNA複製來說十分重要。愛萊諾迪肯對拓樸異構酶的抑制作用不僅見於腫瘤細胞，還會影響到造血幹細胞與消化道細胞。因此，如果愛萊諾迪肯持續存在於體內，除了能抗腫瘤之外，還會出現血液細胞大減、嚴重腹瀉等副作用。

愛萊諾迪肯進入肝臟後，會在葡萄糖醛酸共軛反應後無毒化，然後排出。此一代謝過程由名為二磷酸葡萄糖醛酸轉移酵素1A1（UGT1A1）的酵素催化（圖12－10）。人們認為，如果這種參與藥物代謝與無毒化之酵素的活性存在個體差異，就會大幅影響到藥物體內動態。因此，有些研究專注於愛萊諾迪肯的藥物體內動態與藥效之個體差異中，UGT1A1扮演的角色。

許多參與藥物代謝的酵素，如UGT1A1，主要在肝臟細胞中生成，而生成酵素時需使用DNA上記錄的基因資訊。我們從調查UGT1A1之基因資訊的個體差異與副作用的關聯研究中發現，每個人身上的

UGT1A1活性各不相同，且有兩種基因型會降低UGT1A1活性。這種基因型差異源自DNA上單一核苷酸的差異，這種單一核苷酸的差異稱做單核苷酸多型性（single nucleotide polymorphism，簡稱SNP）。

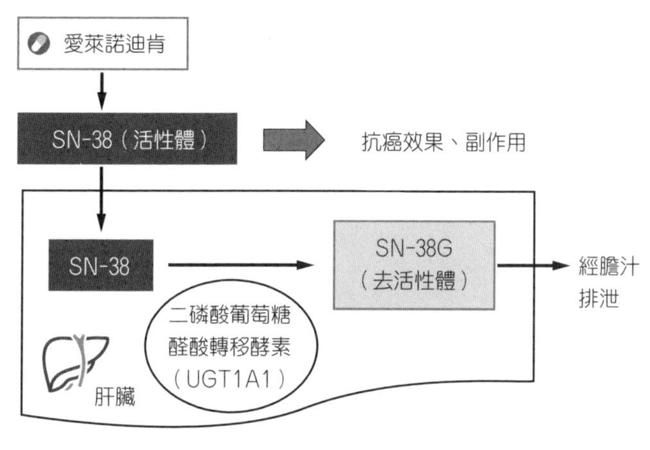

圖12-10　抗癌藥物愛萊諾迪肯

抗癌藥物愛萊諾迪肯在體內會轉化為SN-38，進而表現出抗癌效果與副作用。它在肝臟中會被名為UGT1A1的分子去活性化。不同人的UGT1A1有著不同的活性。我們可由基因分析此酵素活性，以調整藥物的投藥量。

若某個擁有較低UGT1A1活性之SNP（單核苷酸多型性）的患者服用了愛萊諾迪肯，體內的藥物將難以代謝，雖然抗癌效果較強，但副作用也會更嚴重。細胞核內有雙股DNA，即使某人的其中一股DNA鏈上有降低UGT1A1活性的SNP，另一股DNA鏈產生的UGT1A1仍能正常工作，所以對愛萊諾迪肯的藥物體內動態影響不大。

然而，如果患者的兩股DNA鏈上都擁有降低UGT1A1活性的SNP，那麼愛萊諾迪肯的代謝會明顯變慢，故需減少投藥量。目前已知對於這種因基因多型性而降低酵素活性的人，在投予愛萊諾迪肯時，投藥量需減少至五十%到七十%。因此，現在在接受愛萊諾迪肯治療時，會先採取血液中的DNA以檢測基因多型性，如果發現UGT1A1功能較弱，則會預先減少藥物投藥量。

透過檢測患者的基因多型性，便能精確識別出容易出現副作用的人，對他們進行副作用較弱、卻能維持治療效果的治療過程。像愛萊諾迪肯與UGT1A1這樣，透過基因多型性來決定藥物治療方式的策略，被認為可廣泛應用於由代謝酵素或轉運蛋白控制體內動態的藥物，所以目前有許多相關研究正在進行，使這個領域的未來發展備受期待。

●開發利用生物標記早期發現副作用的方法

藥物的劑量通常會根據投藥後出現的主作用或副作用的強度做調整。在以前，調整劑量時的依據主要是預估的治療效果與藥物體內動態。但是，當開始出現副作用時，病患常已陷入嚴重不良狀態，所以我們必須開發能更早發現副作用的指標。此外，之所以會引起副作用，通常是因為藥物累積在各個器官中，但有時即使測量血液中的藥物濃度，也無法估計器官中累積的藥物量。因此，如果有個指標能更直接反映副作用的話會更好用，這種指標稱做生物標記，通常是測量血液中的蛋白質等生物分子。以下讓我們以腎衰竭為例，介紹一下生物標記是什麼。

腎臟是負責排放體內產生的廢物到尿液中的器官，其功能是由名為腎元的基本單元執行。每個腎臟中大約有一〇〇萬個腎元，它們由負責過濾血液以產生尿液基礎（原尿）的絲球體，以及負責從原尿中重新吸收必要營養，並從血液排放不必要物質到原尿中的腎小管組成。

已知有許多藥物會破壞絲球體與腎小管的功能；不過，即使某些腎元的功能衰弱，腎臟整體的功能也可由其餘腎元來補充。但也因為有這種補償機制，當我們發現腎臟整體功能下降時，常意味已有許多腎元功能衰竭，且很難恢復到原先狀態。

為了早期發現藥物導致的腎衰竭，各研究團隊正在積極開發相關生物標記。當絲球體或腎小管衰竭時，周圍各種細胞會出現某些反應，並依情況表現或分泌特定蛋白質。特別是在腎小管衰竭時，腎小管細胞會大量表現如Kidney Injury Molecule-1或Neutrophil Gelatinase-associated lipocalin等蛋白質。最近發現，這些蛋白質會出現在尿液或血液中。因此，當我們使用可能導致腎臟衰竭的藥物時，若能檢測這些蛋白質在尿液或血液中的濃度，便能更早發現副作用。

另外，每種藥物產生副作用時，生物標記出現的模式都不同，因此，如果能在藥物開發階段弄清楚這些模式，就能預測該藥物用於人體時可能產生哪些副作用。

8 同時服用多種藥物是危險行為，但善加調整可提升藥效——藥物交互作用

您可能經常聽到「聽說同時服用多種藥物對身體不好……」之類的說法。會有這種現象，原因出在藥物間

的交互作用。當兩種或更多藥物一起使用時，一種藥物可能會影響另一種藥物，進而增強或減弱其藥效（包括副作用）。這可能會抑制藥物吸收、抑制其去活性化、增強其反應性，有時甚至會減弱其毒性。市面上有超過兩萬種不同的藥物，若考慮所有的配對組合，單單兩兩配對就有四億種可能。要考慮所有藥物的組合，就現實而言是不可能做到的事。於是，我們會透過詳細研究藥物的作用機制，了解各種藥物組合是否會有交互作用。

● 索立夫定事件

索立夫定事件是一起由於藥物間的交互作用導致十八名病人不幸去世的重大事件。這起事件發生在一九九三年，當時一種名為索立夫定的新

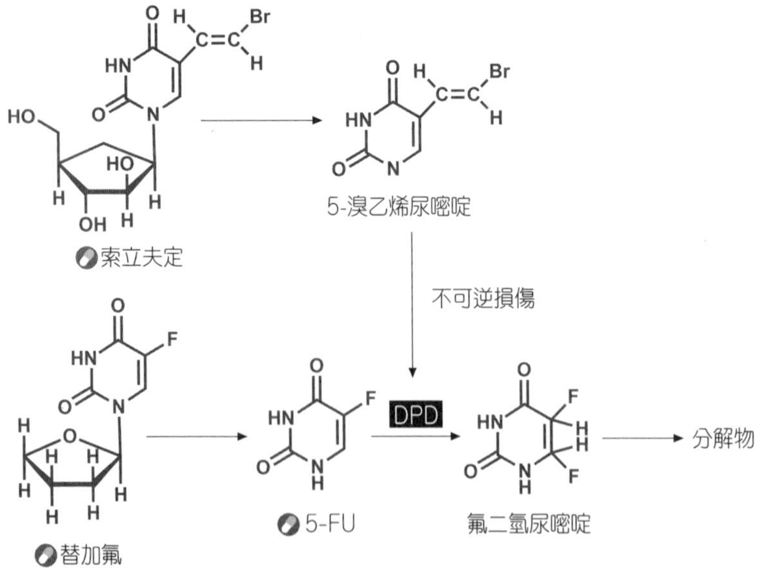

圖12-11　抗病毒藥物索立夫定

抗病毒藥物索立夫定可抑制抗癌藥物 5 -FU的代謝（去活性化），增強抗癌藥物的副作用。

型抗病毒藥物問世。這種藥物可抑制抗癌藥物5－FU的代謝（分解）（圖12－11）。因此，如果同時使用5－FU和索立夫定，會增強抗癌藥物的副作用。研究人員在藥物上市之前就已經知道這點，也清楚註明在藥物的「仿單」（即藥品說明書）上，卻還是發生了這起不幸的事件。那麼，為什麼會發生這個事件呢？

實際上，這明明是很容易發生的狀況，但卻沒人能預料到。接受抗癌藥物治療的患者，免疫功能下降，易感染病毒。也就是說，使用5－FU的人也容易受到病毒感

(a)

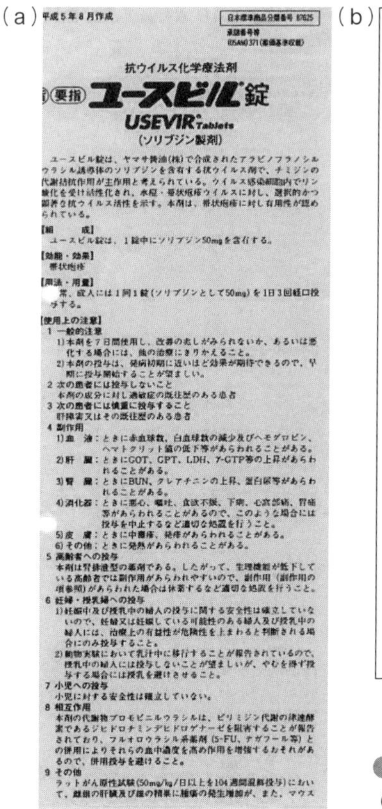

平成5年8月作成

日本標準商品分類番号 87625

承認番号等
(05AM)371（承価基準収載）

抗ウイルス化学療法剤

要指 ユースビル®錠

USEVIR® Tablets

（ソリブジン製剤）

ユースビル錠は、ヤマサ醤油(株)で合成されたアラビノフラノシルウラシル誘導体のソリブジンを含有する抗ウイルス剤で、チミジンの代謝拮抗作用が主作用と考えられている。ウイルス感染細胞内でリン酸化を受け活性化され、水痘・帯状疱疹ウイルスに対し、選択的かつ顕著な抗ウイルス活性を示す。本剤は、帯状疱疹に対し有用性が認められている。

【組　成】
ユースビル錠は、1錠中にソリブジン50mgを含有する。

【効能・効果】
帯状疱疹

【用法・用量】
通常、成人には1回1錠（ソリブジンとして50mg）を1日3回経口投与する。

【使用上の注意】
1 一般的注意
1)本剤を7日間使用し、改善の兆しがみられないか、あるいは悪化する場合には、他の治療にきりかえること。
2)本剤の投与は、発病初期に近いほど効果が期待できるので、早期に投与開始することが望ましい。
2 次の患者には投与しないこと
本剤の成分に対し過敏症の既往歴のある患者
3 次の患者には慎重に投与すること
肝障害又はその既往歴のある患者
4 副作用
1)血　液：ときに赤血球数、白血球数の減少及びヘモグロビン、ヘマトクリット値の低下等があらわれることがある。
2)肝　臓：ときにGOT、GPT、LDH、γ-GTP等の上昇があらわれることがある。
3)腎　臓：ときにBUN、クレアチニンの上昇、蛋白尿等があらわれることがある。
4)消化器：ときに悪心、嘔吐、食欲不振、下痢、心窩部痛、胃痛等があらわれることがあるので、このような場合には投与を中止するなど適切な処置を行うこと。
5)皮　膚：ときに中毒疹、発疹があらわれることがある。
6)その他：ときに発熱があらわれることがある。
5 高齢者への投与
本剤は腎排泄型の薬剤である。したがって、生理機能が低下している高齢者では副作用があらわれやすいので、副作用（副作用の項参照）があらわれた場合は休薬するなど適切な処置を行うこと。
6 妊婦・授乳婦への投与
1)妊娠中及び授乳中の婦人の投与に関する安全性は確立していないので、妊婦又は妊娠している可能性のある婦人及び授乳中の婦人には、治療上の有益性が危険性を上まわると判断される場合にのみ投与すること。
2)動物実験において乳汁中に移行することが報告されているので、授乳中の婦人には投与しないことが望ましいが、やむを得ず投与する場合には授乳を避けさせること。
7 小児への投与
小児に対する安全性は確立していない。
8 相互作用
本剤の代謝物ブロモビニルウラシルは、ピリミジン代謝の律速酵素であるジヒドロチミンデヒドロゲナーゼを阻害することが報告されており、フルオロウラシル系薬剤（5-FU、テガフール等）との併用によりそれらの血中濃度を高め作用を増強するおそれがあるので、併用投与を避けること。
9 その他
ラットがん原性試験（50mg/kg/日以上を104週間混餌投与）において、雌雄の肝臓及び雄の精巣に腫瘍の発生増加が、また、マウス

(b)

● 圖12-12　過去與現在的仿單

（a）過去的仿單，（b）現在的仿單。

染。許多患者就感染了皰疹病毒，罹患帶狀疱疹。這是一種皮膚會長出紅色帶狀疹子，並伴隨著皮膚刺痛的疾病。這種情況下，患者會怎麼做呢？他們大多不會去原本做抗癌治療的大醫院，而是去當地皮膚科診所。皮膚科診斷其為帶狀疱疹後，因為不知道他們正在接受抗癌治療，於是開了新上市的藥物索立夫定。

這起事件之後，醫藥界有兩項重大改變。第一，修改仿單格式。雖然仿單上有寫到5－FU與索立夫定的交互作用，但因為仿單中混雜了各種資訊，所以這項資訊就被埋沒在一角。理論上，醫生應該要在了解所有醫訊後再開出處方，但實際上，要完全理解所有仿單幾乎是不可能的任務。因此，最重要的「警告、禁忌、原則禁忌」現在清楚寫在仿單的最前面（圖12－12）。

第二項改變是「藥物手冊」的普及。這是一本能讓人一目了然看出患者目前正在使用哪些藥物的手冊。這麼一來，即使患者去了不同的醫院，也能知道其他醫院開了什麼藥，進而防止藥物交互作用與重複處方等情況。這些醫療安全措施和社會健康醫學的概念，已成為了與開發新藥同樣重要的議題。

9 藥物與食物的交互作用

愈來愈多人開始注意到藥物與藥物之間的交互作用，但實際上，也有許多藥物與食物之間的相性不良（圖12－13）。葡萄柚汁就是其中一個例子。葡萄柚汁的成分會抑制與藥物代謝有關的CYP3A4分子活性。這會延遲高血壓藥、調節免疫功能之藥物等多種藥物從體內消失的速度，從而增強其藥效與副作用。

順帶一提，為什麼我們是說「葡萄柚汁」而不是「葡萄柚」呢？因為這種成分主要在葡萄柚皮中。製作果汁時，因為是機械壓榨，皮的成分也會混入其中，不過通常吃葡萄柚時不會吃到皮。所以只有當患者喝「葡萄柚汁」時，才會與藥物產生交互作用。另外，不同類型（生產者）的葡萄柚汁也有不同的影響，這或許是因為葡萄柚汁的製造過程不同，使皮的成分混入量也有所差異。因為不確定哪一款「葡萄柚汁」會造成藥物交互作用，所以一般會禁止患者飲用「葡萄柚汁」。

另外，納豆與綠球藻也常因為交互作用而成

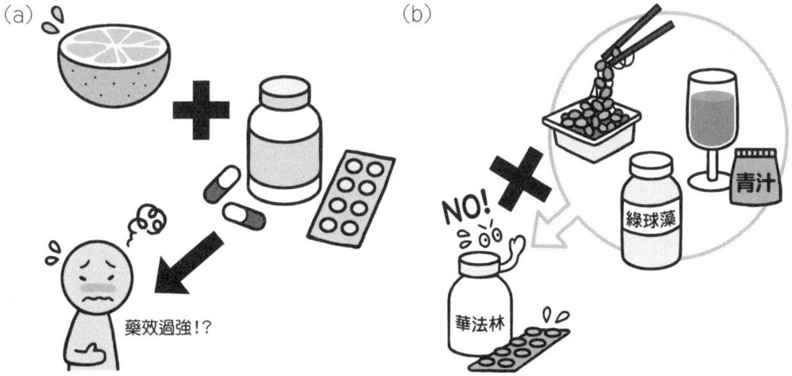

圖12-13　藥物與食品的交互作用

（a）葡萄柚汁中含有抑制腸內代謝酵素與轉運蛋白的物質，因此免疫抑制劑（如環孢素）、脂質異常症治療藥（如辛伐他汀）、降血壓藥（如nisoldipine、felodipine）等藥物會被身體大量吸收。而且，這種作用不僅發生在喝葡萄柚汁的那一天，有時會持續 2 到 3 天，故需特別注意。

（b）華法林會妨礙維生素K的作用，使血液變得不易凝固。然而，納豆、綠球藻、青汁等食品中含有大量的維生素K，故會削弱華法林的抗凝血作用。

為話題。有一種抗凝血藥物叫做華法林，可維持血液流通，防止形成血栓。這種藥主要透過抑制與維生素K相關之分子的作用來發揮抗凝血效果。納豆與綠球藻含有大量維生素K。食用這些食品會增加體內維生素K含量，進而減弱華法林的藥效。由此可知，某些食物可能會減弱藥物效果。

10 善用交互作用的藥物誕生

正如我們之前提到的，巧妙運用藥物間的交互作用，便可控制體內藥物的行為，有效使用藥物。讓我們來看一個明知會產生交互作用，卻刻意一起投藥的藥物組合案例。TS－1是由抗癌藥物替加氟，以及能抑制其代謝的藥物gimeracil、oteracil組成的合劑。替加氟在體內會轉換為抗癌藥物5－FU。5－FU很容易分解，以前開立這種藥物時，需要持續為病患靜脈注射。不過，併用gimeracil與oteracil後，成功抑制了5－FU的分解，使其能在體內停留更長的時間，進而增強了藥效。

抑制5－FU的代謝實際上與「索立夫定事件」機制相同。雖然這可能會讓人有些不安，但在精確計算劑量後（替加氟：gimeracil：oteracil＝一：〇．四：一），便可控制抗癌藥物在體內的行為。

同樣的，有一種藥物叫做carbenin，這是由抗生素panipenem與能防止panipenem造成腎毒性的藥物betamipron組成的合劑。panipenem是一種非常有效的藥物，甚至對各種耐藥性細菌也有效，但從開發階段就已經存在腎毒性問題。panipenem會被腎臟中的有機陰離子轉運蛋白（OAT）攝取，進而引發腎毒性。因此，如果有種藥物的機制，能夠抑制這個OAT作用，那麼panipenem就不會進入腎臟細胞，也不會引發腎毒性（圖12－14）。betamipron就能夠做到這點。若合併使用這兩種藥物，便可抑制由panipenem引起的腎毒性，開發出副作用較少的藥物。

11 用電腦預測藥物交互作用

交互作用可能會增強或減弱藥效，這點相對容易了解。然而，到底需要提高多少劑量，或者需要減少多少劑量才行？這種定量的問題並不容易回答。畢竟每個人對同一種藥物都會有不同反應了，要預測兩種藥物的反應，以及它們相互影響的程度，更是難上加難。

為了應對這一挑戰，一種方法是用電腦模擬。將每個器官當

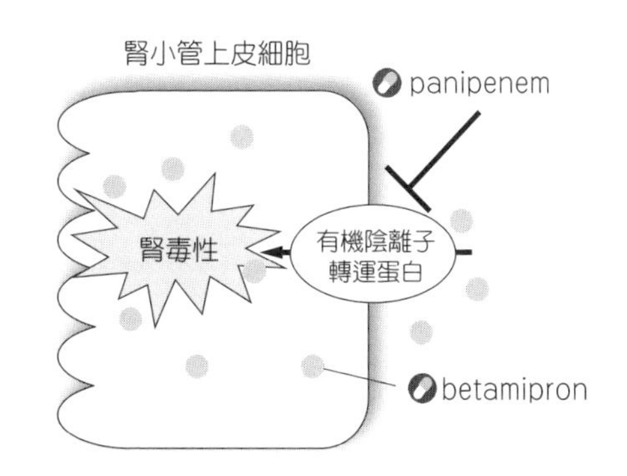

panipenem與
betamipron的合劑

圖12-14　panipenem：betamipron類抗生素

有抗菌活性的panipenem會通過有機陰離子轉運蛋白進入腎臟細胞，引發腎毒性。若併用含有機陰離子轉運蛋白抑制劑betamipron之合劑，便可抑制腎毒性。

做一個箱子，然後設定一個方程式來數值化某藥物在體內的動態與效果。以同樣的方式，再為另一種藥物設定方程式。然後，建立這些藥物相互影響的方程式，並用電腦來預測它們的交互作用。最近，甚至可以在電腦內虛擬出數千或數萬名患者，考慮患者間的變異性，研究藥物在這些患者體內會產生什麼樣的反應。

目前為止，都是透過實際對人投藥來做研究，但現在我們會使用電腦進行虛擬臨床試驗。研究者們也在開發各種方法，防止因藥物交互作用而產生的副作用。

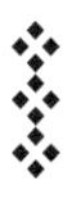

藥物從開發到最後進入患者體內，需要漫長時間與大量資金。即使藥物上市，還需要各種後續工作，才能發揮出應有的藥效。在這個過程中，不僅需要研究人員、醫療人員、製藥公司的努力，也需要病患與健康者的合作才行。因為這樣才是「藥」。

為了創造出更好的藥物，並妥善使用它，讓我們一起邁步前進吧。

（文／松原和夫、米澤淳、中川俊作）

執筆者一覽

松﨑勝巳（京都大學大學院藥學研究科藥品機能解析學領域教授）第0章、後記
中山和久（京都大學大學院藥學研究科生體資訊控制學領域教授）第1章
高須清誠（京都大學大學院藥學研究科藥品合成化學領域教授）第2章
掛谷秀昭（京都大學大學院藥學研究科系統化療〔控制分子學〕領域教授）第3章
加藤博章（京都大學大學院藥學研究科結構生物藥學領域教授）第4章
仲西　功（近畿大學藥學部新藥分子設計學研究室教授）第5章
石濱　泰（京都大學大學院藥學研究科製劑機能解析學領域教授）第6章
金子周司（京都大學大學院藥學研究科生體機能解析學領域教授）第7章
小野正博（京都大學大學院藥學研究科病態機能分析學領域教授）第8章
岡村　均（京都大學大學院藥學研究科系統生物學領域教授）第9章
土居雅夫（京都大學大學院藥學研究科系統生物學領域副教授）第9章
髙倉喜信（京都大學大學院藥學研究科病態資訊藥學領域教授）第10章
藤多哲朗（京都大學名譽教授）第11章
松原和夫（京都大學醫學部附屬醫院藥劑部教授）第12章
米澤　淳（京都大學大學院藥學研究科臨床藥學教育領域副教授）第12章
中川俊作（京都大學醫學部附屬醫院藥劑部助教）第12章

後記

從平成十八年度開始，在日本若想成為藥劑師，需先接受六年的大學部教育。同時，為培養新藥研究者，學校另外開設了一個四年制的課程。藉著這個藥學教育制度大改革的機會，京都大學大學院藥學研究科決定出版一本幾乎從未有過的藥學啟蒙書，名為《如何創造新藥——新藥研究的最前線》（講談社Blue Backs）。幸運的是，這本書廣受好評，迄今已發行了兩萬本。

自那時起過了十年，藥學研究也有了很大的進步。另外，在平成二十三年，已故的藤多哲朗名譽教授在本研究科的研究成果，藥效為「預防多發性硬化症復發，並抑制身體障礙惡化」的「芬戈莫德」在日本國內上市。本研究科多年來累積的新藥研究終於開花結果。在這些背景下，我們決定不僅要推出前作的新版，還要重新撰寫其中超過一半的內容，於是出版了這本書。

除了新藥之外，本書也提到了藥物的使用方法。當然，也包括了芬戈莫德的開發故事。希望讀者能體驗新藥研究的真正魅力。

在本書出版之前，藤多哲朗名譽教授已於平成二十九年元旦過世。我們祈禱藤多老師一路平安，並將這本書獻給藤多老師。

最後，我們衷心感謝株式會社化學同人對本書出版的支持，以及做為核心編輯的栫井文子女士的辛勞。我們希望透過這本書，讓更多人了解新藥開發的重要性和樂趣，並希望有更多年輕人選擇踏上藥學這條路。

平成二十九年三月吉日

作者代表

松﨑 勝巳

21～25劃

16～20劃

11～15劃

6～10劃

1～5劃

索引

英數字・希臘字母

編者

京都大學大學院藥學研究科

其理念為，建立創造性藥學的「創造」與「治療」據點，透過藥物教育及研究，培養藥物研發與尖端醫療的從業人才，為人類健康與社會發展做出貢獻。

https://www.pharm.kyoto-u.ac.jp

藥物的科學

作用機制×藥理評估×臨床試驗，全方面解說藥品研發的流程

2023年11月1日初版第一刷發行
2024年4月15日初版第二刷發行

編　　者　京都大學大學院藥學研究科
譯　　者　陳朕疆
副 主 編　劉皓如
美術編輯　黃郁琇
發 行 人　若森稔雄
發 行 所　台灣東販股份有限公司
<地址>台北市南京東路4段130號2F-1
<電話>(02) 2577-8878
<傳真>(02) 2577-8896
<網址>www.tohan.com.tw
郵撥帳號　1405049-4
法律顧問　蕭雄淋律師
總 經 銷　聯合發行股份有限公司
<電話>(02) 2917-8022

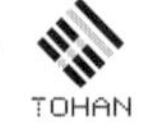

國家圖書館出版品預行編目 (CIP) 資料

藥物的科學：作用機制×藥理評估×臨床試驗，全方面解說藥品研發的流程 / 京都大學大學院藥學研究科編著；陳朕疆譯. -- 初版. -- 臺北市：臺灣東販股份有限公司, 2023.11
296 面；14.7×21 公分
ISBN 978-626-379-078-0(平裝)

1.CST: 藥品開發 2.CST: 藥品設計

418.4　　112016110

KUSURI WO TSUKURU KENKYUSHA NO SHIGOTO KUSURI NO TANE SAGASHI KARA WATASHITACHI NI TODOKU MADE